实用重症医学

孙玉静　[等]◎主编

吉林科学技术出版社

图书在版编目（CIP）数据

实用重症医学 / 孙玉静等主编. -- 长春 : 吉林科
学技术出版社，2023.3
ISBN 978-7-5744-0241-6

Ⅰ. ①实… Ⅱ. ①孙… Ⅲ. ①险症－诊疗 Ⅳ.
①R459.7

中国国家版本馆 CIP 数据核字（2023）第 062035 号

实用重症医学

作　　者	孙玉静　等
出 版 人	宛　霞
责任编辑	隋云平
幅面尺寸	185mm×260mm　1/16
字　　数	478 千字
印　　张	20.75
印　　数	1—200 册
版　　次	2023 年 3 月第 1 版
印　　次	2023 年 3 月第 1 次印刷

出　　版	吉林科学技术出版社
发　　行	吉林科学技术出版社
地　　址	长春市净月区福祉大路 5788 号
邮　　编	130118

发行部电话/传真　0431-81629529　81629530　81629531
　　　　　　　　　　81629532　81629533　81629534

储运部电话　0431-86059116

编辑部电话　0431-81629518

印　　刷	北京四海锦诚印刷技术有限公司

书　　号	ISBN 978-7-5744-0241-6
定　　价	165.00 元

前　言

在临床工作中，由重要器官功能障碍所引起的急重症已成为临床各科需要重点解决的问题，急重症治疗在临床各科显露出不可替代的重要作用。急重症患者病情复杂多变，严重威胁患者的生命安全，给病人及家庭带来极大的痛苦和心理压力。因此，医务人员必须具有敏捷的快速反应能力、综合的分析判断能力和丰富的临床工作经验，能够对复杂多变的病情做出及时准确的诊断和治疗。

本书共分为十一章，首先，从常见 ICU 监护救治技术基础入手，针对 ICU 监护技术、ICU 救护技术进行了分析研究；其次，对呼吸系统重症、循环系统重症、血液系统重症、神经系统重症、泌尿系统重症、儿科急重症、外界环境因素导致的危急重症的病因、临床表现、诊断、治疗做了介绍；最后，紧密结合重症医学与麻醉学发展的现状及趋势，系统介绍了各系统常见危重症的诊断与治疗，同时介绍了近年来重症与麻醉学领域的新知识、新进展和新技术，以期读者对相关知识有一初步了解和判断，并能对疾病的下一步诊断与治疗提出建议，使患者得到及时有效的救治。

本书在编写过程中，虽然力求做到写作方式和风格上的统一，但由于都是在繁忙的工作之余进行编写以及编者的水平有限，错误和疏漏之处在所难免，恳请读者及同行指正，以供今后修订时完善。

目　录

第一章 常见 ICU 监护救治技术

第一节 ICU 监护技术

一、心电图监护技术

(一) 设备要求

1. 床边心电监护仪

设置在患者床边,通过导线直接从人体引入心电信号,可以独立地进行病情监测,显示心电波形并自动记录。

2. 无线遥测心电监护仪

通过佩戴于患者身上的无线电发射器将患者的心电信号发射至遥测心电监测仪内的无线电接收器,遥测半径一般在 30~100m。

3. 中央心电监测系统

由 1 台中央监测仪和多台床边监测仪组成,床边监测仪的心电信号通过导线遥控输入中央监测台,中央台可有 4~16 个显示通道,可以同时监测多例患者的生命体征。

(二) 监测方法

1. 准备工作

当患者进入 ICU 时,接通主机电源。有中央控制台的 ICU 则可依次输入患者的姓名、性别、年龄、民族、血型、身高、体重、诊断、工作单位及联系电话等资料,并校正日期,调整荧屏辉度及对比度,调整合适的脉冲、报警的音量等。

2. 心电监测

①按导联线颜色连接患者身上的电极,红、黄、绿、黑和白色导联线分别连接右肩、

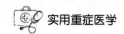

左肩、左下腹、右下腹和剑突下部位的电极片。

②选择合适的导联：监测心率宜选择肢体导联，观察 ST-T 改变宜选择胸导联。应选择波形较典型的导联，因为高大的 P 波或 T 波导联作为 60~100 次/分的心率可能是实际心率的二倍。

③可将心率报警限设置在 60~100 次/分，可及时发现心动过缓或过速。

④心律失常报警可分为以下三等：a. 威胁生命的报警，监护仪发出尖锐的低调声；b. 严重心律失常报警，监护仪发出持续的高频声；c. 劝告性报警，监护仪发出持续的低频声。停搏（ASY）、室性心动过速（VTA）和加速性室性自主节律（AVR）属威胁生命的心律失常，只要打开主机电源，报警即处于激活状态。其他心律失常报警贮存功能须临时设置。遇到安装起搏器的患者尚须激活下列功能键，如起搏心律未感知、未发现、未捕捉及起搏心律。

⑤心律失常的准确判断还需要做完整的心电图。

3. 监测心电图时的主要观察指标

①定时观察并记录心率和心律。

②观察是否有 P 波，P 波的形态、高度和宽度。

③测量 PR 间期、QT 间期。

④观察 QRS 波形是否正常。

⑤观察 T 波是否正常。

⑥注意有无异常波形出现。

4. 影响心电监测的几种情况

①心电图导线或电极松动或连接不当。

②电极放置或粘贴不当，如毛发、烧伤组织、皮肤准备不足等。

③体动，如寒战、颤抖、外接操作或膈肌运动等。

④手术室设备，如电刀、体外循环机、激光设备、冲洗或吸引设备、诱发电位监测设备、电钻和电锯等。

⑤患者与外科医师、护士或麻醉医师接触。

二、生命体征监护技术

（一）体温监护

1. 设备要求

目前体温监测中常用的有电子温度计、液晶温度计和红外传感器等。

2. 监测方法

（1）测温部位

包括皮肤、鼻咽、食管、膀胱、直肠、腋窝和鼓膜。

（2）测温方法

①口腔温度：置舌下测，一般患者用。如张口呼吸、饮食可致误差；麻醉和昏迷患者及不合作者不适用。

②腋窝温度：上臂紧贴胸壁成人工体腔，探头置腋顶部，温度近中心体温。腋窝测温方便，无不适，较稳定，体温监测常用。

③直肠温度：即肛温，置肛门深部，小儿插 2~3cm，成人 6~10cm。

④血液温度：通过 Swan-Ganz 导管法测血液温度。

⑤鼻咽温度和深部鼻腔温度：于鼻咽或鼻腔顶测量，可反映脑温。随血液温度改变迅速，是测定体内温度常用部位，缺点是受呼吸影响，操作要轻柔，以防鼻出血。

⑥食管温度：置食管上段，受呼吸道影响；置食管下 1/3，近心房，所测温度与血液温度相近。对血液温度改变反应迅速。

⑦鼓膜温度：血供丰富，近下丘脑。与脑温相关性良好，是测中心体温最准确的部位。

（二）呼吸监护

1. 设备要求

常用监护仪。

2. 监测方法

①一般监测：观察患者神志、自主呼吸频率、胸廓运动、心率、血压、口唇和甲床发绀、球结膜水肿以及双肺的呼吸音是否对等。

②除一般观察外，主要是连续动态监测患者的肺容量、通气功能、换气功能、小气通功能、氧气、二氧化碳、气道反应性及呼吸动力学等指标。

③监测异常呼吸型：哮喘性呼吸；紧促式呼吸；浮浅不规则呼吸；叹息式呼吸；蝉鸣性呼吸；鼻音性呼吸；点头式呼吸；潮式呼吸；深快呼吸。

（三）脉搏监护

1. 设备要求

常用监护仪。

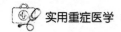

2. 监测方法

（1）常用部位

桡动脉、股动脉、颈动脉等。

（2）观察内容

主要观察患者的脉搏频率、强弱及节律是否整齐。

（3）异常脉搏

①生理性变化：脉搏可随年龄、性别、情绪、运动等因素而变动。一般女性比男性稍快。幼儿比成人快，运动和情绪变化时可暂时增快，休息和睡眠时较慢。

②脉搏的速率、节律、强度发生不规则的变化，如速脉、间歇脉、交替脉、奇脉等。

（四）血压监护

1. 设备要求

动脉血压监测可分为无创血压监测和创伤性测压法。

①无创血压监测常用的血压计有水银柱式、气压表式和电子血压计。

②创伤性测压通过周围动脉插管，通过溶有抗凝药的液体与检压计相连，通过换能器把机械性的压力波转变为电子信号，经放大由示波屏直接显示压力波形和数字标出压力数值，可连续记录、贮存。

2. 检测方法

（1）人工袖套测压法

①指针显示法：用弹簧血压表测压。袖套充气使弹簧血压表指针上升，放气指针逐渐下降，当出现第一次指针摆动时为收缩压，但舒张压不易确定。

②听诊法：袖套充气后放气，听到第一声柯氏音即为收缩压，至柯氏音音调变低或消失为舒张压。

③触诊法：袖套充气使横动脉或肱动脉搏动消失，再放气至搏动出现为收缩压，但舒张压不易确定。在低血压、休克或低温时，听诊法常不易测得血压，可用触诊法测量收缩压。

（2）电子自动测压法

采用振荡技术，上臂缚上普通橡胶袖套，测压仪内装有压力换能器、充气泵和微机等，能定时地使袖套内自动充气和排气，当袖套充气压迫肱动脉时，动脉搏动消失，接着逐渐排气，由于动脉搏动的大小就形成袖套内压力的变化。通过压力换能器又形成振荡电信号，经放大器将信号放大，振荡幅度最大时为平均动脉压。收缩压的定点通常取自压力振荡由最大的 25%升高至 50%时，而舒张压的定点取自压力振荡下降达 80%时。

3. 创伤性动脉压监测

桡动脉常为首选，也可采用肱动脉、股动脉、足背动脉和腋动脉。动脉内插管成功后，用导管连接到弹簧血压计进行直接测压或通过换能器使机械能变换为电信号，经放大后显示和记录。

三、有创血流动力学监护技术

（一）设备要求

带血流动力学监测功能的监护仪 1 台；带体外起搏功能的除颤仪 1 台；敷料包与器械包；常规药与急救药；外鞘管 1 副；Swan-Ganz 导管 1 根。

（二）监测方法

1. 导管置入

①预热校正：将连接各种传感器终端的插件放入监护仪的插件屋或插孔，预热并校正规定的时间（一般为数分钟到 30min）。

②患者体位：清醒患者置管前做一些简单的说明，解除患者的顾虑以取得患者的配合。给患者吸氧或呼吸机支持。仰卧位，必要时右肩背部垫高，头偏向左侧暴露右颈内静脉，用甲紫标记胸锁乳突肌两个分叉。

③消毒铺单：助手递给手术者消毒纱布，手术者用碘伏消毒右颈部皮肤两遍（上至下颌缘、下抵上胸部、对侧到颈前正中线、内侧到颈后正中线），铺单（先铺治疗巾、后铺中单）。

④局部麻醉：手术者用带 7 号针头的 5mL 注射器，抽取 2%的利多卡因 3~4mL；在右侧胸锁乳突肌锁骨头的内侧缘与甲状软骨水平线的交点处进针麻醉皮肤、皮下组织。

⑤检查气囊：助手在导管置入前先冲洗导管，然后缓慢使气囊充气 1~1.5mL，在水杯中检查气囊完整性。

⑥穿刺放鞘（采用经导引钢丝置管的 Seidinger 方法）：临床医师首选右颈内静脉，因为进路弯曲度最少，不影响患者手动，不影响胸部手术。穿刺针在上述麻醉进针点与皮肤成 30°，沿右侧乳头方向进针，见到回血后从穿刺针或注射器的后孔置入导引钢丝，退出穿刺针；用手术刀切开穿刺点的皮肤、皮下组织，将扩张管套上 8~8.5F（小儿用 4~5F）的外鞘管，经导引钢丝扩张皮肤、皮下组织，边进外鞘管边退扩张管，从外鞘管侧管抽到

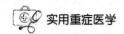

回血后完全退出扩张管，置入外鞘管并与皮肤固定。

⑦导管入鞘：把 Swan-Ganz 导管消毒保护套的头端套入外鞘管的末端并旋紧，将 Swan-Ganz 导管弯成 J 形顺着心脏的血流方向，然后把导管头对准外鞘管末端的单向孔轻轻推入以免损伤气囊。

⑧推进导管：导管进入 15cm 左右出现右心房波形，将气囊缓慢充气 1~1.5mL，继续推进导管。

⑨导管定位：导管一旦进入右心室流出道后出现肺动脉波形，放气囊后再推进导管 1~2cm，再充气囊观察是否出现肺动脉嵌顿波形；更进一步，再放气囊后推进导管 1~2cm，再充气囊直至出现肺动脉嵌顿波形。

⑩术后检查：用手术贴膜或消毒纱布包扎穿刺点，清点和擦洗手术器械。术后 X 线胸片检查导管位置，气囊嵌顿时导管尖端位于右下肺野最理想。

2. 导管维护

连接冲洗装置每 2h 冲洗导管 1 次（冲洗液 250mL 含肝素 500U），波形出现衰减随时冲洗；怀疑血凝块堵塞导管时，宜先回抽，不应高压冲洗导管腔。手术切口定期换药。

3. 导管拔除

原则上导管放置不超过 4~7d，不然，感染机会增加；拔管前揭掉贴膜、消毒皮肤、拆掉缝线，确认气囊处于放气状态，将导管头退到鞘管内，然后连同鞘管一起拔出体外，纱布压迫包扎，拔除导管后冲洗检查导管是否有血栓形成，必要时做导管内血液微生物培养。

四、PiCCO plus 5 检测技术

（一）设备要求

①PiCCO plus 监护系统，由德国 PULSION 公司生产。
②呼吸机及配套设备。
③人工气道（气管插管或气管切开套管）。
④深静脉导管。
⑤静脉穿刺包。
⑥PiCCO 导管。

（二）监测方法

自颈内静脉置入中心静脉导管、自股动脉置入 PiCCO 导管接 PiCCO 监护仪。测量开

始，从中心静脉注入一定量的冰盐水（<8℃），经上腔静脉→右心房→右心室→肺动脉→血管外肺水→肺静脉→左心房→左心室→升主动脉→腹主动脉→股动脉→PiCCO 导管接收端，计算机可以将整个热稀释过程画出热稀释曲线，并自动对该曲线波形进行分析，得出一些基本参数，然后结合 PiCCO 导管测得的股动脉压力波形，得出一系列具有特殊意义的重要临床参数。

五、NICO 心肺功能监测系统

（一）设备要求

NICO 心肺功能监测系统包括 NICO 监护仪 1 台，配套的主要传感器有 Novametrix 脉氧探头及其延长导线，CAPNOSTAT CO_2/Flow 传感器及其延长导线。

（二）监测方法

NICO 心肺功能监测系统主要监测相关心肺功能参数 42 个，涉及无创心排血量、肺血流量、体循环血管阻力、肺内分流、呼吸力学。主要监测内容如下：

1. 连续监测心功能

心排血量（CO）、心脏指数（CI）、每搏输出指数（SVI）、体循环血管阻力（SVR）、肺毛细血管流量（PCBF）等。适用于危重症患者长时间持续无创呼吸与循环整体功能监测。

2. 连续监测呼吸力学监测功能

例如解剖死腔量（Vd-aw）、肺泡死腔容量（Vd-alv）、肺泡潮气量（Vt-alv）、分钟肺泡通气量（MValv）、解剖死腔/潮气量（Vd/Vt）、吸气峰流速（PIF）、呼气峰流速（PEF）、平均气道压（MAP）、最大吸气负压（NIP）、浅快呼吸指数（RSBI）、动态顺应性（Cdyn）等数据。可显示机械通气的三个波形及两个环，连续监测保存各种数据的趋势图，了解患者病情变化及指导机械通气个体化设置，指导撤机。

3. 连续监测二氧化碳血氧饱和度

例如呼气末 CO_2 分压（PET-CO_2）、分钟 CO_2 排出量（VCO$_2$）、呼出气中混合 CO_2 的分压/浓度（PeCO$_2$/FeCO$_2$）、脉搏氧饱和度（SpO$_2$）可显示其趋势图，具备数据存储功能。

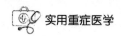

六、氧代动力学监测技术

（一）设备要求

氧代动力学监测技术主要由血流动力学监测技术加上血气分析技术组成，尽管血流动力学监测技术包括有创的 Swan-Ganz 导管技术、微创的 PiCCO 技术、无创的 NICO、经食管多普勒超声和生物电阻抗技术，但目前临床采用的氧代动力学监测技术多采用有创血流动力学监测。

1. 仪器设备

带血流动力学监测功能的监护仪（或持续心排血量监护仪）1 台，带体外起搏功能的除颤仪 1 台。

2. 器械敷料

带手术刀、针线、剪刀、止血钳、镊子等的器械包 1 个；带中单、治疗巾、纱布、手术衣等的敷料包 1 个。

3. 急救药物

常规止血药、麻醉药、镇静药，急救用血管活性药、抗心律失常药、抗过敏药。

4. 导管材料

外鞘管 1 副；Swan-Ganz 导管 1 根。

（二）监测方法

1. 氧代动力学监测的指征

氧代动力学监测主要用于以下几方面：
①各种类型的休克。
②急性呼吸窘迫综合征（ARDS）。
③多发伤。
④急性心肌梗死。
⑤严重感染。
⑥严重的急性中毒。
⑦心跳、呼吸骤停行心肺脑复苏。
⑧多器官功能不全综合征（MODS）。

⑨心血管等大手术后的监护。

⑩危重患者的营养监测。

2. 操作步骤

（1）静脉穿刺置管（导管外鞘）

选取颈内静脉或锁骨下静脉的穿刺点，常规消毒、铺单、麻醉，采用经导引钢丝置管的 Seidinger 方法放入导管外鞘。

（2）Swan-Ganz 导管置入

把 Swan-Ganz 导管消毒保护套的头端套入外鞘管的末端并旋紧，将 Swan-Ganz 导管弯成 J 形，顺着心脏的血流方向，然后把导管头对准外鞘管末端的单向孔轻轻推入以免损伤气囊；导管进入出现右心房波形，将气囊缓慢充气 1~1.5mL，继续推进导管，直至出现肺动脉嵌顿波形；术后 X 线胸片检查导管位置，如果气囊嵌顿时导管尖端位于右下肺野最理想。

（3）血流动力学参数测量

①体、肺循环各部位压力测量：压力换能器置于右心房水平，打开三通开关与大气相通，归零校正；测量中心静脉压（CVP）、肺动脉压（PAP）、平均动脉压（MAP）。

②热稀释法心排血量测定（持续法血流动力学测定可免去该步手工操作）：调整监护仪进入心排血量稀释曲线待显状态，用 10mL 玻璃空针抽取 4℃以下无菌冰盐水 10mL，在呼吸周期的同一时间点，均匀而快速地从中心静脉孔注入导管，等待数秒钟后监护仪计算出第一次测量值。再重复以上操作两次，取 3 次的均值输入计算机（正常值：4~6L/min）。

③血流动力学计算：将身高、体重等一般指标、各部位压力指标以及心排血量指标依次输入计算机，得出血流动力学参数的结果。

3. 氧代动力学指标的计算

氧代动力学监测方法由血流动力学监测结合血气分析计算完成，主要监测指标如下：

（1）氧输送指数（DO_2I）

计算公式：$DO_2 = CO \times CaO_2 \times 10$（mL/min）

$DO_2I = CI \times CaO_2 \times 10$ ［mL/（min·m²）］

其中：心脏指数（CI）由热稀释法心排血量测定技术获得；动脉血氧含量（CaO_2）由血气分析获得或由公式 $CaO_2 = 1.39 \times Hb \times SaO_2A + 0.0031 \times PaO_2$ 得到，其中 Hb 代表有效血红蛋白含量，SaO_2A 和 PaO_2 分别为动脉血氧饱和度及氧分压。

正常值：520~720 ［mL/（min·m²）］ ［23.2~32.1mmol/（min·m²）］

（2）氧消耗指数（VO_2I）

①计算公式：$VO_2 = CO \times Ca\text{-}vO_2 \times 10$（mL/min）

$VO_2I = CI \times Ca\text{-}vO_2 \times 10$ $\left[mL/ \left(min \cdot m^2 \right) \right]$

其中：$Ca\text{-}vO_2 = CaO_2 - CvO_2$，而 $CvO_2 = 1.39 \times Hb \times SvO_2 + 0.0031 \times PVO_2$，$SvO_2$ 与 PvO_2 分别代表混合静脉血氧饱和度和及氧分压。

②正常值：$100 \sim 180$ $\left[mL/ \left(min \cdot m^2 \right) \right]$ $\left[4.5 \sim 8.0mmol/ \left(min \cdot m^2 \right) \right]$

（3）氧摄取率（ERO_2）

①计算公式：$ERO_2 = VO_2I/DO_2I = Ca\text{-}vO_2/CaO_2$

②正常值：$22\% \sim 30\%$。

七、机械通气、呼吸力学监测技术

（一）设备要求

1. 呼吸机

现场急救、转运途中及急诊抢救选用便携式呼吸机。临床应用宜选用功能较齐全、性能良好的呼吸机。通气时间超过 24h 者，应配湿化器。

2. 简易呼吸球囊

每间 ICU 病房应备 1~2 个。

3. 气道护理盘

粗细适宜的吸痰管数根，纱布数块，气道湿化用无菌生理盐水 1 瓶，注射器两个（分别用于注射湿化水和气管内导管气囊充气、放气），无菌镊两个和盛有冷开水的治疗杯两套（分别用于气道内吸引和口腔内吸引）。

（二）监测方法及意义

1. 机械通气监测及意义

（1）人工气道的监测

①口腔卫生情况，防止误吸及吸入性肺炎。

②导管的固定牢固，防止脱落。

③气管切开创面清洁，防止感染。

④气囊的充足情况，防止通气不足。

（2）气道湿化监测

①呼吸机加温湿化，防止气道干燥。

②雾化吸入，湿化痰液，促进排痰。

（3）分泌物吸引监测

①吸引部位如口腔、鼻咽腔、气道情况，利于病情判断。

②吸引方法的合理性，防止继发性损害。

（4）呼吸机管路监测

①压缩泵空气过滤网。

②连接管道：24~36h 更换、清洁、消毒，84 消毒液浸泡 30min，清水洗冲。

③加温湿化器：塑料部分清洗消毒同管道。有与管路连接的金属部分可用碘尔康棉球擦拭后清水冲洗，晾干备用。

2. 呼吸力学监测及意义

（1）气道阻力监测

由于正常气道阻力大部分来自大气道，而吸入 80%氢和 20%氧的氮氧混合气可降低气道阻力，临床上可用于上呼吸道阻塞患者。

（2）胸和肺顺应性监测

顺应性与压力和容量之间的关系可以用公式表示：顺应性（C）＝容量改变（△V）／压力改变（△P）。肺、胸廓顺应性也可按以下公式表示：肺顺应性（CL）＝肺容量改变（△V）／经肺压，胸廓顺应性（CT）＝肺容量改变（△V）／经胸壁压。肺、胸廓顺应性又可分为静态顺应性和动态顺应性两种。静态顺应性指在呼吸周期中，气流暂时阻断测得的顺应性；动态顺应性指在呼吸周期中，气流未阻断时测得的肺顺应性。前者相当于肺组织的弹力，不受时间的限制，主要影响因素是肺组织的应变性或弹性；后者受时间的限制，主要影响因素是气道阻力。不同呼吸频率肺动态顺应性常以实际测定值与相同潮气量时的静态顺应性比值表示。正常人即使呼吸频率大于 60 次/分，也能保持在 0.8 以上。使用呼吸机的患者，若记录各不同送气量及其相应的气道内压，则可获得一系列顺应性数值，称为动态顺应性。若将这一系列数值绘成曲线，即为压力-容量变化曲线。因气道压峰值中包括使用压力的组抗成分（呼吸道非弹性阻力），故动态顺应性可因气道、肺实质及（或）胸壁异常而降低。若动态顺应性下降幅度超过肺、胸廓顺应性下降幅度，则提示存在气道阻力增大，如支气管痉挛、痰液阻塞、气管内插管扭曲或气流流速过快等。正常值：50~100mL/cmH_2O。

（3）顺应性环与阻力环监测

即压力-容量环（PV 环），或压力-容量曲线，主要用于测定呼吸系统压力和容量之间的关系，亦反映肺动态顺应性的变化。可采用定标注射器和测压计来测定压力-容量曲线。患者预先吸入纯氧，注射管中也预充氧气，患者呼气至静息状态下测呼气末容量（功能残气量），注射器与气道相连，用注射器 $50\sim100$ mL 容量变化时测量压力变化，可测定充气和放气时压力-容量曲线。下拐点和上拐点可由压力-容量曲线测得，它表明 PEEP 水平设定应高于下拐点以防止肺泡萎陷，平台压设定应低于上拐点，以避免肺泡过度膨胀。压力-容量环的临床应用时要注意，准确测量须深度镇静，且经常需肌松药，精确测量拐点十分困难，还受肺及胸壁的影响。

3. 机械通气呼吸力学监测意义

从力学的观点对呼吸运动进行分析，有助于更全面地了解呼吸的生理、病理和发病机制。呼吸的力学机制包括呼吸动力、胸和肺的顺应性、气道阻力、呼吸功等。呼吸运动时，由于胸腔体积的变化，影响胸腔内和肺内压力的变化，并由此产生动力，驱使气体自空气吸入肺或由肺呼出。呼吸动力主要来自呼吸中枢支配下的胸腔体积变化和肺组织的弹性回缩，这些构成了肺泡与大气压之间的压力差，使得气体在吸气时进入肺内，呼气时排出。呼吸功是指空气进出呼吸道时，用以克服肺、胸壁和腹腔内脏器官阻力而消耗的能量。在平静呼吸时，呼吸肌收缩所做的功基本用于吸气时，而肺的弹性回缩力足以克服呼气时空气与组织的非弹性阻力。呼吸力学监测对了解肺功能状况，尤其是肺力学改变，有相当重要的价值，有些呼吸机附有这些监测装置。通过对呼吸力学的监测，可全面了解肺功能状况，有利于合理掌握呼吸机治疗的指征，并有助于判断和分析病情或肺功能障碍的严重程度及类型。通过对呼吸力学的监测，还可指导调节呼吸机各参数和模式，临床上常根据肺功能测定所得的数据对患者肺功能障碍严重程度、类型进行判断和分析，指导机械通气各参数和模式的设置及调节，有的放矢地应用不同的通气模式和功能，最大限度地降低各种通气模式的不良反应。通过对呼吸力学的监测，帮助合理掌握脱机的标准，在全面了解患者的肺功能状况的基础上，合理掌握脱机、拔管的肺功能指标，尽可能改变单凭主观分析和判断、缺乏客观指标的脱机、拔管法，减少或消除脱机、拔管过程中的盲目性，提高脱机和拔管的成功率。

八、微循环功能监测技术

目前临床上多使用胃肠黏膜 pH 监测来代替微循环功能监测。

（一）设备要求

胃肠黏膜张力计可测定胃肠黏膜内 pH，通过测定不仅可以直接反映胃肠道血液灌注和组织的氧合情况，也可间接反映全身组织灌注的氧合情况。目前测定的方法主要有盐水张力计测定法和连续气态张力计测定法。

（二）监测方法

在应用 H_2 受体阻断药抑制胃酸分泌后，胃黏膜内的 HCO_3^- 浓度可以认为等于动脉血中的 HCO_3^- 浓度。氧代谢障碍时由于 H^+ 产生增多，反应向 CO_2 生成的方向进行。而张力计可以被置入胃腔，它含有一个聚硅酮膜球囊，聚硅酮膜对 CO_2 等分子有良好的通透性，但 H^+ 不能通过。该球囊可注入一定量的生理盐水，这时，胃壁内生成的 CO_2 可以通过聚硅酮膜球囊进入盐水中，放置一段时间后，球囊中的 PCO_2 和胃壁的 PCO_2 平衡。

九、床旁血液净化监测技术

（一）设备要求

1. 基本要求

高通量滤器或低通量透析器、连接管、穿刺导管或双腔导管、血泵、输液泵、注射泵、置换液和透析液、集液器。

2. 连续性肾替代治疗 CRRT 机器

可行连续性静脉-静脉血液滤过（CVVH）、连续性静脉-静脉血液透析（CV-VHD）、连续性静脉-静脉血液透析滤过（CVVHDF）。同时具有液体平衡控制系统和安全报警系统。

（二）监测方法

1. 血管通路的建立

首选双腔中心静脉导管。动脉孔在远心端，静脉孔在近心端，相距 2～3mm，血液再循环量小于 10%。常用穿刺部位有股静脉、颈内静脉、锁骨下静脉。一般流量 50～150mL/min。其他通路还包括内瘘、人工血管、肘正中静脉等。

2. 管道连接和预充

根据病情需要选择血滤器或透析器。

3. 抗凝方法

①全身肝素抗凝法：首次剂量 15～30U/kg，维持剂量 5～15U/（kg·h），过量以鱼精

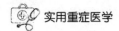

蛋白中和。

②局部肝素化法：动脉端肝素 600~800U/h，静脉端鱼精蛋白 5~8mg/h，滤器部分血 PTT 维持 130s。

③低分子肝素法：法安明首剂量 15~20U/kg，维持剂量 7.5~10U/（kg·h）。

④无肝素抗凝法：主要针对高危患者及凝血机制障碍者。

⑤局部枸橼酸盐抗凝法：静脉端以氯化钙中和，易发生碱中毒。仅适用于连续性动-静脉血液透析（CAVHD）、CVVHD、连续性动-静脉血液透析滤过（CAVHDF）、CVVH-DF。

4. 技术模式

包括连续性动-静脉血液滤过（CAVH）、CVVH、CAVHD、CVVHD、CAVHDF、CV-VHDF、缓慢连续性超滤（SCUF）、高容量血液滤过（HVHF）、持续高通量透析（CHFD）、血浆置换（PE）和连续性血浆滤过吸附（CPFA）。

十、血气分析监测技术

（一）设备要求

全自动血气分析仪一般都包括 pH 电极、恒温装置、放大器、数字显示器、打印机和 CO_2 混合气体等。仪器昼夜开机有利于机器的稳定，并应配备两套电极以避免一套电极老化时出现较大结果误差。

（二）监测方法

1. 标本的采集和保存

尽量使用动脉血标本，针头进入血管后不要用力回抽，应让动脉血液自动流入注射器，作为判断所抽的血为动脉血的依据。血标本采集后应立即将针头部封死，并立即送检，最好在 20min 内测定完毕；特殊情况下可将标本放在冰水中，并置于冰箱中，但保存一般不应超过 2h。

2. 血气分析仪测定

按不同仪器操作规范向仪器注入适量血标本，分析仪自动处理标本、屏显和打印结果。血气分析中的项目和指标很多，除了 pH、PO_2、PCO_2 是由相应的电极直接测得以外，其余指标均是由 Siggaard-Andersen 列线图表通过血气分析仪附有的电脑装置间接得到。

十一、腹腔内压监测技术

（一）设备要求

1. 腹腔内导管法：无菌导管、压力传感器。

2. 腹腔镜手术中测压：气腹机。

3. 下腔静脉压：下腔静脉置管。

4. 胃内压：鼻胃管或胃造口置管

5. 膀胱内压（囊内压）：Foley 导管、三通接头导管、测压器。

（二）测定方法

测压的方法有两种。

1. 直接测压法

直接测压法是直接置管于腹腔内，然后连接压力传感器，或在腹腔镜手术中通过气腹机对腹压连续监测。

2. 间接测压法

间接测压法是通过测量下腔静脉压力、胃内压力及膀胱内压来间接反映腔内压力。

①膀胱测压法：向膀胱置一根 Foley 导管，排空膀胱内尿液，注入 50~100mL 生理盐水，通过 T 形连接或三通接头导管与测压器连接。患者仰卧，以耻骨联合为"0"点，水柱高度即为腹内压。膀胱内压可客观地反映腹内压，用于 ACS 诊断，又可评估腹内压上升时对循环、呼吸和肾功能的影响程度。通过 Foley 尿管接测压管的方法测量腹内压，简便易行，已被广泛接受。

②胃内测压法：通过胃内放置的胃管或胃造口管注入 50~100mL 盐水，将胃管与测压器连接。胃内压的"0"点位于腋中线。

③下腔静脉压测定：可通过股静脉插管测量下腔静脉压，临床上少用。

其中膀胱测压法简单准确，作为测定腹腔内压力的客观指标已被大家接受。

十二、X 线监护技术

（一）设备要求

移动式医用 X 线机、通用型 X 线机，配备心血管、胃肠道、儿科、手术室等专用 X

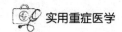

线机，常规配备影像增强电视系统。

（二）监测方法

一般仅采用常规检查，即透视和 X 线摄片。

1. 透视

简便实用，可转动患者体位进行多方位实时观察器官的活动及形态变化。如胸部透视观察心脏、大血管搏动、膈肌运动；术中透视观察骨折复位情况等。

2. X 线摄片

基本手段，适用于人体任何部位，对比度和清晰度均较好，一般须从互相垂直的两个方位摄片，例如正位及侧位，或根据病情需要采取特殊体位和投照方式。

十三、CT 监护技术

（一）设备要求

螺旋 CT 采用容积扫描，检查速度快，采集的扫描数据可以组成任意平面或方向的重建，得到真正的三维图像，诊断价值极大提高。

（二）检查方法

1. 平扫

不用对比剂的扫描。一般先行平扫。

2. 增强

血管内注射对比剂后的扫描。可分为常规增强扫描、动态增强扫描、延迟扫描等。

3. CT 血管造影（CTA）

静脉注射造影剂后，在目标血管内对比剂浓度达到最高峰时段，进行螺旋 CT 扫描，经计算机图像后处理再现技术重建成靶血管数字化的立体影像。

4. CT 灌注成像

一种功能成像，反映组织微循环的血流灌注情况。

十四、MRI 监护技术

（一）设备要求

永磁型和超导型磁共振。永磁型磁共振磁场强度较小，均匀度较差，临床应用受到限制。超导型磁共振场强高，磁场均匀稳定，目前主要有 1.5T 和 3.0T 机型，图像质量稳定，临床诊断价值高。有条件的可配备开放式设备和头部、心脏、血管等专用设备。

（二）检查方法

1. 平扫

通过人体组织本身的特性获得图像的扫描方法。常用 TWI、T2WI、水抑制、脂肪抑制等扫描参数、序列。

2. 增强

从静脉注入 MRI 对比剂的检查。对比剂可增高靶区与相邻结构的对比，更好地显示病变，也用于血管成像。

3. 磁共振血管成像（MRA）

利用特定的磁共振技术来显示血管和血流信号的检查方法，对全身大血管显示效果较好。

4. 弥散成像（DWI）

以图像来显示水分子的微观扩散运动受限程度，主要作用是反映体内微循环情况。

5. 灌注成像（PWI）

用来反映组织微循环分布及其血流灌注情况、评估局部组织活力和功能。

十五、超声在 ICU 的监护

（一）设备要求

实时超声成像仪，2~5MHz 探头。

（二）检测方法

将超声探头置于需要监测的脏器体表对应处，观察超声成像仪。液体在超声下表现为

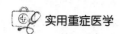

无回声区，如在相应的浆膜腔内发现了无回声区，则可做出诊断及测量。诊断的正确度和精确度取决于操作医师的手法、经验，对胸腔、腹腔、心包这三处部位的扫查既有相通点，但又因其解剖部位的不同而有其各自需要注意的地方。

第二节　ICU 救治技术

一、生命体征支持技术

（一）基本生命支持（BLS）技术

1. 物品准备

徒手操作。

2. 操作方法

（1）畅通气道

①压额举颌法：通常将手置于患者前额部加压使其头后仰，便可使下颌前移而使舌根离开咽喉后壁，气道便可畅通；另一手抬举后颈部，用示指和中指将下颌推向前上方，注意避免软组织压迫气道。

②下颌推前法：怀疑颈部外伤的患者，可以在患者的头后方，双手托下颌向前。

（2）人工呼吸

以口对口呼吸效果最好。在畅通气道的基础上，将置于患者前额部的拇指与示指捏住患者的鼻孔，深吸气后，使操作者口唇与患者口唇的外缘密合后用力吹气。如患者牙关紧闭，可改为口鼻呼吸。复苏开始应连续两次快速大吹气，以后每 5s 吹 1 次（儿童或婴儿约每分钟 20 次，新生儿每分钟 30~60 次）。

（3）人工循环

建立人工循环采用胸外心脏按压。患者取水平位，如平卧在床上，则于患者背部垫以硬板。快速找到胸骨下半部，用靠近患者足侧那只手的示指、中指，找出肋骨的边缘；沿着肋骨的边缘找到胸骨的剑突，将另一只手贴着第一只手手指的上方，放置于胸骨的下半部；把第一只手重叠在位于胸骨那只手的上方。按压的幅度 4~5cm。以 100 次/分的速率按压 30 次，开放气道并相应给予人工呼吸两次，做 4~5 个周期后再评估循环和呼吸情况。

3. 临床应用

一旦发生心跳、呼吸骤停，应争分夺秒，紧急实施徒手心肺复苏术，适用于各种场合。

（二）高级生命支持（ACLS）技术

1. 物品准备

（1）抢救器材及物品

包括供氧系统、气管插管及器械、面罩、简易呼吸器（机）、心电图机、电除颤仪、负压吸引器、骨折固定设备、绷带、穿刺针及输液设备等。

（2）抢救药品

包括呼吸兴奋、强心、利尿、抗心律失常、镇痛、镇静、抗过敏、平喘、升压、降压、止血、平衡液、706 代血浆（羟甲淀粉）、20%甘露醇等药物。

2. 操作方法

（1）电除颤

①基本操作步骤包括以下内容：

a. 确认心室纤颤、心室扑动或无脉室性心动过速。

b. 开启除颤器电源，确定非同步模式。

c. 电极板涂导电糊或垫盐水纱布。

d. 选择能量并按充电按钮，一般推荐单相波形除颤，电量第一次为 200J，第二次为 200~300J，第三次为 360J。

e. 准确安放电极板，一般心尖电极置于左锁骨中线第 5 肋间，胸骨电极位于胸骨右缘第 2 肋间。

f. 口令指示并确认安全后同时按压两个放电按钮。

②小型双相波形自动体外除颤仪（AED）操作分为以下 4 步：

a. 接通电源，仪器发出语音提示，指导操作者进行以下步骤。

b. 安放电极：迅速把电极片粘贴在患者的胸部并用力压紧电极，位置同上。

c. 分析心律：心律自动分析需要 5~15s。如果患者发生心室颤动，仪器会通过声音报警或图形报警提示。

d. 电击除颤：按电击键前必须确定已无人接触患者，或大声宣布"离开"。电容器自动充电，并有声音或指示灯提示。第 1 次电击后，AED 自动重新开始心律分析，若心律仍为室颤，AED 仪会发出提示并自动充电，然后进行第 2 次甚至第 3 次除颤；完成一组 3 次的除颤后，仪器会自动停止 1min，以便再进行 CPR，双相波形除颤电击能量选择 150~200J。

（2）通气和气道管理

①供氧：只要具备条件，应尽快充分供氧，推荐在 BLS 和 ACLS 中使用 100% 浓度氧气。

②面罩通气：对未行气管插管者，复苏早期是简单有效地建立人工通气的方法。

③建立人工气道：气管内插管，根据插管途径，分为经口腔和经鼻腔两种；亦可依据插管时是否利用喉镜暴露声门，分为明视和盲插两类。经口腔明视气管插管，临床上应用最广。

④通气支持：球囊简易呼吸器维持通气，如果需要持续人工通气，应使用呼吸机进行机械辅助通气。

⑤气道管理：及时吸引气道分泌物，充分湿化，保持气道通畅。

（3）迅速建立静脉通道

尽早建立可靠的静脉通道是 ACLS 阶段最为重要的举措。

（4）药物应用

①肾上腺素：心肺复苏常规用药，主要通过激动 α 肾上腺素能受体，使心肌血流量和冠状动脉灌注压增加，利于心跳恢复。推荐剂量是 1mg 静脉注射，3~5min 重复一次。

②血管加压素：比肾上腺素更有效地促进心搏骤停自主循环的恢复，提高冠状动脉灌注压、增加重要器官血流量、扩张脑血管，改善大脑氧供，不增加心肌耗氧量，可替代肾上腺素。剂量 40mg，静脉注射。

③胺碘酮：首选用于初始治疗的血流动力学稳定的宽 QRS 心动过速。胺碘酮 150mg 静脉注射 10min 以上，随后 0.5~1.0mg/min 静脉输入，每日最大量 2.0g。

④利多卡因：作用弱于胺碘酮，作为次选药。用于在除颤后和应用肾上腺素后，室颤（V_F）和无脉性室速（V_T）仍持续存在，或控制血流动力学障碍的阵发性室性心动过速，或血流动力学稳定的室性心动过速。在心搏骤停时，起始量 1.0~1.5mg/kg 静脉注射，V_T/V_F 时，0.5~0.75mg/kg 静脉注射，3~5min 或以上，总量不超过 3mg/kg。

⑤阿托品：通过解除迷走神经张力，加速窦房结放电和改善房室传导。适用于具有血流动力学意义的心动过缓（窦缓或房室传导阻滞）和心搏骤停时所伴随的心动过缓及心脏停搏。一般用 1mg 静脉注射，可每隔 5min 重复给药。

⑥拟肾上腺素类加压药物：如多巴胺、间羟胺、去甲肾上腺素等。常单独或联用用于 CPR 后心跳搏动已恢复，但血压尚不稳定（偏低）时，须根据血压调节用量。

⑦多巴酚丁胺：其有益作用可能与降低左心室充盈压有关，除有正性肌力作用外，通过反射性外周血管扩张，进一步增加心排血量，减低心室后负荷，而动脉压不变或反有所降低，应用剂量为 2~20μg/（kg·min）。

（5）开胸心脏按压术

①指征：

a. 因胸廓畸形等，胸外按压触摸不到颈动脉搏动，估计继续按压难以奏效。

b. 疑有心包压塞或张力性气胸。

c. 怀疑患者有难以控制的内出血。

d. 顽固性室颤，经多次电击不能复律，虽经复苏药物治疗，心脏仍处于无收缩状态。

②方法：

a. 控制呼吸，气管内插管并给予机械通气。

b. 迅速消毒、开胸，在左前胸第 4 或第 5 肋间切口进入胸腔，切开心包。

c. 准确按压，单手时，拇指在前（右心室部），其余 4 指在后（左心室部），主要是按压心室；按压频率 80 次/分，按压有效时，心肌色泽转红，张力增加，由细颤转为粗颤。

d. 除颤，待心肌色泽转红，张力改善，室颤变粗，宜抓紧这一有利时机除颤。电极板分别置于左、右心室壁，电极板外缚一层盐水纱布，以利导电并减少对心肌灼伤。目前主张低能量除颤，可先用 10J，必要时可加至 20~40J。心脏复跳后，安置一合适的胸腔引流管，并仔细止血关胸。

3. 临床应用

高级生命支持手段是在基本生命支持的基础上，应用辅助设备和特殊技术建立与维持更有效的通气、血液循环，适用于院内急诊室或 ICU。

二、紧急人工气道建立技术

（一）气管插管术

1. 物品准备

气管插管导管，喉镜，液体石蜡，利多卡因喷雾剂。

2. 操作方法

①摆体位：头垫高 10cm 并后仰，肩部贴床面，这样可使寰枢关节过伸，而颈部屈向胸部，咽轴线与喉轴线重叠成一线。有人称此头位为嗅物位或士兵立正敬礼位。在此头位下，利用弯型喉镜将舌根上提，喉镜着力点在舌根会厌之间的脂肪组织，无须用门齿做支点，故较为通用。

②用右手提起下颌，使患者张口，喷入利多卡因喷雾剂。

③用左手持喉镜沿口角右侧置入口腔，将舌体推向左，使喉镜片移至正中位，此时可见悬雍垂（为显露声门的第一标志），慢慢推进喉镜使其顶端抵达舌根，稍上提喉镜，可看到会厌的边缘（为显露声门的第二标志）；继续推进喉镜，使其顶端抵达舌根与会厌交界处，然后上提喉镜，以拉起会厌而显露声门。

④右手执气管导管，斜口对声门裂，在吸气末顺势将导管轻柔插入。导管插入气管内的长度，成人为5cm，小儿为2~3cm。如果用导丝塑形，在导管斜面进入声门1cm后，要及时抽出。

⑤导管插入气管后，立即塞入牙垫，然后退出喉镜。

⑥将导管气囊充满后，检查确认导管在气管内，而非在食管内或支气管内。

⑦将导管与牙垫一起妥加固定。

3. 临床应用

（1）呼吸衰竭需要行机械通气者。

（2）气道分泌物过多引起气道阻塞者。

（3）预防误吸或可能的急性上呼吸道梗阻。

（4）全麻或全身肌松的患者。

（5）用手法开放气道或口咽、鼻咽通气管等无创方法无法保持通畅气道。

（二）经皮气管切开造口术

1. 物品准备

经皮穿刺气管切开造口套装，利多卡因注射液，无菌铺巾包。

2. 操作方法

①摆体位：肩部垫高后，头尽量后仰，保持正中位。

②摸清气管位置，在胸骨上切迹和环状软骨之间选取置管点。常规消毒铺巾。

③利多卡因注射液局部麻醉后，做1cm长的横切口，切开皮肤和皮下组织。

④在正中点用套管针做气管穿刺，顺利回抽有气体后，将套管针内芯取出。经套管针置入导引钢丝。

⑤选用特制的尖端带孔的扩张钳，沿导丝放入气管后，用力扩张穿刺孔。

⑥拔出扩张管后，导丝仍保留在原位。

⑦将特制的内芯带有细孔的气管导管沿导丝插入气管内。

⑧退出内芯和导丝。

⑨通过监测呼出气流和呼出二氧化碳确认导管在气管内。

⑩常规绑带固定导管。

3. 临床应用

（1）气管插管失败或不适合行气管插管。

（2）呼吸衰竭须行机械通气治疗超过两周以上。

（3）自身排痰能力差致下呼吸道分泌物阻塞。

（三）喉罩

1. 物品准备

合适尺寸的喉罩。

2. 操作方法

喉罩头端呈匙勺形，边缘为气囊，像个小面罩，尾端为一硬质通气管，与头端成30°相连并有一标准通气接口，有多种尺寸。最好采用标准插管位。用小剂量硫喷妥钠或异丙酚做诱导麻醉。助手牵引患者下颌使患者张口。先将喉罩气囊抽空或少量充气，适当润滑，喉罩远端气孔面朝前，气囊尖端贴着上腭滑行推进，直至感到有特征性的阻力，提示到达上食管括约肌松手，用10~30mL空气将气囊充气。喉罩尾管轴线应在上唇正中。通过喉罩尾管进行通气试验，确认能完成有效通气。若不能有效通气，应将喉罩气囊抽空后，退出少许，重新放喉罩。一般喉罩一次成功率为90%，再次尝试总成功率可达95%~98%。喉罩还可作为纤维支气管镜或气管插管的导管，使操作简便易行。

3. 临床应用

其主要适用于没有气管插管经验的非专业医护人员和困难气道，特别是解剖原因使插管困难，或怕搬动颈椎造成神经系统损伤。用于短时间的通气治疗。

（四）气管食管联合通气管

1. 物品准备

气管食管联合通气管套装。

2. 操作方法

一种双腔管，实际上相当于将食管阻塞通气管和常规气管插管导管结合在一起。如果该管插入食管，可通过其中一腔由侧孔通气，另一腔作为胃肠减压用。如果该管插入气管，患者就直接从导管末端通气。患者取仰卧位，头正中，操作者站在患者头的一侧，一只手的拇指伸入口腔，抓住舌及下颌，使口腔充分张开，另一手持气管食管联合通气管盲

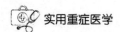

插入，直至刻度线到达牙齿。将蓝色咽气囊充入 100mL 空气，将白色远端气囊充入 15mL 气体。通过较长的蓝色导管通气，检查导管位置，如果有效，继续用该管通气，如果未闻及呼气音，未见胸廓抬起，则改用另一短管通气，并继续检查并确认位置。

3. 临床应用

适用范围广，特别适用于紧急情况下没有气管插管经验的非专业医护人员和困难气道，特别是由于声门暴露困难使插管困难，或怕搬动颈椎造成神经系统损伤者。适用于短时间的通气治疗。

三、氧疗技术

（一）物品准备

鼻导管；面罩；通气机；简易呼吸球囊，每间 ICU 病房应备 1~2 个；气道护理盘；粗细适宜的吸痰管数根，纱布数块，气道湿化用无菌生理盐水 1 瓶，注射器 2 把（分别用于注射湿化水和气管内导管气囊充气、放气），无菌镊 2 把和盛有冷开水的治疗杯 2 套（分别用于气道内吸引和口腔内吸引）。

（二）操作方法

1. 给氧方式的选择

①控制性氧疗：氧浓度从较低开始，逐步调整至最佳有效浓度，吸入氧浓度不超过 50%。

②高浓度氧疗：指吸入氧浓度大于 50%，通过面罩，持续呼吸道正压（CPAP），或呼吸机等方法供氧，此法常用于呼吸衰竭、休克、重度贫血、心脏病和中毒等严重缺氧患者的抢救。

2. 给氧方法

（1）鼻导管给氧

有单鼻管、双鼻管和鼻塞等不同种类，给氧的氧浓度在 30% 左右。单鼻管结构简单，使用方便，依从性好，适用于轻度缺氧及病情相对稳定的患者。使用时氧流量一般设在 1~3L/min，流量过大容易引起咽部刺激和不适。鼻导管吸氧的实际吸入氧浓度（FiO_2）可用下列公式估算：$FiO_2 = 21 + 4 \times$ 氧流量（L·min）。

（2）双鼻导管

固定方便，输氧可靠，较适宜于患儿使用。使用时将双鼻导管两头分别置入左右两侧鼻前庭内 0.5cm，另一头通过 Y 管与输氧管连接。双鼻导管和鼻塞的吸入氧浓度较单鼻导管稍高。

（3）面罩吸氧

常用的有单纯面罩、部分重吸收式面罩和活瓣式面罩等不同类型，各类面罩的功能相似。单纯面罩的吸入氧浓度在 40%～60%；使用时应选择外形大小合适、与患者面部吻合的面罩。给氧流量调至 5L/min 或更高（氧流量过小可引起 CO_2 潴留）。活瓣式吸氧面罩的吸入氧浓度可达 60%～95%，用法同一般面罩，但该类面罩体积和重量较大。

（4）吸氧头罩

刺激较小，容易接受，其吸入氧浓度与面罩相似，可达 50%～60%。使用时还应注意根据头部直径大小选择合适规格头罩。

（5）CPAP

分为无创（鼻塞、面罩）和有创（气管插管）两类。鼻塞法简便，较易耐受，主要用于严重缺氧或伴肺泡萎陷患者。缺点为易发生漏气，能维持的气道压力较低，不能满足高 CPAP 需求患者的治疗。有创 CPAP 主要用于 ARDS，严重低氧性呼吸衰竭等重症患者。

（6）机械通气

任何原因引起的呼吸衰竭的治疗和预防都是机械通气的适应证，具体包括严重通气不足、严重换气障碍、不能负荷过多的呼吸做功、咳嗽和排痰能力差而须借助机械通气疏通呼吸道、多根多段肋骨骨折、配合气道湿化以及药物的雾化吸入。

（三）临床应用

1. 氧疗适应证

①PaO_2<55mmHg，SaO_2<85%，PvO_2<35mmHg。

②PaO_2<65mmHg，但伴有缺氧症状（气促和呼吸困难等）。

③急性缺氧，呼吸窘迫伴 $PaCO_2$ 升高或降低。

④心肺复苏后、休克、心力衰竭、急性脑水肿、中毒、重度贫血等或病情不稳定者。

2. 氧疗原则

正确把握给氧时机，重点观察病情和调整吸入氧浓度；氧疗须在病情控制和缺氧症状缓解后停止；根据病情给氧，使患者安静舒适，PaO_2 保持在 50～80mmHg；尽量减少和避免长时间高浓度吸氧。

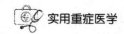

3. 氧疗效果监测

通过血氧水平来进行判断，监测方法包括血气分析和经皮氧监测。

四、机械通气技术

（一）物品准备

1. 通气机

现场急救、转运途中、急诊抢救选用便携式电动通气机，配有大容量电池者尤适用。治疗低氧血症宜选用功能较齐全、性能良好的气动通气机。通气时间超过 24h 者，应配湿化器。

2. 简易呼吸球囊

每间 ICU 病房应备 1~2 个。

3. 气道护理盘

粗细适宜的吸痰管数根，纱布数块，气道湿化用无菌生理盐水 1 瓶，注射器 2 把（分别用于注射湿化水和气管内导管气囊充气、放气），无菌镊 2 把和盛有冷开水的治疗杯 2 套（分别用于气道内吸引和口腔内吸引）。

（二）操作方法

1. 通气机的准备

正确安装、连接湿化器与呼吸管道，接上电源和气源，开机测试，检查通气机工作是否正常、呼吸回路气密性是否良好。

2. 通气机与患者的连接方式

①面罩：气密性较差，仅适用于清醒、合作患者的短期通气。
②经口气管插管：适用于意识丧失者较短期通气。
③经鼻气管插管：多数患者适用，可反复应用，痰多、吸引困难或发生鼻压疮者不宜。
④气管造口：适用于须长期通气者，或气管插管禁忌或插管困难者。

3. 通气模式选择

（1）控制模式

潮气量或吸气压都是预先设置的，吸气时间也是预先设置的，而不管通气是否是由患者的吸气努力而同步触发的。其中预置潮气量的称容量控制（VC），预置吸气压的称压力控制（PC）。控制模式适用于自主呼吸能力很差或丧失的患者，其中 VC 用于注重潮气量而较少考虑高气道压影响的患者，PC 用于管路漏气时或气压伤风险较大患者，婴幼儿一般用 PC。

（2）支持模式

主要是压力支持通气（PSV）形式，通气由患者的吸气努力触发，通气机仅在吸气期提供一个恒定的吸气压，而呼吸频率和吸气时间完全由患者决定。用于呼吸驱动力完好而呼吸力量受限的患者，或用于撤机过程。

（3）组合模式

常用间歇指令通气（IMV）形式，部分呼吸为控制模式，其余部分为支持模式或完全自主呼吸（支持压力为零的支持模式），用于中间状态的患者，或用于撤机过程。

4. 通气参数设置

根据通气模式设置相应的有关参数，具体数据应根据患者的年龄、体重、基本病情和机体代谢率等估计，且应随病情变化和监测结果不断调整。

①潮气量：一般为 4~10mL/kg。

②呼吸频率：成人 12~18/min，儿童 18~25/min。

③吸呼比：1∶2 左右。

④吸气压：一般 1.2~2.0kPa。

⑤分钟通气量：成人一般 6~8L/min。

⑥吸入氧气浓度：一般 30%~40%，尽量避免长时期>50%。

⑦呼气末正压（PEEP）：通常 0.5~1.5kPa（5~15cmH$_2$O）。

（三）临床应用

1. 呼吸机报警的处理

包括气道高压报警、气道低压报警、通气不足报警、呼吸频率过快报警、吸氧浓度报警、呼吸机工作压不足报警。

2. 人机不协调、人机对抗

①原因：包括人工气道不适应，机械通气恐惧心理；气道分泌物存在，咳嗽；呼吸模式、呼吸参数设置不当；发热、耗氧增加；支气管痉挛、气胸、胸腔积液；心功能不全、容量不足（循环有效容量不足）；呼吸管道积水；病情加重（肺部感染、坏死性胰腺炎、大出血等）；肺损伤加重，V/Q 失调，肺内分流增加。

②对策：清醒者争取患者配合，适当应用镇静药或简易呼吸器过渡；呼吸治疗中出现的问题，原因一时不清而情况紧急时先行简易呼吸器辅助呼吸，同时积极寻找诱因；排除管道漏气、积水，是否通畅，并给予诱因；调整呼吸模式、呼吸机参数；对症处理，包括降温、解痉、抽胸腔积液、抽气、闭式引流；对因治疗，包括改善心功能、补充血容量、纠正低蛋白血症、加强抗感染；应用呼吸抑制药，如地西泮、吗啡；应用肌松药，如阿曲库铵等；禁用呼吸兴奋药。

3. 呼吸道湿化

①加温湿化：湿化器内加适量蒸馏水，吸入气温度控制在 30~35℃。

②喷雾湿化：用于配合药物的雾化吸入。

③被动湿化：在气道和 Y 形管之间连接一个人工鼻，使呼出气中的水分重吸入。

④气管内直接滴注：每 15min 左右往气管导管内注一次生理盐水，成人每次约 2mL，儿童酌减。

4. 通气机与患者呼吸不协调

①原因：通气不足、缺氧、存在引起过度通气的疾患、通气障碍、恐惧等。

②处理：查清原因并予排除；增加通气量或手控呼吸，并吸纯氧，用人为的过度通气抑制自主呼吸；用镇静药，可选用吗啡 10mg 或地西泮 10~20mg 间歇静脉注射；以上处理无效者可加用肌松药，如静脉注射潘侃罗宁 2~4mg、筒箭毒碱 10~20mg 或苯磺阿曲库铵 12.5~25mg。

5. 通气机故障

应立即脱开，并换用简易呼吸球囊或备用通气机。

6. 通气机的消毒

应每日换用无菌管道和湿化器，换下的物品按材料种类用相应的消毒液浸泡灭菌、冲洗、晾干，备用。每例治疗结束后，通气机应进行终末消毒，更换滤菌器，重复使用的滤菌器用环氧乙烷消毒。

五、支气管肺泡灌洗术

（一）物品准备

1. 纤维支气管镜。

2. 远端带气囊的保护性导管。

3. 负压吸引装置。

4. 灌洗液收集瓶。

5. 消毒物品，包括无菌手套、乙醇（酒精）等。

6. 地西泮 10mg 及阿托品 0.5mg。

（二）操作方法

1. 术前详细了解病史，复阅 X 线片，向患者嘱咐注意事项，以取得配合。

2. 术前 3~4h 禁食，术前 30min 肌内注射地西泮 10mg 及阿托品 0.5mg。

3. 2% 利多卡因鼻腔、气道局部黏膜麻醉。

4. 纤维支气管镜经鼻腔插入气管，嵌入右肺中叶或左肺舌叶段支气管管口，注入 2% 利多卡因 2~3mL 局麻后，用 50mL 注射器将 37℃ 生理盐水分次注入，每次 25~50mL，总量 100~300mL，注入后立即通过负压吸引装置吸引、回收至灌洗液收集瓶内。一般来说，回收率应在 40% 以上。

5. 回收液用双层无菌纱布过滤，除去黏液，置于 -4℃ 冰水中送检，并在 2~3h 进行检查、分析灌洗液细胞成分，正常人肺泡吞噬细胞占 90% 以上才能认为是灌洗成功。

6. 标本收集后应立即进行检查，若室温放置时间过长可以改变其细胞活性，最好在 4℃ 条件下进行离心沉淀，行细胞成分分析。

7. 支气管肺泡灌洗液的实验室检查包括细胞总数和分类以及单克隆抗体测定；非细胞成分如免疫学和生化学测定，有些活性物质的测定是周围血中所不能开展的内容以及其他如肿瘤细胞、分枝杆菌、卡氏肺囊虫细菌、真菌等。

8. 治疗性支气管肺泡灌洗术（BAL）主要以清洗气道内分泌物达到改善通气为目的，即只冲洗支气管、肺泡而不收集灌洗液做细胞学检查。

（三）临床应用

1. 支气管肺泡灌洗的适应证

①哮喘持续状态：对一般治疗方法无效者可采用 BAL 治疗，以清除小气道的黏液栓，改善肺功能。对哮喘患者做纤维支气管镜或气管插管必须事先给予大量激素，术中用琥珀酸氢化可的松静脉滴入以控制气管痉挛的发作，必要时加用异丙肾上腺素 1mL 溶于 5% 葡萄糖 250mL 静脉滴注。

②肺泡蛋白蓄积症（PAP）：具体包括肺活检已确诊的肺分流量大于 10%~20%；活动后呼吸困难及低氧血症加剧。

③呼吸衰竭：特别是对人工通气及常规治疗不能除去细支气管内黏液栓者。

④大咯血：在清除气道的分泌物和淤血后可用生理盐水灌洗出血病灶，一般用500mL4℃的生理盐水，有人用稀释的冷肾上腺素局部灌注，以控制出血。

⑤肺尘埃沉着病（尘肺）：在早期用盐水洗出有害粉尘，不仅能改善症状而且改变预后。

⑥下呼吸道感染：有些难治的支气管扩张，各种抗生素不能控制其痰量，尤其适用于危重病需要机械通气患者。

2. 注意事项

①患者准备同支气管镜检查，但若在机械通气患者中实施该检查时，由于支气管镜操作可使潮气量减少约30%，故在操作前15min，应将 FiO_2 调至100%，若此时 SaO_2 仍小于90%时，应延退检查。操作前行胸部 X 线片检查，以初步确定采样部位。

②若同时须做 PSB 采样，应先行 PSB，再做 BAL。

③为减少口咽部分泌物污染，术前可肌内注射阿托品以减少分泌物或先插入鼻咽导管，再从导管中插入支气管镜。

④为避免支气管镜活检孔道受污染，在采集标本前尽量不做吸引，必要时可在活检孔道开口加塞，即所谓"双塞保护注"。

⑤采集标本前尽量不从活检孔注射麻药，以免将上呼吸道细菌带入采样区，以及麻醉药抑制细菌生长可能。令做保护性灌洗给气囊注气时，注意应缓慢注入，一般注入1.5~2.0mL 即可，当气囊充盈封住所须采样的亚段支气管后轻轻提拉导管，以确定封闭牢固。

⑥为了减少上呼吸道正常菌群的污染，在 BAL 操作中常弃去首次灌洗液。

六、深静脉置管术

（一）物品准备

静脉穿刺包；深静脉套管；手套、消毒用品、注射器、局麻药；肝素稀释液（肝素15~20mg 加入100mL 生理盐水中）。

（二）操作方法及技术要求

1. 颈内静脉穿刺置管术

（1）多选中路法

定位：胸锁乳突肌三角的顶端作为穿刺点，距锁骨上缘2~3横指（3~5cm）；颈总动脉前外侧。

进针：针干与皮肤冠状面成 30°，紧靠 SCM 锁骨头内侧缘进针，宜指同侧乳头或指向足端。由于颈内静脉与颈总动脉相距很近，为避免误伤动脉，在正式穿刺前应先用细针试穿，以确定穿刺的角度和深度，然后再正式进行穿刺。

低位中央进路：若遇肥胖、短颈或小儿，胸锁乳突肌标志常不清楚，定点会有一些困难。此时可利用锁骨内侧端上缘切迹作为骨性标志，颈内静脉正好经此而下行与锁骨下静脉汇合。穿刺时左手拇指按压此切迹，在其上方 1～1.5cm 进针。针干与中线平行，针尖指向足端，与皮肤成 30°～45°，一般进针 2～3cm 即可进入颈内静脉；若未成功再将针退至皮下，略向外侧偏斜进针常可成功。

（2）操作步骤

体位：去枕平卧，头转向对侧；肩背部垫一薄枕，取头低位 10°～15°。消毒、铺巾。

局麻定位利多卡因 3～4mL；试穿刺，探明位置、方位和深度。

穿刺置管：穿刺路径，可保持负压；进入静脉，突破感，回血通畅，呈暗红色，压力不高；置导丝，用力适当，无阻力，深浅合适，不能用力外拔；外套管，捻转前进，扩管有度；置导固定：缝线，粘贴。

（3）注意事项

进针深度：一般 1.5～3cm，肥胖者 2～4cm；若无回血可能进针方向与角度不合适，静脉张力过低，被推扁后贯穿等。

掌握多种进路，避免一种进路反复多次穿刺；注意患者体位和局部解剖标志。

置管长度：男性 13～15cm，女性 12～14cm，小儿 5～8cm。

避免空气进入：体位不合适，CVP 低，深吸气，重视每一个操作环节。

2. 锁骨下静脉穿刺置管术

（1）锁骨下径路

体位：上肢垂于体侧并略外展，头低足高 15°，肩后垫小枕（背曲），使锁肋间隙张开，头转向对侧。

穿刺点定位：锁骨中、外 1/3 交界处，锁骨下 1.0cm。

皮肤消毒：按胸部手术要求消毒皮肤。上至发际，下及全胸与上臂，铺洞巾即可。

穿刺：先用 0.5% 利多卡因做穿刺点局麻，右手持连接注射器之穿刺针，保持针尖向内偏向头端直指锁骨胸骨端的后上缘前进。针干与平面成 25°～30°，进针 3～5cm。

要求：尽量保持穿刺针与胸壁呈水平位；贴近锁骨后缘。

（2）锁骨上径路

体位：肩部垫小枕，头转向对侧，挺露锁骨上窝。

穿刺点定位：胸锁乳头肌锁骨头外侧缘，锁骨上约 1.0cm。消毒铺巾。

穿刺：针干与锁骨或矢状切面成 45°；在冠状面针干成水平或略前偏 15°；朝向胸锁关节；进针 1.5~2.0cm。

3. 股静脉穿刺置管术

①体位：仰卧，下肢外展外旋 30°~45°。

②进针点：腹股沟韧带中点稍偏内侧，股动脉内侧 0.5cm，腹股沟韧带下 1~2cm，婴儿近韧带下方、股动脉旁进针。

③进针方向：向上、向后、指向内侧（脐部），针尖斜面向上，针体与冠状面成 30°左右，进针深度 2~5cm。穿刺针易刺破股静脉前后壁，故常在退针时出现回血。

4. 主要并发症

①穿刺并发症：误穿动脉、血肿、气胸、血胸、液胸、心律失常、其他组织器官损伤、空气栓塞、穿刺失败。

②留管并发症：导管错位、心脏压塞、血栓形成、导管相关感染、导管断裂、空气栓塞。

③感染：引起感染的因素是多方面的，如导管消毒不彻底，穿刺过程中无菌操作不严格，术后护理不当，导管留置过久，患者抵抗力下降，等等。

第二章 呼吸系统重症

第一节 呼吸衰竭与急性呼吸窘迫综合征

一、呼吸衰竭

呼吸衰竭指多种病因所致的呼吸组织严重受损，呼吸功能严重障碍，导致缺氧和（或）二氧化碳潴留，从而使气体交换不能满足组织和细胞代谢需要的临床综合征。呼吸衰竭目前无统一概念，仍以血气检查结果为准。

（一）病因

呼吸衰竭的病因很多，可归纳为以下三大类。

1. 通气功能障碍的病因

（1）阻塞性通气功能障碍

①慢性支气管炎；②阻塞性肺气肿；③支气管扩张；④反复发作的重症支气管哮喘。

（2）限制性通气功能障碍

①胸廓扩张受限：某些胸壁疾病、脊柱后侧突、广泛胸膜增厚、多发性肋骨骨折、胸部外科手术等。②肺膨胀受限：大量气胸、胸腔积液、弥漫性肺间质纤维化等。③膈肌运动受限：大量腹腔积液、腹膜炎、膈胸膜炎、腹部外科手术、极度肥胖等。④神经肌肉疾病：脊髓灰质炎、多发性硬化症、重症肌无力、破伤风、肌肉萎缩、胸和脊髓损伤等。⑤呼吸中枢抑制或受损：脑血管病变、脑炎、脑外伤、电击、各种麻醉剂及镇静剂过量或中毒等直接或间接抑制呼吸中枢。

2. 气体交换和弥散功能障碍

肺水肿（心源性和非心源性），肺血管疾病（肺动脉栓塞：血栓栓塞、肿瘤栓子栓塞、羊水栓塞、骨髓栓子栓塞、脂肪栓塞等，多发性微血栓形成，肺血管炎，肺毛细血管瘤），肺纤维化性疾病（特发性肺间质纤维化、尘肺病、结节病等）。

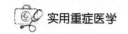

3. 通气／血流比例失调和右向左的分流

细支气管炎、肺炎、重症肺结核、肺气肿、肺不张、肺血栓栓塞症等，引起肺容量、通气量、有效弥散面积减少，通气与血流比例失调、肺内右至左分流增加，发生缺氧。

（二）临床表现及特征

呼吸衰竭的临床症状主要是缺氧和二氧化碳潴留所引起的多脏器功能紊乱表现。

1. 呼吸困难

往往是临床最早出现的症状，并随呼吸功能减退而加重。中枢性呼吸衰竭，呼吸困难主要表现在呼吸节律、频率和幅度方面的改变；呼吸器官病变引起的周围性呼吸衰竭，多伴有呼吸劳累、呼吸辅助肌多参与活动，表现为点头或提肩呼吸。某些中枢神经抑制药物中毒，并无呼吸困难表现，而出现呼吸匀缓、表情淡漠或昏睡。

2. 发绀

发绀是缺氧的典型症状。当血氧饱和度低于85%，口腔黏膜、舌及指甲即见明显发绀，但合并严重贫血者可无发绀。

3. 神经精神症状

缺氧和二氧化碳潴留都会引起神经精神症状。急性严重缺氧，可立即出现精神错乱、狂躁、昏迷、抽搐等症状，严重二氧化碳潴留可出现所谓"肺性脑病"，呈二氧化碳麻醉现象。首先出现失眠、烦躁、躁动、定向功能障碍等兴奋症状，继而出现神志淡漠、肌肉震颤、间歇抽搐、嗜睡、昏睡、昏迷等中枢抑制症状。二氧化碳潴留本身并不是决定精神症状的单一因素，与pH的降低也有密切关系，有严重二氧化碳潴留者，若动脉血二氧化碳分压在100mmHg（13.3kPa）以上，如pH代偿，病员仍能保持日常生活活动；而急性二氧化碳潴留，pH低于7.3就可能出现危重精神症状。此外，缺氧降低神经系统对二氧化碳潴留的耐受性和适应性。二氧化碳潴留时，神经检查可出现反射减弱或消失，锥体束征阳性等症状。

4. 血液循环系统症状

缺氧和二氧化碳潴留时，心率增快、心输出量增加，血压上升、肺循环小血管收缩，产生肺动脉高压。心肌对缺氧十分敏感，早期轻度缺氧即可从心电图上显示出来，主要出现T波改变，急性严重心肌缺氧，可出现心律不齐、心室颤动以致心搏骤停。故严重缺氧者，心脏衰竭后心肌收缩力就会减弱，每分钟心搏量减少，血压下降，最后导致循环衰竭。

二氧化碳可直接作用于血管平滑肌，使血管扩张，故外周浅表静脉充盈、皮肤温暖、红润、潮湿多汗，血压增高、心输出量增加，故脉搏洪大有力。脑血管在二氧化碳潴留时亦扩张，缺氧又增加脑血流量，故患者常诉血管扩张、搏动性头痛，特别在熟睡醒觉后更为剧烈。

5. 消化和泌尿系统症状

肝细胞缺氧发生变性坏死，肝脏有淤血，可导致血清谷丙转氨酶增加至 100~200U 或更高。因消化道黏膜充血水肿、糜烂、溃疡渗出而导致消化道出血，出现呕血或便血。肾功能损害表现为肌酐、非蛋白氮升高、蛋白尿、尿中出现红细胞或管型，甚至少尿无尿。上述情况多为可逆的，随着呼吸衰竭的缓解，肾功能一般可能恢复正常，消化道出血在缺氧和二氧化碳潴留纠正后即可缓解消失。

（三）诊断

1. 具有引起呼吸衰竭的病史和诱因，如慢性支气管、肺胸病史和肺血管病史，及 COPD 感染后急性发作病史。

2. 缺氧和（或）二氧化碳潴留的临床表现。

3. 实验室检查：血气分析和阴离子间隙（AG）是确定诊断，判断病情轻重、酸碱紊乱类型和指导临床治疗的依据。

（四）急救处理

1. 现场急救

急性意外伤害如溺水、电击、中毒等急性呼衰、呼吸骤停，应立即进行现场心肺复苏抢救。呼吸骤停后，如能保持肺循环，借肺泡-静脉血氧和二氧化碳存在的分压差，可使静脉血继续动脉化，这种现象称为弥散呼吸或称无呼吸运动氧合。一般认为弥散呼吸的通气量可为机体额外提供 1.5~2min 时间，这样进行间歇口对口吹气、冲洗呼吸道和肺泡存气，就可以借弥散呼吸保持动脉血氧在较安全的水平，因此，畅通的呼吸道、有效的体外心脏按摩、间歇人工通气，以新鲜空气或高浓度氧冲洗肺泡气，是急性呼吸衰竭现场复苏抢救发挥弥散呼吸作用不可缺少的条件。

2. 病因治疗

呼吸衰竭常见的病因为严重感染。抗生素的应用以广谱、联合、大剂量、静脉内给药为宜，老年患者应尽量避免对胃肠道和肾脏有毒性作用的药物。因控制感染需时较长，所以救急、解危和延续生命的主要措施是改善通气，纠正缺氧，提高应激状况，以便更好发

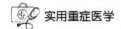

挥抗菌药物疗效，彻底祛除病因。

3. 改善通气

改善通气是治疗呼吸衰竭的首要措施。上呼吸道急性炎症，COPD 急性发作及各种原因所致的昏迷患者，均可发生不同程度的气道阻塞，进而导致呼吸衰竭。应积极清除口咽部及呼吸道分泌物，予以解痉剂以缓解支气管痉挛，在此基础上亦可使用呼吸兴奋剂以改善通气。如无效可建立人工气道，行短期机械通气治疗，对不能维持自主呼吸者尤为必要。行机械通气治疗时，有条件单位应予血气监测，以防通气过度使二氧化碳排出过快而导致代谢性碱中毒，使组织更加缺氧，造成不可逆脑损害，甚至导致患者死亡。

4. 给氧治疗

氧疗是治疗呼吸衰竭的重要措施，可取得以下治疗效果：①提高 PaO_2，保证组织器官供氧，维持人体正常生理和代谢需要；②可消除肺小动脉痉挛，降低肺动脉压，从而减轻右心负荷；③减轻呼吸肌做功，减少氧消耗，有利于恢复呼吸肌疲劳。

给氧治疗应根据呼吸衰竭类型不同而异。Ⅰ型呼吸衰竭如重症肺炎、肺水肿和 ARDS 等，气道通畅，无二氧化碳潴留的病理因素存在，所以应予高浓度给氧（60%～80% 或 80% 以上），将 PaO_2 迅速提高到 60mmHg 以上为宜。因无二氧化碳潴留弊端，故吸入高浓度氧不会导致呼吸抑制；Ⅱ型呼吸衰竭如 COPD、肺心病及急性发作期，特别是长期有二氧化碳潴留的患者，以气道阻塞为主，缺氧和二氧化碳潴留并存，靠低氧刺激兴奋呼吸中枢，以维持通气功能，如给以高浓度氧疗，缺氧得以纠正，呼吸兴奋因素消除，呼吸减慢，二氧化碳潴留加重，使呼吸中枢抑制加深，所以Ⅱ型呼吸衰竭给氧原则目前仍坚持持续低浓度（24%～28%）低流量（1～2L/min）吸氧，即控制性氧疗。如氧流量 5L/min 以下时，给氧浓度可按下列公式计算：给氧浓度% = 21+4×氧流量/min 以下时，Ⅱ型呼吸衰竭经鼻给氧应注意的几个问题：①保持鼻孔通畅，鼻塞吸氧者，注意检查鼻道有无狭窄或阻塞，以免影响氧的吸入；②因鼻阻塞口腔呼吸的患者应适当加大氧流量或经口腔吸氧；③经鼻塞或鼻导管吸氧，禁用镇静安眠药，以防抑制呼吸中枢，导致患者死亡；④不能因为患者吸氧时感到不适而间断给氧或停止供氧；⑤无血气监测的情况下，注意给氧疗效的临床观察，以皮肤发绀减轻、心率减慢、尿量增多、神经精神症状减轻或消失等最为重要。

如经综合治疗无效者，可考虑人工气道和机械通气治疗。

5. 气管插管与气管切开术

Ⅱ型呼吸衰竭患者，经有力控制感染、控制性氧疗和积极改善通气等治疗后，病情继续加重，PaO_2 继续下降，$PaCO_2$ 继续升高，咳嗽无力，痰液阻塞气道，出现球结膜充血水肿、呼吸微弱和节律改变，并出现神经精神症状时，应积极行气管插管或气管切开术，施行人工机械通气治疗。

6. 机械通气治疗

在呼吸衰竭治疗中，机械通气占有极其重要的位置，有不可替代的作用，使用得当可使患者转危为安，起死回生，使用不当可能加速患者死亡。机械通气的目的是通过呼吸支持以改善肺泡通气，纠正缺氧和二氧化碳潴留，使生命活动得以维持。

（1）适应证

COPD 急性发作，出现 Ⅱ 型呼吸衰竭者，呼吸频率大于 30~40 次/分或小于 6~7 次/分，潮气量小于 200~250mL 或最大吸气压力小于 20~25cmH$_2$O，在适当控制性氧疗情况下，PaO$_2$<35~45mmHg，失代偿性呼吸性酸中毒，pH<7.20~7.25，PaCO$_2$进行性升高时。上述数据并非绝对，基层单位亦难以做到，应以临床表现为主，如出现呼吸微弱、张口呼吸或呼吸节律改变，并伴有意识障碍者，应不失时机地行机械通气治疗。

（2）呼吸机的选用

轻症患者采用简易呼吸器配合面罩进行辅助加压通气治疗，可改善缺氧和二氧化碳潴留，获得良好效果。重症患者应建立人工气道行机械通气治疗，下列通气模式可用于慢性呼吸衰竭或呼吸衰竭急性加重期的治疗：

①持续气道内正压通气（CPAP）：用于有自主呼吸的患者，在整个呼吸周期内人为地施以一定程度的气道内正压，以对抗内源性 PEEP，从而有利于防止气道萎陷，改善肺顺应性，减少呼吸功的消耗，有利于恢复呼吸肌的疲劳。

②间歇正压通气（IPPV）：属辅助控制模式。该型呼吸机在有自主呼吸时机械通气随自主呼吸启动，一旦自主呼吸停止则机械通气自动由辅助通气转为控制型通气，其优点是既允许患者建立自己的呼吸频率，也能在呼吸发生抑制暂停时保证必要的通气量，对慢性呼吸衰竭患者是适用的。

③间歇指令通气（IMV）和同步间歇指令通气（SIMV）：IMV 是在单位时间内既有强制性机械通气又有自主呼吸，两者交替进行，共同构成每分钟通气量。机械送气时，气道内为正压；自主呼吸时，吸气相气道内为负压。SIMV 与 IMV 不同点只是机械通气的间歇指令与自主呼吸同步，无机械通气与自主呼吸对抗，消除了 IMV 的指令通气与自主呼吸对抗的不适感。该型呼吸机优点是减少患者自主呼吸与呼吸机对抗，可防止代谢性碱中毒，减低气道内压力，降低胸内压升高所致的气压伤。其缺点是患者仍须自主呼吸而呼吸肌不能完全休息，有一定的氧消耗，不能很好地消除呼吸肌疲劳，该型呼吸机用于 COPD、呼吸衰竭患者已取得良好效果。

④双水平气道正压通气（BIPAP）：可提供两个正压的辅助通气。有一个较高的吸气

压作为压力支持通气（PSV），呼气时又能立即将呼气压自动调到较低水平将气体呼出，故具有呼气末正压的作用。它与定压、定容通气相比产生同样潮气量，所产生的最大吸气压及平均气道压都明显降低，以利减少气压伤和对循环功能的影响。该型呼吸机应用密闭性较好的鼻和口鼻面罩通气，避免了气管插管或气管切开给患者带来的痛苦，适合于COPD、肺心病急性发作期呼吸衰竭的治疗。

⑤压力支持通气（PSV）：是一种新型辅助通气模式。在患者自主呼吸的前提下，每次吸气都接受一定程度的压力支持，即患者与呼吸机共同协作完成通气，可使肺顺应性下降的患者获得较大的潮气量，并能以较低的吸气功维持同样的潮气量。因此，对肺或胸廓顺应性不良、气道黏膜水肿、分泌物增多、支气管痉挛所致的气道阻力增高及呼吸肌疲劳的患者均有良好的效果，对COPD所致Ⅱ型呼吸衰竭应用PSV治疗可缩短通气时间，用于撤机过程亦可收到良好治疗效果。

⑥SIMV加PSV：两种模式组合可使SIMV中的自主呼吸变成PSV，可有效避免呼吸肌疲劳的发生，主要用于呼吸衰竭的撤机过程。

⑦呼气末正压通气（PEEP）：传统观念认为PEEP不能用于COPD患者，其根据是PEEP主要是改善肺换气功能，因COPD主要是通气障碍，吸氧即能增加PaO_2；COPD已处于过度充气状态，若加PEEP会进一步增加肺容积，从而增加气压伤。近几年的报道，多数学者对低水平PEEP治疗COPD持肯定意见。

7. 纠正酸碱平衡失调

（1）呼吸性酸中毒

主要是气道阻塞，二氧化碳潴留使pH降低所致。因此，治疗的主要措施应以缓解支气管痉挛，清除呼吸道分泌物，借此达到改善通气，促使二氧化碳排出的目的。病情严重者，如pH<7.20~7.25时，可应用碱性药物治疗。首选三羟甲基氨基甲烷（THAM），该药系有机氨缓冲剂，对细胞内外酸中毒均有良好治疗效果，其与二氧化碳结合后形成HCO_3^-，从而使$PaCO_2$下降，pH上升。应用方法：5%葡萄糖液250mL加3.64%THAM溶液200mL静脉滴注，每日1或2次，不良反应有快速大量滴注时可引起低血糖、低血压、低血钙和呼吸抑制等，漏出血管外可引起组织坏死，应予以注意。

（2）代谢性酸中毒

Ⅱ型呼吸衰竭时，呼酸合并代酸很常见，代谢系严重缺氧，葡萄糖无氧酵解，体内乳酸堆积所致，通气改善后缺氧纠正，乳酸所致代谢即可终止，一般无须碱性药物治疗。如病因一时难以祛除，pH<7.20时可予碱性药物治疗。因呼酸、代酸多合并存在，故一般情况下不主张选用碳酸氢钠治疗，仍以选用THAM为好。

（3）代谢性碱中毒

常在使用强利尿剂、大剂量皮质激素，使 K^+ 和（或）Cl^- 大量丢失所致，机械通气使二氧化碳排出过速，从而导致 pH 明显升高也是常见原因之一。治疗应积极补充氯化钾、谷氨酸钾、精氨酸等药物，严重低氯者，如无明显 $PaCO_2$ 增高，亦可静脉补充氯化铵治疗。机械通气者，应有血气监测或小潮气量通气，使 $PaCO_2$ 缓慢下降，以防发生代谢性碱中毒。

8. 纠正电解质紊乱

Ⅱ型呼吸衰竭者常合并电解质紊乱。以低钾、低钠、低氯最为多见，高血钾者并不多见。多与摄入不足或应用强利尿剂及大剂量皮质激素排出过多有关。治疗仍以积极补充丢失电解质为主，常用药物见前。

低钠者补充方法应按下列公式计算：

（正常血清钠-实测血清钠）×（体重×20%）＝应补充血清钠总量

首次补充剂量以总量的 1/3 为妥，之后用量应根据复查血清钠结果进行调整。

9. 肺性脑病的治疗

肺性脑病系Ⅱ型呼吸衰竭严重并发症，多于 COPD 急性发作期出现，病死率较高，预后不好，应予高度重视，治疗同Ⅱ型呼吸衰竭，应以改善通气，控制性氧疗和有效控制感染为主。

10. 水分补充和营养支持

①水分补充：肺心病急性发作期，呼吸衰竭常与右心功能衰竭合并存在，因消化道淤血水肿常出现厌食，摄入不足，加之利尿剂使用不当，使体液大量丢失，有效循环血量严重不足，临床表现虽口干舌燥而不欲饮水，常因右心衰竭而出现全身水肿，严重者可出现大量体腔积液，掩盖脱水实质，干扰液体补充，故应积极补充，每日应补充液体 2500~3000mL。

②营养支持：因摄入过少或消耗过多，理论上应积极进行营养支持。补充原则：在补充糖盐的同时，应补充氨基酸、蛋白制剂和脂肪乳剂，以改善全身营养状况，促进呼吸肌力的恢复，有助于通气功能的改善。

二、急性呼吸窘迫综合征

急性呼吸窘迫综合征（acute respiratory distress syndrome，ARDS），是患者原来心肺功能正常，由肺外或肺内造成的急性肺损伤（acutel ung injury，ALI）引起的以急性呼吸窘

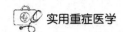

迫和严重低氧血症为主要表现的一种急性呼吸衰竭，是至今发病率、病死率均极高的危重症，共同的病理变化有肺血管内皮和肺泡的损害、透明膜形成、顺应性降低、肺微血管阻塞和栓塞、肺间质水肿及后继其他病变。ALI 为一个急性发作的炎症综合征，ARDS 是病程中最严重的阶段，所有 ARDS 的患者均有 ALI，但 ALI 的患者就不一定是 ARDS。

本病的诱发因素很多，发病机制尚未充分了解。

（一）病因

1. 严重感染

包括肺部及肺外的细菌、病毒、真菌等所致的感染，感染灶所产生的各种有害物质，如内毒素、5-羟色胺、溶酶体、凝血酶及激肽系统的激活产物直接破坏毛细血管壁或形成微血栓等，造成肺组织破坏。

2. 严重创伤

①肺内损伤：如肺挫伤、呼吸道烧伤、侵蚀性烟尘有毒气体的吸入、胃内容物的误吸、溺水、肺冲击伤、放射性肺炎、氧中毒等。②肺外损伤：大面积烧伤或创伤，特别是并发休克或（和）感染者可诱发 ARDS。③大手术后：如体外循环术后、大血管手术或其他大手术后可发生 ARDS。

3. 休克

休克时由于肺循环血量不足、酸中毒及产生的血管活性物质，如组织胺、5-羟色胺、缓激肽、儿茶酚胺、细菌毒素等作用于血管壁，可增加其通透性，损伤肺泡 II 型细胞，影响肺泡表面活性物质的形成，从而导致肺顺应性减退、肺泡萎缩和肺不张。

4. 肺循环栓塞

输血中微小凝块、库血中变性血小板、蛋白质沉淀物等易沉积于肺毛细血管中，形成肺栓塞。骨折后易发生肺循环脂肪栓塞，及 DIC 时均可造成肺血管微血栓形成及组织细胞的损伤。

5. 输液过快过量

正常的细胞间质与血浆的水含量之比为 4 : 1，大量快速补液在血浆被稀释后促使血管内液外渗，产生肺间质水肿。

6. 氧中毒

氧在细胞内代谢产生一种超氧化物阴离子（superoxide anion，即氧自由基），氧自由基具有很强的毒性，与过氧化氢合成羟基（–OH 即羟自由基），则毒性更甚，它们能破坏细胞膜、改变蛋白质和 DNA 的结构，从而损害细胞，特别是较长时间吸入高浓度氧更易发生。

7. 吸入有毒气体

如吸入 NO_2、NH_3、Cl_2、SO_2、光气醛类、烟雾等；氮氧化物、有机氟、镉等中毒均可导致 ARDS。

8. 误吸

误吸胃内容物、淡水、海水、糖水等，约 1/3 发生 ARDS。

9. 药物过量

巴比妥类、水杨酸、氢氨噻嗪（双氢克尿噻）、秋水仙碱、利妥特灵、阿糖胞苷、海洛因、美沙酮、丙氧酚、硫酸镁、间羟舒喘宁、酚丙宁、链激酶、荧光素等应用过量。

10. 代谢紊乱

肝功能衰竭、尿毒症、糖尿病酮症酸中毒、急性胰腺炎。

11. 血液系统疾病

大量输血、体外循环、DIC 等。

12. 其他

子痫早期、隐球菌血症、颅内压增高、淋巴瘤、空气或羊水栓塞、肠梗阻。

（二）临床表现及特征

当肺刚受损的数小时内，患者仅有原发病表现而无呼吸系统症状，随后突感气促、呼吸频数并呈进行性加快，呼吸频率大于 30 次/分，危重者 60 次/分，缺氧症状明显，患者烦躁不安、心率增快、口唇指甲发绀。由于明显低氧血症，引起过度通气，导致呼吸性碱中毒。缺氧症状用一般氧疗难以改善，亦不能用其他原发心肺疾病解释。伴有肺部感染时，可出现畏寒发热、胸膜反应及少量胸腔积液。早期可无肺部体征，后期可闻及哮鸣音、水泡音或管状呼吸音。病情继续恶化、呼吸肌疲劳导致通气不足、二氧化碳潴留，产生混合性酸中毒，患者出现极度呼吸困难和严重发绀、伴有神经精神症状，如嗜睡、谵妄、昏迷等，最终发生循环障碍、肾功能不全、心脏停搏。

（三）诊断

1. 具有可引发 ARDS 的原发疾病：创伤、休克、肺内或肺外严重感染、窒息、误吸、栓塞、库血的大量输入、DIC、肺挫伤、急性重症胰腺炎等。

2. 在基础疾病过程中突然发生进行性呼吸窘迫，呼吸频率多于 35 次/分，鼻导管（或鼻塞）给氧不能缓解。

3. 不易纠正的低氧血症，动脉血气检测：对 ARDS 的诊断和病情判断有重要意义。$PaO_2<60mmHg$（8.0kPa），早期 $PaCO_2$ 可正常，后期可升高，提示病情加重，鼻导管给氧不能使 PaO_2 纠正至 80mmHg（10.7kPa）以上，氧合指数 $PaO_2/FiO_2<200$。

4. 肺部后前位 X 线胸片征象为两肺纹理增多，边缘模糊，呈毛玻璃状等肺间质或肺泡性病理性改变，并迅速扩展、融合，形成大片实变。

5. 肺动脉楔压（PAWPX18mmHg（2.4kPa），或临床提示以往无肺部疾患，并排除急性左心衰竭。

（四）急救处理

1. 祛除病因

ARDS 常继发于各种急性原发伤病，及时有效地祛除原发病、阻断致病环节是防治 ARDS 的根本性策略，尤其抗休克、抗感染、抗炎症反应等尤为重要。

2. 监护与护理

严密监测体温、脉搏、呼吸、血压等，特别随时观察患者的神志、呼吸状态，鼓励患者咳嗽排痰，维持水、电解质及酸碱平衡，重视患者的营养支持。

3. 纠正低氧血症

克服进行性肺泡萎陷是抢救成功的关键。随着对 ARDS 病理生理特征的认识，使得近年来 ARDS 通气的重大改变，提出了肺保护与肺复张通气策略。

（1）ARDS 的保护性通气策略

在保证基本组织氧合的同时，保护肺组织以尽量减轻肺损伤是 ARDS 患者的通气目标。

① "允许性高碳酸血症（PHC）" 和小潮气量通气：PHC 是采用小潮气量（4~7mL/kg），允许动脉血二氧化碳分压一定程度增高，最好控制在 70~80mmHg 以内。一般认为，如果二氧化碳潴留是逐渐产生的，pH>7.20 时，可通过肾脏部分代偿，患者能较好耐受；当 pH<7.20 时，为避免酸中毒引起的严重不良反应，主张适当补充碳酸氢钠。

PHC 的治疗作用：ARDS 患者实施 PHC 时，血流动力学改变主要表现为心输出量和氧输送量显著增加，体血管阻力显著降低，肺血管阻力降低或不变，肺动脉嵌顿压和中心静脉压增加或无明显改变。

PHC 的禁忌证：高碳酸血症的主要危害是脑水肿、抑制心肌收缩力、舒张血管、增加交感活性和诱发心律失常等。因此，颅内压增高、缺血性心脏病或严重的左心功能不全患者应慎用。

②应用最佳 PEEP 和高、低拐点，机械通气时的吸气正压使肺泡扩张，增加肺泡通气量和换气面积，呼气末正压通气（PEEP）可防止肺泡的萎陷，亦可使部分萎陷的肺泡复张，使整个呼吸全过程的气道内压力均为正压，减少动、静脉分流，改善缺氧。

须用多大剂量的 PEEP？理论上讲，足够量的正压（$30 \sim 35 cmH_2O$）可使所有萎陷的肺泡复张，但正压对脆弱的肺组织结构（如 ARDS 等）可造成破坏，有研究表明当气道内平均压超过 $20cmH_2O$ 时，循环中促炎介质可增加数十倍，且直接干扰循环，一般讲，患者肺能较好地耐受 $15 \sim 20cmH_2O$ 的 PEEP，再高则是危险的。

③压力限制或压力支持通气，动物实验表明，气道峰值压力过高会导致急性肺损伤，表现为肺透明膜形成、粒细胞浸润、肺泡-毛细血管屏障受损，通透性增加。使用压力限制通气易于人-机同步，提供的吸气流量为减速波形，有利于气体交换和增加氧合，更重要的是可精确调节肺膨胀所需的压力和吸气时间，控制气道峰值压力，保护 ARDS 患者的气道压不会超过设定的吸气压力，避免高位转折点的出现。最近一组随机前瞻性试验表明，压力限制通气组比容量控制通气组更能增进肺顺应性改善，降低病死率。

④肺保护性通气策略的局限性：肺保护性通气策略的提出反映了 ARDS 机械通气的重大变革。但它仍存在不可避免的局限性。研究发现，当 ARDS 患者的分钟通气量由（13.5 ± 6.1）L/min 降至（8.2 ± 4.1）L/min 时，动脉血氧饱和度低于 90%，低氧血症明显恶化，二氧化碳分压和肺内分流增加。可见，肺保护性通气策略不利于改善患者的氧合，其主要原因是采用小潮气量和较低压力通气时，塌陷的肺泡难以复张，导致动脉血和肺泡内二氧化碳分压升高和氧分压降低，影响了肺内气体交换，低氧血症加重。因此，要采用有效的方法促进萎陷肺泡复张，增加能参与通气的肺泡数量。

（2）ARDS 的肺复张策略

肺复张策略是一种使萎陷肺泡最大限度复张并保持其开放，以增加肺容积，改善氧合和肺顺应性，它是肺保护性通气策略必要的补充。主要有以下几种：

①叹息（sigh）：叹息即为正常生理情况下的深呼吸，有利于促进萎陷的肺泡复张。机械通气时，早期叹息设置为双倍的潮气量和吸气时间，对于 ARDS 患者，可间断地采用叹息，使气道平台压达到 $45cmH_2O$，使患者的动脉血氧分压显著增加，二氧化碳分压和肺内分流率显著降低，呼气末肺容积增加。因此，叹息可有效短暂促进塌陷肺泡复张，改善患者的低氧血症。

②间断应用高水平 PEEP：在容量控制通气时，间断应用高水平 PEEP 使气道平台压增加，也能促进肺泡复张。有学者在机械通气治疗 ARDS 患者时，每隔断 30s 应用高水平

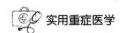

PEEP 通气两次，可以增加患者的动脉血氧分压，降低肺内分流率。间断应用高水平 PEEP 虽然能使萎陷的肺泡复张，改善患者的氧合，但不能保持肺泡的稳定状态，作用也不持久。

③控制性肺膨胀（SI）：SI 是一种促使不张的肺复张和增加肺容积的新方法，由叹息发展而来。即在呼气开始时，给予足够压力（30~45cmH$_2$O），让塌陷肺泡充分开放，并持续一定时间（20~30s），使病变程度不一的肺泡之间达到平衡，气道压力保持在 SI 的压力水平。SI 结束后，恢复到 SI 应用前的通气模式，通过 SI 复张的塌陷肺泡，在相当时间内能够继续维持复张状态，S1 导致的氧合改善也就能够维持较长时间。改善氧合是 SI 对 ARDS 患者最突出的治疗作用。研究表明，给予一次 SI，其疗效可保持 4h 以上。SI 能显著增加肺容积，改善肺顺应性，减少气压伤的发生。目前的动物实验及临床研究表明，在 SI 的屏气过程中，患者会出现一过性血压和心率下降或增高，中心静脉压和肺动脉嵌顿压增高，心输出量降低，动脉血氧饱和度轻度降低。因此，在实施 SI 时，应充分注意到 SI 可能导致患者血流动力学和低氧血症一过性恶化，对危重患者有可能造成不良影响。

④俯卧位通气：传统通气方式为仰卧位，此时肺静水压沿腹至背侧垂直轴逐渐增加，使基底部肺区带发生压迫性不张。另外，心脏的重力作用，腹腔内脏对膈肌的压迫也加重基底部肺区带的不张。1976 年发现俯卧位通气能改善 ALI 患者的氧合。此法最近用于临床，俯卧位通气是利用翻身床、翻身器或人工徒手操作，使患者在俯卧位进行机械通气。

俯卧位通气的禁忌证：血流动力学不稳定、颅内压增高、急性出血、脊柱损伤、骨科手术、近期腹部手术、妊娠等不宜采用俯卧位通气。

综上所述，肺保护与肺复张通气策略联合应用，能改善 ARDS 患者的氧合，提高肺顺应性，对 ARDS 的治疗有重要意义。但须根据患者的具体情况，采用合适的方法，在改善氧合的同时尽量减少肺损伤。

4. 改善微循环，降低肺动脉高压，维护心功能

如出现血管痉挛、微血栓、DIC 等情况时，可选用如下药物：

（1）糖皮质激素

宜采用早期、大剂量、短疗程（小于 1 周）疗法，这类药有以下积极作用：①抗炎，加速肺水肿的吸收；②缓解支气管痉挛；③减轻脂肪栓塞或吸入性肺炎的局部反应；④休克时，防止白细胞附着于肺毛细血管床，防止释放溶蛋白酶，保护肺组织；⑤增加肺表面活性物质的分泌，保持肺泡的稳定性；⑥抑制后期的肺纤维化等。早期大量使用可减少毛细血管膜的损伤，疗程宜短，可用甲泼尼龙，起始量 800~1500mg，或地塞米松，起始量 60~100mg，分次静脉注射，连续应用 48~72h。

（2）肝素

用于治疗有高凝倾向、血流缓慢的病例，可减轻和防止肺微循环内微血栓的形成，以预防 DIC 的发生，对改善局部及全身循环有益，对有出血倾向的病例，包括创伤后 ARDS 应慎重考虑。用药前后应监测血小板和凝血功能等。

（3）血管扩张药

如山莨菪碱、东莨菪碱等的应用可改善周围循环，提高氧的输送及弥散，有利于纠正或减轻组织缺氧，疗效较好。

5. 消除肺间质水肿，限制入水量，控制输液量

由于输液不当，液体可继续渗漏入肺间质、肺泡内，易使肺水肿加重，但须维持体液平衡，保证血容量足够，血压基本稳定，在 ARDS 早期补液应以晶体液为主，每日输液量以不超过 1500mL 为宜。利尿剂的应用可提高动脉血氧分压，减轻肺间质水肿。在病情后期，对于伴有低蛋白血症的患者，利尿后血浆容量不足时可酌情输注血浆白蛋白或血浆，以提高血浆渗透压。

6. 控制感染

脓毒血症是 ARDS 的常见病因，且 ARDS 发生后又易并发肺、泌尿系统等部位的感染，故抗菌治疗是必须的，严重感染时应选用广谱抗生素，根据病情选用强效抗生素。

7. 肺泡表面活性物质（PS）

外源性 PS 治疗新生儿呼吸窘迫综合征已取得较好疗效，用于成人 ARDS 疗效不一，有一定不良反应，鉴于 PS 价格昂贵，目前临床广泛应用有一定困难。超氧化物歧化酶（SOD）、前列腺 E2、γ-干扰素等临床应用尚在探索中。

8. 其他

注意患者血浆渗量变化，防治各种并发症及院内感染的发生等。最近开展一氧化氮（NO）、液体通气（liquid ventilation）治疗，已取得较好疗效。对体外膜肺（ECMO）、血管腔内氧合器（IVOX）等方法正在进行探索改进。

第二节　急性肺栓塞与重症哮喘

一、急性肺栓塞

肺栓塞（pulmonary embolism，PE）是以各种栓子堵塞肺动脉系统为其发病原因的一

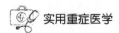

组疾病或临床综合征的总称，包括肺血栓栓塞症、脂肪栓塞综合征、空气栓塞等。而肺血栓栓塞症为肺栓塞的最常见类型，占肺栓塞的绝大多数，本文所称肺栓塞即指肺血栓栓塞症。绝大多数患者存在肺栓塞的易发因素，仅6%找不到诱因。

（一）病因

1. 血栓形成

肺栓塞常常是静脉系统的血栓堵塞肺动脉所引起的疾病，栓子通常来源于深静脉。据统计，有静脉血栓的患者，肺栓塞的发生率为52%~79.4%。在肺栓塞的血栓中，90%来自下腔静脉系统，而来自上腔静脉和右心者仅占10%。静脉血栓的好发部位是静脉瓣和静脉窦，特别是深静脉，如腘静脉、髂静脉、股静脉、盆腔静脉丛等。静脉血栓形成可能与血流淤滞、血液高凝状态和静脉内皮损伤等因素有关。因此，创伤、手术、长期卧床、静脉曲张和静脉炎、肥胖、糖尿病、长期口服避孕药物或其他引起凝血机制亢进的因素，容易诱发静脉血栓的形成。静脉血栓脱落的原因不十分清楚，可能与静脉内压力急剧升高或静脉血流突然增多等有关。血栓性静脉炎在活动期，栓子比较松软，易于脱落。脱落的血栓迅速通过大静脉、右心到达肺动脉，而发生肺栓塞。

2. 心肺疾病

心肺疾病是肺动脉栓塞的主要危险因素。在肺栓塞患者中约有40%合并有心肺疾病，特别是心房纤颤、心力衰竭和亚急性细菌性心内膜炎者发病率较高。风湿性心脏病、动脉硬化性心脏病、肺源性心脏病也容易合并肺栓塞。栓子的来源以右心腔血栓最多见，少数也来源于静脉系统。

3. 肿瘤

恶性肿瘤患者易并发肺栓塞的原因可能与凝血机制异常有关。胰腺、肺、胃肠、泌尿系肿瘤均易合并肺栓塞。肺栓塞有时先于肿瘤的发现，成为肿瘤存在的信号。

4. 妊娠和分娩

孕妇肺栓塞的发生率比同龄未孕妇高7倍，尤以产后和剖宫产术后发生率最高。妊娠时腹腔内压增加和激素松弛，血管平滑肌及盆腔静脉受压可引起静脉血流缓慢，改变血液流变学特性，加重静脉血栓形成。此外，妊娠期凝血因子和血小板增加，血浆素原-血浆素溶解系统活性降低。这些改变对血栓形成起到了促进作用。

5. 其他

大面积烧伤和软组织创伤也可并发肺栓塞，可能因受伤组织释放的某些物质损伤肺血管内皮，引起了多发性肺微血栓形成。没有明显的促发因素时，还应考虑到遗传性抗凝血素减少或纤维蛋白溶酶原激活抑制剂增加等因素。

（二）临床表现及特征

肺栓塞的临床表现多种多样，主要取决于栓子的大小、堵塞的肺段数、发生的速度，及患者基础的心肺功能储备状况。包括以下几种类型：第一，猝死型：在发病后 1h 内死亡，系有大块血栓堵塞肺动脉，出现所谓"断流"征，使血液循环难以维持所致。第二，急性肺心病型：突然发生呼吸困难，有濒死感，低血压、休克、发绀、肢端湿冷、右心衰竭。第三，肺梗死型：突然气短、胸痛、咯血及胸膜摩擦音或胸腔积液。第四，不能解释的呼吸困难：栓塞面积相对较小，死腔增加。第五，慢性栓塞性肺动脉高压：起病缓慢，发现较晚，主要表现为肺动脉高压，右心功能不全，病情呈持续性、进行性。

1. 症状

①呼吸困难：占 80%～90%，为肺栓塞最常见的症状，表现为活动后呼吸困难，在肺栓塞面积较小时，活动后呼吸困难可能是肺栓塞唯一的症状。

②胸痛：占 65%～88%，为胸膜痛或心绞痛的表现。胸膜痛提示可能有肺梗死存在。而当有较大的栓子栓塞时，可出现剧烈的胸骨后疼痛，向肩及胸部放散，酷似心绞痛发作。

③咳嗽：20%～37%的患者出现干咳，或有少量白痰，有时伴有喘息。

④咯血：一般为小量的鲜红色血，数日后可变成暗红色，发生率为 25%～30%。

⑤晕厥：占 13%左右，系由大面积肺栓塞引起的脑供血不足，也可能是慢性栓塞性肺动脉高压的唯一或最早出现的症状，常伴有低血压、右心衰竭和低氧血症。

⑥其他：约有半数患者出现惊恐，发生原因不明，可能与胸痛或低氧血症有关。巨大肺栓塞时可引起休克，常伴有烦躁、恶心、呕吐、出冷汗等。有典型肺梗死的胸膜性疼痛、呼吸困难和咯血三联征者不足 1/3。

2. 体征

没有特异性提示肺栓塞的阳性体征，因而经常将肺栓塞的阳性体征误认为是其他心肺疾病的体征。

①一般体征：约半数患者出现发热，为肺梗死或肺出血、血管炎引起，多为低热，可持续一周左右，如果合并肺部感染时也可以出现高热；70%的患者出现呼吸急促；由于肺内分流可以出现发绀；40%有心动过速；当有大块肺栓塞时可出现低血压。

②呼吸系统：当出现一侧肺叶或全肺栓塞时，可出现气管向患侧移位，叩诊浊音，肺

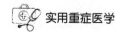

部可听到哮鸣音和干湿啰音及肺血管杂音，发生肺梗死时，部分患者可出现胸膜摩擦音，及胸腔积液的相应体征。

③心脏血管系统：可以出现肺动脉高压及右心功能不全的相应体征，如肺动脉瓣区第2音亢进（$P_2>A_2$）；肺动脉瓣区及三尖瓣区可闻及收缩期反流性杂音，也可听到右心性房性奔马律和室性奔马律。右心衰竭时可出现颈静脉充盈、搏动增强，第2心音变为正常或呈固定性分裂，肝脏增大、肝颈静脉回流征阳性和下肢水肿。

下肢深静脉血栓的检出对肺栓塞有重要的提示作用。双下肢检查常见单侧或双侧肿胀，多不对称，常伴有压痛、浅静脉曲张，病史长者可出现色素沉着。

（三）诊断

肺栓塞的临床误诊、漏诊率相当高，国外尸检发现肺栓塞的漏诊率为67%，国内外医院资料显示院外误诊率为79%。究其原因主要是对肺栓塞的诊断意识不强，认为肺栓塞是少见甚至是罕见病，很少将它作为诊断和鉴别诊断内容。减少误诊、漏诊的首要条件是提高对肺栓塞的认识，当临床发现以下情况时，应高度疑诊肺栓塞，须进一步做相应检查以确诊：劳力性呼吸困难；原有疾病发生突然变化，呼吸困难加重或外伤后呼吸困难、胸痛、咯血；发作性晕厥；不能解释的休克；低热、血沉增快、黄疸、发绀等；X线胸片肺野有圆形或楔形阴影；肺扫描有血流灌注缺损；有发生肺栓塞的基础疾病，如下肢无力、静脉曲张、不对称性下肢浮肿和血栓性静脉炎。

（四）急救处理

治疗措施的选择取决于病情的严重性。包括一般治疗、抗凝、溶栓和外科治疗。

1. 一般治疗

对突然发病者，应予急救处理。

①吸氧，纠正低氧血症。

②剧烈胸痛时，可给麻醉性止痛药哌替啶或吗啡。

③血流动力学不稳定，低血压或休克时，宜监测中心静脉压（CVP），给以输液、多巴胺或间羟胺；纠正右心衰竭；控制心律失常。

④用阿托品或山莨菪碱（654-2）预防和解除肺血管和冠状动脉反射性痉挛。

2. 抗凝治疗

当临床高度疑似或诊断为 PE，无抗凝的绝对禁忌证时，应立即开始抗凝治疗，其可以引发血栓溶解，使肺灌注改善；减少静脉血栓，防止 PE 复发；使栓块快速消散，防止慢性血管闭塞发展，减少或防止肺动脉高压的发生。抗凝方法如下：

①肝素：肝素持续静脉滴注，先给负荷量 100~200U/kg 静注，后连续静滴 1000U/h 左右，使部分凝血活酶时间（APTT）和凝血时间保持在正常对照 1.5~2.5 倍之间。根据监测的凝血指标，随时调整肝素剂量；如应用肝素并发出血时，可暂中断肝素数小时；若出血明显可用等量的鱼精蛋白对抗肝素的作用。待出血停止后再用小剂量肝素治疗，使 APTT 维持在治疗范围的下限。使用肝素也可采取间歇静脉注射或间歇皮下注射给药法。一般使用 5~7d。

②低分子肝素：0.4mL，2 次/天，皮下注射。

③常用口服抗凝剂：a. 新抗凝片，首剂 2~4mg，维持量 1~2mg/d；b. 华法林，首剂 15~20mg，次日 5~10mg，维持量 2.5~5mg/d。由于口服抗凝药需 1~2d 后才发挥抗凝作用，故应与肝素重叠 1~2 天。须监测凝血酶原时间，使其延长到正常对照的 1.5~2.5 倍。

3. 溶栓治疗

溶栓治疗（TT），即使用溶栓制剂溶解静脉血栓和肺栓子，恢复阻塞的血液循环。

（1）适应证

①确诊为急性 PE，经肺通气/灌注扫描显示灌注缺损 3 个肺段以上。

②临床出现呼吸困难、胸痛、晕厥、休克等血流动力学不稳定者。

③年龄一般不超过 70 岁。

④发病后 3 周以内。

⑤近两周内无活动性出血及外伤史，近两个月内无脑中风及颅内手术。

（2）溶栓制剂

目前临床使用的溶栓制剂有以下几种：

①尿激酶（UK）：一般宜先给负荷量 4400U/kg，10min 内静脉输入，维持量为每小时 4400U/kg 静脉滴注，连用 1~2d；或用 UK50 万 U/d，静脉滴注 5~7d。

②链激酶（SK）：负荷量 25 万 U，30min 内静脉输入，后以 10 万 U/h，静脉滴注，连用 1~2d。

③重组组织型纤溶酶原激活剂（rt-PA）：首次量 50mg，多数病例可溶栓成功，少数须再增加剂量。

④新溶栓制剂：有乙酰化纤维蛋白溶酶原-链激酶激活剂复合物（APSAC）、重组链激酶（r-SK）重组葡激酶（r-SAK）等，已在临床应用。

⑤肺动脉内 TT：对濒危状态病例，有条件时可通过 Swan-Ganz 导管，把溶栓药物直接滴入肺动脉，使阻塞的血管通畅。

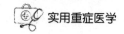

（3）并发症

主要是出血，其发生率为 18% ~ 27%，有创性监测时还要增高。在 TT 前后应监测血小板、凝血酶原时间、部分凝血活酶时间等，警惕出血的发生。

4. 外科治疗

（1）肺栓子切除术

适用于：①血栓在主肺动脉或左右肺动脉处，肺血管堵塞 50% 以上；②抗凝及（或）TT 失败或有禁忌证；③经治疗患者仍有休克、严重低血氧者。使用跨静脉导管或外科行栓子切除术，可明显降低 PE 的病死率。

（2）腔静脉阻断术

用于预防下肢或盆腔静脉的血栓再次脱落进入肺循环。方法有：①下腔静脉伞式过滤器，即从颈内静脉或股静脉插入直至下腔静脉远端，敞开伞式过滤器，使下腔静脉部分阻塞，把 3mm 以上的血栓留滞；②下腔静脉折叠术，采用缝合线间隔缝合或塑料夹使下腔静脉折叠。这两种方法均可能有并发症。

二、重症哮喘

支气管哮喘（简称哮喘）是常见的慢性呼吸道疾病之一，近年来其患病率在全球范围内有逐年增加的趋势，参照全球哮喘防治创议（GINA）和我国 2008 年版支气管哮喘防治指南，将定义重新修订为哮喘是由多种细胞包括气道的炎性细胞和结构细胞（如嗜酸性粒细胞、肥大细胞、T 细胞、中性粒细胞、平滑肌细胞、气道上皮细胞等）和细胞组分参与的气道慢性炎症性疾病。这种慢性炎症导致气道高反应性，通常出现广泛多变的可逆性气流受限，并引起反复发作性的喘息、气急、胸闷或咳嗽等症状，常在夜间和（或）清晨发作、加剧，多数患者可自行缓解或经治疗缓解。如果哮喘急性发作，虽经积极吸入糖皮质激素（<1000mg/d）和应用长效 β_2 受体激动药或茶碱类药物治疗数小时，病情不缓解或继续恶化；或哮喘呈暴发性发作，哮喘发作后短时间内即进入危重状态，则称为重症哮喘。如病情不能得到有效控制，可迅速发展为呼吸衰竭而危及生命，故须住院治疗。

（一）病因

哮喘的病因还不十分清楚，目前认为同时受遗传因素和环境因素的双重影响。

（二）临床表现

1. 症状

重症哮喘患者常出现极度严重的呼气性呼吸困难、被迫采取坐位或端坐呼吸，干咳或咳大量白色泡沫痰，不能讲话、紧张、焦虑、恐惧、大汗淋漓。

2. 体征

患者常出现呼吸浅快，呼吸频率>30 次/分，可有三凹征，呼气期两肺满布哮鸣音，也可哮鸣音不出现，即所谓的"寂静胸"，心率增快（120 次/分），可有血压下降，部分患者出现奇脉、胸腹反常运动、意识障碍，甚至昏迷。

（三）诊断

1. 反复发作喘息、气急、胸闷或咳嗽，多与接触变应原、冷空气、物理、化学性刺激及病毒性上呼吸道感染、运动等有关。

2. 发作时双肺可闻及散在或弥漫性、以呼气相为主的哮鸣音，呼气相延长。

3. 上述症状和体征可经治疗缓解或自行缓解。

4. 除其他疾病所引起的喘息、气急、胸闷和咳嗽外。

5. 临床表现不典型者（如无明显喘息或体征），应至少具备以下 1 项试验阳性：①支气管激发试验或运动激发试验阳性；②支气管舒张试验阳性，第 1 秒用呼气容积增加 212%，且第 1 秒用呼气容积增加绝对值≥200mL；③呼气峰值流速日内（或两周）变异率 220%。

符合 1~4 条或 4~5 条者，可以诊断为哮喘。

（四）急诊处理

哮喘急性发作的治疗取决于发作的严重程度及对治疗的反应。对于具有哮喘相关死亡高危因素的患者，应给予高度重视。高危患者包括：曾经有过气管插管和机械通气的濒于致死性哮喘的病史；在过去 1 年中因为哮喘而住院或看急诊；正在使用或最近刚刚停用口服糖皮质激素；目前未使用吸入糖皮质激素；过分依赖速效 β_2 受体激动药，特别是每月使用沙丁胺醇（或等效药物）超过 1 支的患者；有心理疾病或社会心理问题，包括使用镇静药；有对哮喘治疗不依从的历史。

1. 轻度和部分中度急性发作哮喘患者可在家庭中或社区中治疗

治疗措施主要为重复吸入速效 β_2 受体激动药，在第 1h 每次吸入沙丁胺醇 100~200μg 或特布他林 250~500μg，必要时每 20min 重复 1 次，随后根据治疗反应，轻度调整为 3~4h 再用 2~4μg，中度 1~2h 用 6~10μg。如果对吸入性 β_2 受体激动药反应良好（呼吸困难显著缓解，呼气峰值流速占预计值>80%或个人最佳值，且疗效维持 3~4h），通常不需要使用其他药物。如果治疗反应不完全，尤其是在控制性治疗的基础上发生的急性发作，应

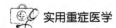

尽早口服糖皮质激素（泼尼松龙 0.5 ~ 1mg/kg 或等效剂量的其他激素），必要时到医院就诊。

2. 部分中度和所有重度急性发作均应到急诊室或医院治疗

（1）联合雾化吸入 β_2 受体激动药和抗胆碱能药物

β_2 受体激动药通过对气道平滑肌和肥大细胞等细胞膜表面的 β_2 受体的作用，舒张气道平滑肌、减少肥大细胞脱颗粒和介质的释放等，缓解哮喘症状。重症哮喘时应重复使用速效 β_2 受体激动药，推荐初始治疗时连续雾化给药，随后根据需要间断给药（6 次/天）。雾化吸入抗胆碱药物，如溴化异丙托品（常用剂量为 50 ~ 125μg，3 ~ 4 次/天）、溴化氧托品等可阻断节后迷走神经传出支，通过降低迷走神经张力而舒张支气管，与 β_2 受体激动药联合使用具有协同、互补作用，能够取得更好的支气管舒张作用。

（2）静脉使用糖皮质激素

糖皮质激素是最有效的控制气道炎症的药物，重度哮喘发作时应尽早静脉使用糖皮质激素，特别是对吸入速效 β_2 受体激动药初始治疗反应不完全或疗效不能维持者。如静脉及时给予琥珀酸氢化可的松（400 ~ 1000mg/d）或甲泼尼龙（80 ~ 160mg/d），分次给药，待病情得到控制和缓解后，改为口服给药（如静脉使用激素 2 ~ 3d，继之以口服激素 3 ~ 5d），静脉给药和口服给药的序贯疗法有可能减少激素用量和不良反应。

（3）静脉使用茶碱类药物

茶碱具有舒张支气管平滑肌作用，并具有强心、利尿、扩张冠状动脉、兴奋呼吸中枢和呼吸肌等作用。临床上在治疗重症哮喘时静脉使用茶碱作为症状缓解药，静脉注射氨茶碱 [首次剂量为 4 ~ 6mg/kg，注射速度不宜超过 0.25mg/（kg·min），静脉滴注维持剂量为 0.6 ~ 0.8mg/（kg·h）]，茶碱可引起心律失常、血压下降、甚至死亡，其有效、安全的血药浓度范围应在 6 ~ 15μg/mL，在有条件的情况下应监测其血药浓度，及时调整浓度和滴速。发热、妊娠，抗结核治疗可以降低茶碱的血药浓度；而肝疾患、充血性心力衰竭及合用西咪替丁（甲氰咪胍）、喹诺酮类、大环内酯类药物等可影响茶碱代谢而使其排泄减慢，增加茶碱的毒性作用，应引起重视，并酌情调整剂量。

（4）静脉使用 β_2 受体激动药

平喘作用较为迅速，但因全身不良反应的发生率较高，国内较少使用。

（5）氧疗

使 $SaO_2 \geq 90\%$，吸氧浓度一般在 30% 左右，必要时增加至 50%，如有严重的呼吸性酸中毒和肺性脑病，吸氧浓度应控制在 30% 以下。

（6）气管插管机械通气

重度和危重哮喘急性发作经过氧疗、全身应用糖皮质激素、β_2 受体激动药等治疗，临床症状和肺功能无改善，甚至继续恶化，应及时给予机械通气治疗，其指征主要包括意识改变、呼吸肌疲劳、$PaCO_2 \geqslant 6.0kPa$（45mmHg）等。可先采用经鼻（面）罩无创机械通气，若无效应及早行气管插管机械通气。哮喘急性发作机械通气需要较高的吸气压，可使用适当水平的呼气末正压治疗。如果需要过高的气道峰压和平台压才能维持正常通气容积，可试用允许性高碳酸血症通气策略以减少呼吸机相关性肺损伤。

第三节　重症肺炎与肺性脑病

一、重症肺炎

肺炎是指终末气道、肺泡和肺间质的炎症，可由病原微生物、理化因素、免疫损伤、过敏及药物所致。细菌性肺炎是最常见的肺炎，也是最常见的感染性疾病之一。

目前肺炎按患病环境分成社区获得性肺炎（community acquired pneumonia，CAP）和医院获得性肺炎（hospital acquired pneumonia，HAP），CAP 是指在医院外罹患的感染性肺实质炎症，包括具有明确潜伏期的病原体感染而在入院后平均潜伏期内发病的肺炎。HAP 亦称医院内肺炎（nosocomial pneumonia，NP），是指患者入院时不存在，也不处于潜伏期，而于入院 48h 后在医院（包括老年护理院、康复院等）内发生的肺炎。HAP 还包括呼吸机相关性肺炎（ventilator associated pneumonia，VAP）和卫生保健相关性肺炎（healthcare associated pneumonia，HCAP）。

重症肺炎至今仍无普遍认同的定义，须入住 ICU 者可认为是重症肺炎。目前一般认为，如果肺炎患者的病情严重到需要通气支持（急性呼吸衰竭、严重气体交换障碍伴高碳酸血症或持续低氧血症）、循环支持（血流动力学障碍、外周低灌注）及加强监护治疗（肺炎引起的脓毒症或基础疾病所致的其他器官功能障碍）时可称为重症肺炎。

（一）病因

正常的呼吸道免疫防御机制（支气管内黏液-纤毛运载系统、肺泡巨噬细胞等细胞防御的完整性等）使气管隆凸以下的呼吸道保持无菌。是否发生肺炎决定于两个因素：病原体和宿主。如果病原体数量多、毒力强和（或）宿主呼吸道局部和全身免疫防御系统损害，即可发生肺炎。病原体可通过下列途径引起社区获得性肺炎：第一，空气吸入；第二，血行播散；第三，邻近感染部位蔓延；第四，上呼吸道定植菌的误吸。医院获得性肺炎还可通过误吸胃肠道的定植菌（胃食管反流）和通过人工气道吸入环境中的致病菌引起。病原体直接抵达下呼吸道后，滋生繁殖，引起肺泡毛细血管充血、水肿，肺泡内纤维

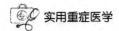

蛋白渗出及细胞浸润。

（二）诊断

1. 临床表现特点

（1）社区获得性肺炎

①新近出现的咳嗽、咳痰或原有呼吸道疾病症状加重，并出现脓性痰，伴或不伴胸痛。

②发热。

③肺实变体征和（或）闻及湿性啰音。

④白细胞计数>10×10⁹/L 或<4×10⁹/L，伴或不伴细胞核左移。

⑤胸部 X 线检查显示片状、斑片状浸润性阴影或间质性改变，伴或不伴胸腔积液。

以上①~④项中任何一项加第⑤项，除外非感染性疾病可做出诊断。CAP 常见病原体为肺炎链球菌、支原体、衣原体、流感嗜血杆菌和呼吸病毒（甲、乙型流感病毒，腺病毒、呼吸合胞病毒和副流感病毒）等。

（2）医院获得性肺炎

住院患者 X 线检查出现新的或进展的肺部浸润影加上下列 3 个临床症候中的两个或以上可以诊断为肺炎。

①发热超过 38℃。

②血白细胞计数增多或减少。

③脓性气道分泌物。

HAP 的临床表现、实验室和影像学检查特异性低，应注意与肺不张、心力衰竭和肺水肿、基础疾病肺侵犯、药物性肺损伤、肺栓塞和急性呼吸窘迫综合征等相鉴别。无感染高危因素患者的常见病原体依次为肺炎链球菌、流感嗜血杆菌、金黄色葡萄球菌、大肠杆菌、肺炎克雷伯杆菌等；有感染高危因素患者为金黄色葡萄球菌、铜绿假单胞菌、肠杆菌属、肺炎克雷伯杆菌等。

2. 重症肺炎的诊断标准

不同国家制定的重症肺炎的诊断标准有所不同，各有优缺点，但一般均注重对客观生命体征、肺部病变范围、器官灌注和氧合状态的评估，临床医生可根据具体情况选用。以下列出目前常用的几项诊断标准：

①意识障碍。

②呼吸频率≥30 次/分。

③PaO_2<8.0kPa（60mmHg）、氧合指数（PaO_2/FiO_2）<39.90kPa（300mmHg），须行机械通气治疗。

④动脉收缩压<12.0kPa（90mmHg）。

⑤并发脓毒性休克。

⑥X线胸片显示双侧或多肺叶受累，或入院48h内病变扩大250%。

⑦少尿：尿量<20mL/h，或<80mL/4h，或急性肾衰竭需要透析治疗。

符合1项或以上者可诊断为重症肺炎。

（三）治疗

1. 临床监测

（1）体征监测

监测重症肺炎的体征是一项简单、易行和有效的方法，患者往往有呼吸频率和心率加快、发绀、肺部病变部位湿啰音等。目前多数指南都把呼吸频率加快（≥30次/分）作为重症肺炎诊断的主要或次要标准。意识状态也是监测的重点，神志模糊、意识不清或昏迷提示重症肺炎可能性。

（2）氧合状态和代谢监测

PaO_2、PaO_2/FiO_2、pH、混合静脉血氧分压（PvO_2），胃张力测定、血乳酸测定等都可对患者的氧合状态进行评估。单次的动脉血气分析一般仅反映患者瞬间的氧合情况；重症患者或有病情明显变化者应进行系列血气分析或持续动脉血气监测。

（3）胸部影像学监测

重症肺炎患者应进行系列X线胸片监测，主要目的是及时了解患者的肺部病变是进展还是好转，是否合并有胸腔积液、气胸，是否发展为肺脓肿、急性呼吸窘迫综合征（acute respiratory distress syndrome，ARDS）等。检查的频度应根据患者的病情而定，如要了解病变短期内是否增大，一般每48h进行一次检查评价；如患者临床情况突然恶化（呼吸窘迫、严重低氧血症等），在不能除外合并气胸或进展至ARDS时，应短期内复查；而当患者病情明显好转及稳定时，一般可10~14d后复查。

（4）血流动力学监测

重症肺炎患者常伴有脓毒症，可引起血流动力学的改变，故应密切监测患者的血压和尿量。这两项指标比较简单、易行，且非常可靠，应作为常规监测的指标。中心静脉压的监测可用于指导临床补液量和补液速度。部分重症肺炎患者可并发中毒性心肌炎或ARDS，如临床上难以区分时应考虑行漂浮导管检查。

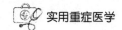

（5）器官功能监测

包括脑功能、心功能、肾功能、胃肠功能、血液系统功能等，进行相应的血液生化和功能检查。一旦发现异常，要积极处理，注意防止多器官功能障碍综合征（multiple organ dysfunction syndrome，MODS）的发生。

（6）血液监测

包括外周血白细胞计数、C-反应蛋白、降钙素原、血培养等。

2. 抗生素治疗

经验性联合应用抗生素治疗重症肺炎的理论依据是联合应用能够覆盖可能的微生物并预防耐药的发生。对于铜绿假单胞菌肺炎，联用 β-内酰胺类和氨基糖苷类具有潜在的协同作用，优于单药治疗；然而氨基糖苷类抗生素的抗菌谱窄、毒性大，特别是对于老年患者，其肾损害的发生率比较高。临床应用氨基糖苷类时要注意其为浓度依赖性抗生素，一般要用足够剂量、提高峰药浓度以提高疗效，同时也应避免与毒性相关的谷浓度的升高。在监测药物的峰浓度时，庆大霉素和妥布霉素大于 7μg/mL，或阿米卡星大于 28μg/mL 的效果较好。氨基糖苷类的另一个不足是对支气管分泌物的渗透性较差，仅能达到血药浓度的 40%。此外，肺炎患者的支气管分泌物 pH 较低，在这种环境下许多抗生素活性都降低。因此，有时联合应用氨基糖苷类抗生素并不能增加疗效，反而增加了肾毒性。

目前对于重症肺炎，抗生素的单药治疗也已得到临床医生的重视。新的头孢菌素、碳青霉烯类、其他 β-内酰胺类和氟喹诺酮类抗生素由于抗菌效力强、广谱，并且耐细菌 β-内酰胺酶，故可用于单药治疗。即使对于重症 HAP，只要不是耐多药的病原体，如铜绿假单胞菌、不动杆菌和耐甲氧西林金黄色葡萄球菌（MRSA）等，仍可考虑抗生素的单药治疗。对重症 VAP 有效的抗生素一般包括亚胺培南、美罗培南、头孢哌酮钠舒巴坦钠和哌拉西林/他唑巴坦。对于重症肺炎患者来说，临床上的初始治疗常联用多种抗生素，在获得细菌培养结果后，如果没有高度耐药的病原体就可以考虑转为针对性的单药治疗。

临床上一般认为不适合单药治疗的情况包括：①可能感染革兰阳性、革兰阴性菌和非典型病原体的重症 CAP；②怀疑铜绿假单胞菌或肺炎克雷伯杆菌的菌血症；③可能是金黄色葡萄球菌和铜绿假单胞菌感染的 HAP。三代头孢菌素不应用于单药治疗，因其在治疗中易诱导肠杆菌属细菌产生 β-内酰胺酶而导致耐药发生。

对于重症 VAP 患者，如果为高度耐药病原体所致的感染则联合治疗是必要的。目前有 3 种联合用药方案：①β-内酰胺类联合氨基糖苷类：在抗铜绿假单胞菌上有协同作用，但也应注意前面提到的氨基糖苷类的毒性作用。②2 个 β-内酰胺类联合使用：因这种用法会诱导出对两种药同时耐药的细菌，故虽然有过成功治疗的报道，仍不推荐使用。③β-内酰胺类联合氟喹诺酮类：虽然没有抗菌协同作用，但也没有潜在的拮抗作用；氟喹诺酮类对呼吸道分泌物穿透性很好，对其疗效有潜在的正面影响。

对于铜绿假单胞菌所致的重症肺炎，联合治疗往往是必要的。抗假单胞菌的β-内酰胺类抗生素包括青霉素类的哌拉西林、阿洛西林、氨苯西林、替卡西林、阿莫西林；第3代头孢菌素类的头孢他啶、头孢哌酮；第四代头孢菌素类的头孢吡肟；碳青霉烯类的亚胺培南、美罗培南；单酰胺类的氨曲南（可用于青霉素类过敏的患者）；β-内酰胺类/β-内酰胺酶抑制剂复合剂的替卡西林/克拉维酸钾、哌拉西林-他唑巴坦。其他的抗假单胞菌抗生素还有氟喹诺酮类和氨基糖苷类。

（1）重症 CAP 的抗生素治疗

重症 CAP 患者的初始治疗应针对肺炎链球菌（包括耐药肺炎链球菌）、流感嗜血杆菌、军团菌和其他非典型病原体，在某些有危险因素的患者还有可能为肠道革兰阴性菌属包括铜绿假单胞菌的感染。无铜绿假单胞菌感染危险因素的 CAP 患者可使用β-内酰胺类联合大环内酯类或氟喹诺酮类（如左氧氟沙星、加替沙星、莫西沙星等）。因到目前为止还没有确立单药治疗重症 CAP 的方法，所以很难确定其安全性、有效性（特别是并发脑膜炎的肺炎）或用药剂量。可用于重症 CAP 并经验性覆盖耐药肺炎链球菌的β-内酰胺类抗生素有头孢曲松、头孢噻肟、亚胺培南、美罗培南、头孢吡肟、氨苄西林/舒巴坦或哌拉西林/他唑巴坦。目前高达 40%的肺炎链球菌对青霉素或其他抗生素耐药，其机制不是β-内酰胺酶介导而是青霉素结合蛋白的改变。虽然不少β-内酰胺类和氟喹诺酮类抗生素对这些病原体有效，但耐药肺炎链球菌肺炎并发脑膜炎的患者应使用万古霉素治疗。如果患者有假单胞菌感染的危险因素（如支气管扩张、长期使用抗生素、长期使用糖皮质激素）应联合使用抗假单胞菌抗生素并应覆盖非典型病原体，如环丙沙星加抗假单胞菌β-内酰胺类，或抗假胞菌β-内酰胺类加氨基糖苷类加大环内酯类或氟喹诺酮类。

临床上选取任何治疗方案都应根据当地抗生素耐药的情况、流行病学和细菌培养及实验室结果进行调整。关于抗生素的治疗疗程目前也很少有资料可供参考，应考虑感染的严重程度，菌血症、多器官功能衰竭、持续性全身炎症反应和损伤等。一般来说，根据疾病的严重程度和宿主免疫抑制的状态，肺炎链球菌肺炎疗程为 7~10d，军团菌肺炎的疗程需要 14~21d。ICU 的大多数治疗都是通过静脉途径的，但近期的研究表明只要病情稳定、没有发热，即使在危重患者，3d 静脉给药后亦可转为口服治疗，即序贯或转换治疗。转换为口服治疗的药物可选择氟喹诺酮类，因其生物利用度高，口服治疗也可达到同静脉给药一样的血药浓度。

由于嗜肺军团菌在重症 CAP 的相对重要性，应特别注意对其的治疗方案。虽然目前有很多体外有抗军团菌活性的药物，但在治疗效果上仍缺少前瞻性、随机对照研究的资料。回顾性的资料和长期临床经验支持使用红霉素 4g/d 治疗住院的军团菌肺炎患者。在

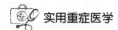

多肺叶病变、器官功能衰竭或严重免疫抑制的患者，在治疗的前 3~5d 应加用利福平。其他大环内酯类（克拉霉素和阿齐霉素）也有效。除上述之外可供选择的药物有氟喹诺酮类（环丙沙星、左氧氟沙星、加替沙星、莫西沙星）或多西环素。氟喹诺酮类在治疗军团菌肺炎的动物模型中特别有效。

（2）重症 HAP 的抗生素治疗

HAP 应根据患者的情况和最可能的病原体而采取个体化治疗。对于早发的（住院 4d 内起病者）重症肺炎患者而没有特殊病原体感染危险因素者，应针对"常见病原体"治疗。这些病原体包括肺炎链球菌、流感嗜血杆菌、甲氧西林敏感的金黄色葡萄球菌和非耐药的革兰阴性细菌。抗生素可选择第 2 代、第 3 代、第 4 代头孢菌素、β-内酰胺类/β-内酰胺酶抑制剂复合剂、氟喹诺酮类或联用克林霉素和氨曲南。

对于任何时间起病、有特殊病原体感染危险因素的轻中症肺炎患者，有感染"常见病原体"和其他病原体危险者，应评估危险因素来指导治疗：如果有近期腹部手术或明确的误吸史，应注意厌氧菌，可在主要抗生素基础上加用克林霉素或单用 β-内酰胺类 β-内酰胺酶抑制剂复合剂；如果患者有昏迷或有头部创伤、肾衰竭或糖尿病史，应注意金黄色葡萄球菌感染，须针对性选择有效的抗生素；如果患者起病前使用过大剂量的糖皮质激素、或近期有抗生素使用史或长期 ICU 住院史，即使患者的 HAP 并不严重，也应经验性治疗耐药病原体。治疗方法是联用两种抗假单胞菌抗生素，如果气管抽吸物革兰染色见阳性球菌还须加用万古霉素（或可使用利奈唑胺或奎奴普丁/达福普汀）。所有的患者，特别是气管插管的 ICU 患者，经验性用药必须持续到痰培养结果出来之后。如果无铜绿假单胞菌或其他耐药革兰阴性细菌感染，则可根据药敏情况使用单一药物治疗。非耐药病原体的重症 HAP 患者可用任何以下单一药物治疗：亚胺培南、美罗培南、哌拉西林-他唑巴坦或头孢吡肟。

3. 支持治疗

支持治疗主要包括液体补充、血流动力学、通气和营养支持，起到稳定患者状态的作用，而更直接的治疗仍需要针对患者的基础病因。流行病学证据显示营养不良影响肺炎的发病和危重患者的预后。同样，临床资料也支持肠内营养可以预防肺炎的发生，特别是对于创伤的患者。对于严重脓毒症和多器官功能衰竭的分解代谢旺盛的重症肺炎患者，在起病 48h 后应开始经肠内途径进行营养支持，一般把导管插入空肠进行喂养以避免误吸；如果使用胃内喂养，最好是维持患者半卧体位以减少误吸的风险。

4. 胸部理疗

拍背、体位引流和振动可以促进黏痰排出的效果尚未被证实。胸部理疗广泛应用的局限在于：①其有效性未被证实，特别是不能减少患者的住院时间；②费用高，需要专人使用；③有时引起 PaO_2 的下降。目前的经验是胸部理疗对于脓痰过多（>30mL/d）或严重呼吸肌疲劳不能有效咳嗽的患者是最为有用的，例如对囊性纤维化、COPD 和支气管扩张的患者。

使用自动化病床的侧翻疗法，有时加以振动叩击，是一种有效预防外科创伤及内科患者肺炎的方法，但其地位仍不确切。

5. 促进痰液排出

雾化和湿化可降低痰的黏度，因而可改善不能有效咳嗽患者的排痰，然而雾化产生的大多水蒸气都沉积在上呼吸道并引起咳嗽，一般并不影响痰的流体特性。目前很少有数据支持湿化能特异性地促进细菌清除或肺炎吸收的观点。乙酰半胱氨酸能破坏痰液的二硫键，有时也用于肺炎患者的治疗，但由于其刺激性因而在临床应用上受到一定限制。痰中的 DNA 增加了痰液黏度，重组的 DNA 酶能裂解 DNA，已证实在囊性纤维化患者中有助于改善症状和肺功能，但对肺炎患者其价值尚未被证实。支气管舒张药也能促进黏液排出和纤毛运动频率，对 COPD 合并肺炎的患者有效。

二、肺性脑病

肺性脑病（pulmonary encephalopathy，PE，下称肺脑）是以中枢神经系统障碍为主要表现的一种临床综合征，由呼吸衰竭发展到机体严重二氧化碳潴留和缺氧所引起。

（一）病因

肺性脑病通常由下述因素诱发：①急性呼吸道感染、严重支气管痉挛、呼吸道痰液阻塞等使肺通气、换气功能进一步减低；②治疗不当，首先是镇静剂使用不当，如应用吗啡、苯巴比妥钠、氯丙嗪、异丙嗪、安定等引起呼吸中枢抑制，其次是供 O_2 不当，如吸入高浓度 O_2，降低了颈动脉体对缺 O_2 的敏感性，导致呼吸中枢抑制；③右心衰竭使脑血流减少和郁积，加重脑的 CO_2 潴留和缺 O_2；④其他因素如利尿后、上消化道出血、休克等。

（二）临床表现及特征

1. 临床表现

除呼吸衰竭症状外，并有精神症状、体征，如神志恍惚、嗜睡、多言、谵妄、烦躁，四肢搐搦、癫痫样发作、扑翼样震颤、昏迷等；皮肤表现血管扩张，多汗；眼部表现眼球

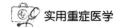

微凸、球结膜充血、水肿，眼底静脉迂曲、扩张，视乳头水肿；脑膜刺激征，颅内高压和脑疝表现。

2. 血气及电解质改变

pH<7.35，$PaCO_2$升高大于8.6kPa（65mmHg），HCO_3^-增高，血 K^+ 增高，血 Cl^- 下降。通常当 $PaCO_2$>8.6kPa（65mmHg）表现嗜睡，大于9.97kPa（75mmHg）表现恍惚，大于12.6kPa（95mmHg）表现昏迷，但可因个体反应不同表现有异，有的患者 $PaCO_2$>13.3kPa（100mmHg）而神志清醒，但也有的大于9.31kPa（70mmHg）而出现肺性脑病征象，急性 CO_2 潴留，则症状明显。

（三）诊断

根据存在有肺性脑病的诱发因素，再结合临床表现、血气及电解质改变，基层单位可依据 CO_2CP 增高，血 K^+ 增高，血 Cl^- 下降和结合临床表现做出诊断。

肺源性心脏病（下称肺心病）表现神经、精神症状，除肺脑外，尚有10%~37%的病例可因其他原因引起，如脑血管意外，糖尿病酮症酸中毒，低血糖昏迷，严重电解质紊乱（低 Cl^-、低 Na^+、低 K^+、低 Mg^{2+}）、碱中毒、尿毒症、肝性脑病、感染中毒性脑病、DIC、药物等，临床上须注意鉴别。

（四）急救处理

强调早期预防、早期诊断、早期治疗。一旦发现肺心病者有意识障碍的初兆，应立即采取措施，可使肺脑的发生率下降。强调综合性治疗，首要保证有充分通气量，包括有效控制呼吸道感染，防止痰液阻塞气道，应用支气管扩张剂、机械通气。适当吸氧使用利尿剂、脱水剂、呼吸兴奋剂、慎用镇静剂，及时治疗并发症、建立肺心病监护室，由专人负责观察、护理，可使肺性脑病的死亡下降。

1. 吸氧

吸氧应持续性和低浓度。（25~30%）吸氧，流量1~2L/min，疗效期望达到 PaO_2>7.315~7.99kPa（55~60mmHg），SaO_2>85%~90%的安全水平。在供氧同时，积极控制感染，排痰，并使用气管扩张剂和呼吸兴奋剂，效果较好。吸氧方法，可用鼻导管、鼻塞，其效果大致相同，用 Ventimask 通气面罩，其优点是供氧浓度稳定，可按供氧流速2L/min、4L/min、8L/min，分别达到氧浓度24%、28%和34%。如经上述积极治疗，患者仍处于明显缺氧状态，究其原因，主要是通气道阻塞和肺泡弥散功能障碍，应考虑面罩、气管插管或气管切开和机械呼吸加压供氧。

2. 气管插管和气管切开

对嗜睡、昏迷、痰多而无力咳嗽，或有肺部感染而无力咳嗽患者，在经上述各项积极治疗 1~6d，血 pH<7.30，$PaCO_2$>9.31kPa（70mmHg），PaO_2<6.65kPa（50mmHg）者，应考虑气管插管或切开。昏迷患者宜争取在 1~3h 内执行。气管插管，操作简单方便，但只能停留 2~3d，如改用低压气囊插管，则可放置较久，且清醒患者亦易耐受。气管切开，可减少解剖死腔 100mL，并有利于气管内滴药、吸痰和连接机械呼吸器，并可长期停留套管，但也带来术后护理和不能多次重复切开等问题。对肺功能严重受损，反复感染、反复发生肺脑者，宜长期保留气道内套管，可避免反复插管和切开。对气管插管或切开，吸痰、滴药等应注意无菌操作，每日淌入气管内水分约 150~250mL（每半小时约 4.5mL），吸痰的口腔用管和气管内用管要分开，应多次更换消毒吸管，每次吸痰时不超过 15s。

3. 机械通气

使用机械通气，对肺性脑患者改善通气有十分重要的作用。对重症肺心患者，$PaCO_2$>9.31kPa（70mmHg），经一般治疗无效而神志清醒者，应及早用密封面罩连接呼吸器，加压同步通气，时间每日数次，每次 1~2h 左右，可以预防肺性脑病的发生；对咳嗽、咳痰功能尚可，有自主呼吸的肺脑早期患者，亦可用上述方法进行机械通气，时间可按病情而定，此可使 PaO_2 增加，$PaCO_2$ 下降而可避免气管插管或切开。危重肺脑患者、痰阻气道和无效咳嗽者，宜做气管插管或切开，进行机械通气。国内多选用定容型呼吸器，此型能保证有效通气量；定时型和定压型则具有同步性能和雾化效果好的优点。肺心患者通常有肺部感染和支气管痉挛，为保证有恒定的通气量，如选用定压型呼吸器，则宜将吸气相压力调高达 2.94~3.94kPa（30~40cmH_2O）。呼吸频率宜慢，以 14~16 次/分为宜，潮气量 10~12mL/kg，吸呼比为 1:2~1:3，供氧浓度 25%~40%。一般选用间歇正压呼吸（IP-PV），可满足临床需要，对肺顺应性减低，肺泡萎陷患者，宜选用呼气终末正压呼吸（PEEP），此可改善血流比例，减少肺内分流，提高 PaO_2，但可使气道内压上升，易致气胸和血压下降。

4. 呼吸兴奋剂

应用呼吸兴奋剂要达到较好的效果，则需要呼吸道保持通畅；反之，只兴奋呼吸肌，徒耗氧量。因此，必须配合吸氧、应用抗生素、支气管扩张剂和积极排痰等措施。

①尼可刹米：为呼吸中枢兴奋剂，每 2~4h，静脉注射 0.25~0.375g；重症患者用 5~10 支（每支 0.25~0.375g）溶于 10% 葡萄糖液 500mL 中静脉滴注。

②山莨菪碱：兴奋剂化学感受器，反射性兴奋呼吸中枢，每支 3mg，皮下或静脉注射，每 2~4h 一次，可与尼可刹米交替应用。

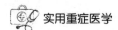

③二甲弗林（回苏灵）：为强大呼吸中枢兴奋剂，8~16mg，肌内注射或静脉注射，可隔半小时再注射。

④呱醋甲酯（利他林）：作用缓和，每次 20~40mg，肌内注射或静脉注射。应用醒脑合剂治疗肺脑病者，有一定疗效。其成分为 10%葡萄糖 250~500mL，加尼可刹米 3~5 支、氨茶碱 0.25~0.5mg、地塞米松 5~10mg，静脉滴注，每日 1~2 次，病情严重者，夜间加用 1 次，同时加大供氧量 2L/min 以上。

5. 支气管解痉剂

使用最广泛的为交感胺类和茶碱类。β_2受体兴奋剂有叔丁喘宁（间羟舒喘灵），每日 3 次，每次 2.5mg，口服；0.25mg，皮下注射；0.5mg，雾化吸入。沙丁胺醇（舒喘灵）2mg，每日 3 次、口服；雾化吸入，每回喷射吸入 1~2 次，每次含药 0.1mg。上述药物对支气管平滑肌松弛作用强，对心血管作用弱，但长期反复应用，可使受体处于兴奋状态，对外来或内生的肾上腺素能神经介质形成交叉抗药性而增加病死率，故用药次数及剂量宜偏少。

茶碱类：氨茶碱 0.25g，静脉缓注 15min，或 0.5g 加入 500mL，静脉滴注，因茶碱的临床有效量和血中中毒浓度接近，有引起惊厥而死亡的报告，近来国外已采用监测茶碱血浓度法，保证安全使用。此外解痉药可选用地塞米松、氢化可的松等。

6. 抗生素

呼吸道感染是肺性脑病的主要诱因。感染的临床表现可为咳嗽、气喘、发绀加重，脓痰增多、肺部啰音出现或范围增多，周围血白细胞数增多或正常，核左移，发热或无热。致病菌多为肺炎球菌、流感杆菌、甲型链球菌、金黄色葡萄球菌、绿脓杆菌、奈瑟菌、真菌。近年革兰阴性杆菌有增多趋势，特别是大肠杆菌和绿脓杆菌。用药前宜常规做痰培养及药敏试验，做以后选用药物之依据。

7. 纠正酸碱、电解质紊乱

①呼吸性酸中毒失代偿期：血 pH 每下降 0.1，血 K^+ 增加 0.6mmol/L（mEq/L）（0.4~1.2mmol/L），此时宜重点治疗酸中毒，如 pH 恢复正常，血 K^+ 亦随之正常，一般不需要补碱，（除非 pH<7.20）。

②慢性呼吸性酸中毒代偿期：血 HCO_3^- 呈代偿性增加，致血 Cl^- 下降，血浆 Cl^- 进入细胞内和从尿中排出，血 Cl^- 减少，此时血 K^+ 虽在正常值内，亦宜口服氯化钾，预防低 K^+、低 Cl^- 血症。

③呼吸性酸中毒合并代谢性碱中毒：其诱因多为长期应用排 K^+、排 Cl^- 利尿剂或糖皮质激素，尿排 K^+ 增多，血 K^+ 下降，尿排 H^+ 增多，HCO_3^- 回收增多，致 pH 增高；或应用机

械通气，$PaCO_2$过快而迅速下降，致使血HCCV仍处于高水平值内。血气，电解质改变：PH>7.40，$PaCO_2$增高，血K^+、血Cl^-下降，血HCO_3^-明显增高，血Ca^{2+}下降。呼吸性酸中毒合并代谢性碱中毒的神态改变以兴奋型多见，当呼吸性酸中毒患者在治疗过程中，好转后又出现兴奋、手足搐搦，血K^+、血Cl^-下降、血HCO_3^-显著增高（>45mmol/L或高于代偿预计值）符合呼吸性酸中毒合并代谢性碱中毒诊断，此时应补充K^+、Cl^-或（及）Ca^{2+}，同时做诱因的处理。

④慢性呼吸性酸中毒合并代谢性酸中毒：通常呼吸性酸中毒时，血HCO_3^-是呈代偿性增加，反之，如发现HCO_3^-下降，血K^+增高，pH明显下降，则符合慢性呼吸性酸中毒合并代谢性酸中毒诊断，应做代谢性酸中毒相应检查；如pH<7.2，应补碱。

第三章　循环系统重症

第一节　急性心肌梗死与重症心律失常

一、急性心肌梗死

急性心肌梗死是在冠状动脉病变的基础上，冠状动脉血供急剧减少或中断，使相应的心肌发生严重而持久的急性缺血，导致的心肌细胞坏死。临床表现为持久的胸骨后剧烈疼痛、发热、白细胞计数和血清心肌坏死标记物增高及心电图进行性改变，可发生心律失常、休克、心力衰竭和猝死，属急性冠状动脉综合征的严重类型。

（一）病因和发病机制

基本病因是冠状动脉粥样硬化，导致一支或多支冠状动脉管腔狭窄和心肌供血不足，而侧支循环尚未充分建立。在此基础上，在各种生理和病理因素的促发下，不稳定的粥样斑块破裂、出血，激活血小板和凝血系统，形成富含血小板的血栓或形成以纤维蛋白和红细胞为主的闭塞性血栓（红色血栓），从而造成冠状动脉血流明显减少或中断，使心肌发生严重而持久性的急性缺血达 30min 以上，即可发生心肌梗死。

促使粥样斑块破裂出血及血栓形成的诱因如下：

1. 晨起 6~12 时交感神经活动增加，机体应激反应增强，心肌收缩力、心率、血压增高，冠状动脉张力增高。

2. 在饱餐特别是进食多量脂肪后，血脂增高、血黏度增高。

3. 重体力活动、情绪激动、血压剧增或用力大便时，使左心室负荷明显加重。

4. 休克、脱水、出血、严重心律失常或外科手术，致心输出量骤降，冠状动脉灌注锐减。

急性心肌梗死可发生在频发心绞痛的患者，也可发生在从无症状者。急性心肌梗死后发生的严重心律失常、休克或心力衰竭，均可使冠状动脉灌流量进一步减少，心肌坏死范围扩大。

（二）临床表现

与心肌梗死面积的大小、部位、侧支循环情况有关。

1. 前驱症状

50%～81.2%患者在发病前数日有乏力、胸部不适、心悸、烦躁、心绞痛等前驱症状，其中以不稳定型心绞痛为主。心绞痛发作较以往频繁、性质加剧、持续时间长、硝酸甘油疗效差。疼痛时伴有恶心、呕吐、大汗和心动过缓，或伴有心功能不全、严重心律失常、血压大幅度波动等，同时心电图有 ST 段明显抬高或减低、T 波倒置或增高等。

2. 症状

（1）疼痛

疼痛是最早出现的症状，多发生于清晨，疼痛部位和性质与心绞痛相同，但多无明显诱因，且常发生于安静时，程度较重，持续时间较长，可达数小时或数天，休息和含用硝酸甘油均不能缓解。患者常烦躁不安、出汗、恐惧或有濒死感。少数患者无疼痛，尤其老年人、糖尿病患者，一开始即表现为休克或急性心力衰竭。部分患者疼痛不典型，表现为上腹痛、颈部痛、背部上方痛、肢体痛等。

（2）全身症状

全身症状有发热、心动过速、白细胞计数增高和红细胞沉降率增快等，由坏死物质吸收引起。一般在发病后 24～48h 出现，程度与梗死范围成正相关，体温一般在 38℃左右，持续约 1 周。

（3）胃肠道症状

胃肠道症状多见于下壁心肌梗死，尤其是在发病早期及疼痛剧烈时，表现为频繁恶心、呕吐和上腹部胀痛，与迷走神经张力增高或组织灌注不足有关。

（4）心律失常

见于 75%～90%的患者，多发生在起病 1～2d，而以 24h 内最多见。各种心律失常中以室性心律失常最多，尤其是室性期前收缩，它可以频发（每分钟 5 次以上）、成对出现或呈短阵、多源性室性心动过速或 R-on-T 型，常为心室颤动先兆。心室颤动是急性心肌梗死早期，特别是入院前主要的死因。下壁梗死多见房室传导阻滞，前壁梗死常易发生室性心律失常及室内束支传导阻滞。如发生房室传导阻滞，则表示病变范围广泛，病情严重。

（5）低血压和休克

疼痛剧烈时血压下降和血容量不足时血压降低均未必是休克，纠正以上情况后收缩压仍然低于 10.7kPa（80mmHg），有烦躁不安、面色苍白、皮肤湿冷、脉搏细速、大汗淋

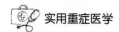

漓、尿量减少（<20mL/h）、神志反应迟钝甚至晕厥者，则为休克表现。休克多在病后数小时至1周内发生，主要为心源性（心肌梗死面积大于40%以上），其次有血容量不足或神经反射引起的周围血管扩张等因素参与。

（6）心力衰竭

主要是急性左侧心力衰竭，可在起病最初几天内发生，或在疼痛、休克好转阶段出现，为梗死后心脏收缩力显著减弱或不协调所致，发生率为32%～48%。出现呼吸困难、咳嗽、发绀、烦躁等症状，严重者可发生肺水肿，后期也可出现右侧心力衰竭。右心室梗死可在病初即出现右侧心力衰竭表现，并伴有血压下降。

急性心肌梗死引起的心力衰竭称为泵衰竭，按 Killip 分级法分为：Ⅰ级，尚无明显心力衰竭；Ⅱ级，有左侧心力衰竭，肺部啰音<50%肺野；Ⅲ级，有急性肺水肿，全肺大、小、干、湿啰音；Ⅳ级，有心源性休克，伴有或不伴有急性肺水肿。

3. 体征

（1）心脏体征

心脏浊音界可正常也可轻度至中度增大；心率多增快，少数也可减慢；心尖区第一心音减弱；可出现第四心音（心房性）奔马律，心功能不全时常出现第三心音（心室性）奔马律；10%～20%的患者在病后第2～3天出现心包摩擦音，为纤维素性心包炎所致；心尖部可出现粗糙的收缩期杂音或伴有收缩中晚期喀喇音，为二尖瓣乳头肌功能失调或断裂所致。可有各种心律失常。

（2）血压

除极早期有血压增高外，几乎所有患者血压均有所降低。

（3）其他

可有与心律失常、心力衰竭及休克相应的体征。

（三）诊断与鉴别诊断

根据典型的临床表现、心电图特征性的改变和动态演变及血清心肌坏死标记物测定，诊断本病并不困难。老年患者突然发生严重心律失常、休克、心力衰竭而原因未明，或突然发生较重而持久的胸闷或胸痛者，都应考虑本病可能。宜先按急性心肌梗死来处理，短期内进行心电图、血心肌坏死标记物测定等动态观察以确定诊断。对非 ST 段抬高心肌梗死，血肌钙蛋白测定的诊断价值更大。鉴别诊断要考虑以下一些疾病：

1. 心绞痛

胸痛性质及部位与心肌梗死相似，但程度较轻，持续时间较短，休息或含化硝酸甘油可迅速缓解，发作常有明显诱因，无发热、呼吸困难、休克、心力衰竭等表现，心电图改变为一过性，无 ST-T 演变，也无血清心肌坏死标记物变化。

2. 主动脉夹层动脉瘤

以剧烈的胸痛起病，类似急性心肌梗死。但疼痛一开始即达高峰，常放射至背、肋、腹、腰和下肢，两上肢血压、脉搏可有明显差别，少数有主动脉瓣关闭不全，可有下肢暂时性瘫痪或偏瘫，但无血清心肌坏死标记物升高。X 线检查示主动脉影明显增宽，CT 或磁共振主动脉断层显像及超声心动图探测到主动脉夹层内的血液，可确立诊断。

3. 急性心包炎

尤其是急性非特异性心包炎可有较剧烈而持久的心前区疼痛。但心包炎的疼痛与发热同时出现，呼吸与咳嗽时加剧，早期即有心包摩擦音，疼痛和心包摩擦音在心包腔内出现渗液时均消失；全身症状一般不如心肌梗死严重；心电图除 aVR 导联外，其余导联均有 ST 段呈弓背向下的抬高，伴 T 波低平或倒置、QRS 波群低电压，但无异常 Q 波。

4. 急性肺动脉栓塞

可发生胸痛，常伴有咯血、呼吸困难和休克，并伴有右心室负荷急剧加重的表现，如肺动脉第二音亢进、颈静脉充盈、肝大及特异性心电图改变等可资鉴别。

5. 急腹症

急性胰腺炎、消化性溃疡穿孔、急性胆囊炎、胆石症等，均有上腹部疼痛。仔细询问病史和进行体格检查，行血清心肌坏死标记物测定及心电图检查可协助鉴别。

（四）急诊处理

治疗原则：改善心肌供血，挽救濒死心肌，防止心肌梗死面积扩大，缩小心肌缺血范围，维护心脏功能，及时处理严重心律失常、泵衰竭和各种并发症，防止猝死。

1. 院前急救

流行病学调查发现，约 50% 的患者发病后 1h 内在院外猝死，死因主要是可救治的心律失常。因此，院前急救的基本任务是将急性心肌梗死患者安全、迅速地转送到医院，以便尽早开始再灌注治疗。重点是缩短患者就诊延误的时间和院前检查、处理、转运所用时间。

（1）诊断评估

①测量生命体征。

②通过对疼痛部位、性质、持续时间、缓解方式、伴随症状的询问确定缺血性胸痛，

查明心、肺、腹、血管等有无异常体征。

③描记 18 导联心电图。

④根据缺血性胸痛病史和心电图特点迅速进行简明的鉴别诊断，做出初步诊断。一旦确诊或可疑急性心肌梗死时应及时转送并给予紧急处理。

（2）紧急处理及转运

①吸氧，嘱患者停止任何主动性活动和运动。

②迅速建立至少两条静脉通路。静脉点滴硝酸甘油或立即含服硝酸甘油 1 片，每 5min 可重复使用。

③镇静止痛：吗啡 5~10mg 皮下注射或哌替 50~100mg 肌内注射。

④口服水溶性阿司匹林或嚼服肠溶阿司匹林 300mg。

⑤持续监测心电、血压和血氧饱和度。除颤仪应随时处于备用状态。

⑥有频发、多源室性期前收缩或室性心动过速者，静脉注射利多卡因 50-100mg，5~10min 后可重复 1 次，必要时 10min 后可再重复 1 次，然后按 1~3mg/min 静脉滴注。有心动过缓者，如心率<50 次/分，可静脉注射阿托品 1mg，必要时每 3~5min 可重复使用，总量应<2.5mg。

⑦对心搏骤停者，立即就地心肺复苏，待心律、血压、呼吸稳定后再转送入院。

⑧对有低血压、心动过速、休克或肺水肿体征者，可直接送至有条件进行冠状动脉血管重建术的医院。

⑨有条件可在救护车内进行静脉溶栓治疗。

⑩对于转诊途中可能发生的意外情况应向家属交代，并签署转诊同意书。

2. ST 段抬高或伴左束支传导阻滞的急性心肌梗死院内急诊处理

急诊医师应力争在 10min 内完成病史采集、临床检查、18 导联心电图描记，尽快明确诊断，对病情做出基本评价并确定即刻处理方案；送检血常规、血型、凝血系列、血清心肌坏死标记物、血糖、电解质等；建立静脉通路，保持给药途径畅通。对有适应证的患者在就诊后 90min 内进行急诊经皮冠状动脉介入治疗（PCI）或 30min 内在急诊科或 CCU 开始静脉溶栓治疗。

（1）监护和一般治疗

急性心肌梗死患者来院后应立即开始一般治疗，并与诊断同时进行，重点是监测和防治急性心肌梗死的不良事件或并发症。

①监测：持续心电、血压和血氧饱和度监测，及时发现和处理心律失常、血流动力学异常和低氧血症。必要时还可监测肺毛细血管楔压和静脉压。

②卧床休息：可降低心肌耗氧量，减少心肌损害。对血流动力学稳定且无并发症的患

者一般卧床休息 1~3d，对病情不稳定及高危患者卧床时间应适当延长。

③镇痛：剧烈胸痛使患者交感神经过度兴奋，产生心动过速、血压升高和心肌收缩功能增强，从而增加心肌耗氧量，并易诱发快速室性心律失常，应迅速给予有效镇痛。可给吗啡 5~10mg 皮下注射或哌替啶 50~100mg 肌内注射，必要时 1~2h 后再注射 1 次，以后每 4~6h 可重复。不良反应有恶心、呕吐、低血压和呼吸抑制。一旦出现呼吸抑制，可每隔 3min 静脉注射纳洛酮 0.4mg（最多 3 次）以拮抗之。

④吸氧：持续鼻导管或面罩吸氧，有严重左侧心力衰竭、肺水肿和有机械并发症的患者，应加压给氧或气管插管行机械通气。

⑤硝酸甘油：以 10μg/min 开始静脉滴注，每 5~10min 增加 5~10μg，直至症状缓解，血压正常者动脉收缩压降低 1.3kPa（10mmHg）或高血压患者动脉收缩压降低 4.0kPa（30mmHg）为有效剂量，最高剂量以不超过 100mg/min 为宜。在静脉滴注过程中如心率明显加快或收缩压小于 12.0kPa（90mmHg），应减慢滴速或暂停使用。该药的禁忌证为急性心肌梗死合并低血压 [收缩压小于等于 12.0kPa（90mmHg）] 或心动过速（心率大于 100 次/分），下壁梗死伴右心室梗死时即使无低血压也应慎用。急性心肌梗死早期通常给予硝酸甘油静脉滴注 24~48h，也可静脉滴注二硝基异山梨酯。静脉用药后可使用二硝基异山梨酯或 5-单硝山梨醇酯口服。

⑥抗血小板治疗：a. 阿司匹林，所有急性心肌梗死患者只要无禁忌证均应口服水溶性阿司匹林或嚼服肠溶阿司匹林 300mg，1 次/天，3d 后改为 75~150mg，1 次/天，长期服用；b. 二磷酸腺苷受体（ADP）拮抗药：常用的有氯吡格雷和噻氯匹定，由于噻氯匹定导致粒细胞减少症和血小板减少症的发生率高于氯吡格雷，在患者不能应用氯吡格雷时再选用噻氯匹定替代。对于阿司匹林过敏或不能耐受的患者，可使用氯吡格雷替代，或与阿司匹林联合用于置入支架的冠心病患者。初始剂量 300mg 口服，维持量每日 75mg。循证医学显示对 ST 段抬高的急性心肌梗死患者，阿司匹林与氯吡格雷联用的效果优于单用阿司匹林。

（2）再灌注治疗

再灌注治疗可使闭塞的冠状动脉再通，心肌得到再灌注，挽救濒死的心肌，缩小梗死范围，改善心功能，降低病死率，是一种积极的治疗措施。

①经皮冠状动脉介入（PCI）治疗：经皮冠状动脉介入治疗与溶栓治疗相比，梗死相关血管再通率高，再闭塞率低，缺血复发少，且出血（尤其脑出血）的危险性低，目前已被公认为首选的安全有效的恢复心肌再灌注的治疗手段。包括直接 PCI、转运 PCI 和补救性 PCI。

a. 直接 PCI：是指对所有发病 12h 以内的 ST 段抬高急性心肌梗死患者采用介入手段

直接开通梗死相关动脉的方法。对于 ST 段抬高的急性心肌梗死患者直接 PCI 是最有效降低病死率的治疗。

b. 转运 PCI：转运 PCI 是直接 PCI 的一种，主要适用于患者所处医院无行直接 PCI 的条件，而患者有溶栓治疗的禁忌证，或虽无溶栓治疗的禁忌证但发病已大于 3h，小于 12h，尤其为较大范围心肌梗死和（或）血流动力学不稳定的患者。

c. 补救性 PCI：是指溶栓失败后梗死相关动脉仍处于闭塞状态，而针对梗死相关动脉所行的 PCI。溶栓剂输入后 45~60min 的患者，胸痛无缓解和心电图 ST 段无回落临床提示溶栓失败。

d. 溶栓治疗再通者的 PCL 溶栓治疗成功的患者，如无缺血复发表现，可在 7~10d 后行冠状动脉造影，如残留的狭窄病变适宜 PCI 可行 PCI 治疗。

②溶栓治疗

a. 适应证：两个或两个以上相邻导联 ST 段抬高，在肢体导联大于 0.1mV、胸导大于等于 0.2mV，或新出现的或可能新出现的左束支传导阻滞，发病时间小于 12h，年龄小于 75 岁；ST 段显著抬高的心肌梗死患者，年龄大于 75 岁，经慎重权衡利弊仍可考虑溶栓治疗；ST 段抬高，发病时间 12~24h，有进行性胸痛和 ST 段广泛抬高患者，仍可考虑溶栓治疗；高危心肌梗死，就诊时收缩压大于等于 24.0kPa（180mmHg）和（或）舒张压大于等于 14.7kPa（U0mmHg），经认真权衡溶栓治疗的益处与出血性卒中的危险性后，应首先镇痛、降低血压（如应用硝酸甘油静脉滴注、β 受体阻断药等），将血压降至小于 20.0/12.0kPa（150/90mmHg）时再考虑溶栓治疗（若有条件应考虑直接 PCI）。

b. 禁忌证：有出血性脑卒中或 1 年内有缺血性脑卒中（包括 TIA）；颅内肿瘤；近期（2~4 周）内有活动性出血（消化性溃疡、咯血、痔、月经来潮、出血倾向）；严重高血压，血压大于 24.0/14.7kPa（180/110mmHg），或不能除外主动脉夹层动脉瘤；目前正在使用治疗剂量的抗凝药；近期（小于 2 周）曾穿刺过不易压迫止血的深部动脉；近期（2~4 周）创伤史，包括头部外伤、创伤性心肺复苏或较长时间（大于 10min）的心肺复苏；近期（V3 周）外科大手术。

c. 溶栓药物的应用：以纤溶酶原激活药激活纤溶酶原，使转变为纤溶酶而溶解冠状动脉内的血栓。

d. 溶栓药物主要有：尿激酶，150 万 U（约 2.2 万 U/kg）溶于 100mL0.9%氯化钠液中，30min 内静脉滴入。溶栓结束 12h 皮下注射肝素 7500U 或低分子肝素，2 次/天，共 3~5d；链激酶或重组链激酶，150 万 U 溶于 100mL0.9%氯化钠液中，60min 内静脉滴入。溶栓结束 12h 皮下注射肝素 7500U 或低分子肝素，2 次/天，共 3~5d；阿替普酶，首先静脉注射 15mg，继而 30min 内静脉滴注 50mg，其后 60min 内再静脉滴注 35mg；瑞替普酶，

10MU 溶于 5~10mL 注射用水中静脉注射，时间大于 2min，30min 后重复上述剂量；替奈普酶，一般为 30~50mg 溶于 10mL 生理盐水中静脉注射。根据体重调整剂量：如体重大于 60kg，剂量为 30mg；体重每增加 10kg，剂量增加 5mg，直至体重大于 90kg，最大剂量为 50mg。

用阿替普酶、瑞替普酶、替奈普酶前先用肝素 60U/kg（最大量 4000U）静脉注射，用药后以每小时 12U/kg（最大量 1000U/h）的速度持续静脉滴注肝素 48h，将 APTT 调整至 50~70s；以后改为 7500U，2 次/天，皮下注射，连用 3~5d（也可用低分子肝素）。

e. 溶栓再通临床指征：心电图抬高的 ST 段于在 2h 内回降大于 50%；胸痛在 2h 内基本消失；2h 内出现再灌注性心律失常；血清 CPK-MB 酶峰值提前出现（14h 内），肌钙蛋白峰值提前到 12h 内。

（3）消除心律失常

首先应加强针对急性心肌梗死、心肌缺血的治疗。溶栓、急诊 PCI、β 受体阻断药、纠正电解质紊乱均可预防或减少心律失常发生。

①急性心肌梗死并发室上性快速心律失常的治疗

房性期前收缩：与交感神经兴奋或心功能不全有关，本身无须特殊治疗。

心房颤动：常见且与预后有关。血流动力学不稳定的患者应迅速行同步电复律。血流动力学稳定的患者，以减慢心室率为目标。常选用美托洛尔、维拉帕米、地尔硫卓、洋地黄制剂或胺碘酮治疗。

②急性心肌梗死并发室性快速心律失常的治疗

心室颤动、持续多形性室性心动过速：立即非同步电复律。

持续单形性室性心动过速：伴心绞痛、肺水肿、低血压，应予同步电复律；不伴上述情况，可首先给予药物治疗，如胺碘酮 150mg 于 10min 内静脉注射，必要时可重复，然后 1mg/min 静脉滴注 6h，再 0.5mg/min 维持静脉滴注；亦可应用利多卡因。

频发室性期前收缩、成对室性期前收缩、非持续性室性心动过速：可严密观察或利多卡因治疗（使用不超 24h）。

偶发室性期前收缩、加速性室性自主心律：严密观察，不予特殊处理。

③缓慢心律失常的治疗

无症状窦性心动过缓：可暂做观察，不予特殊处理。

症状性窦性心动过缓、二度Ⅰ型房室传导阻滞、三度房室传导阻滞伴窄 QRS 波逸搏心律，患者常有低血压、头晕、心功能障碍、心动过缓<50 次/分等，可先静脉注射阿托品 0.5mg，3~5min 重复 1 次，至心率达 60 次/分左右。最大可用至 2mg。

二度Ⅱ型房室传导阻滞；三度房室传导阻滞伴宽 QRS 波群逸搏心律、心室停搏；症

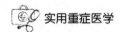

状性窦性心动过缓、二度Ⅰ型房室传导阻滞、三度房室传导阻滞伴窄 QRS 波群逸搏心律经阿托品治疗无效及双侧束支传导阻滞患者须行临时起搏治疗。

（4）其他治疗

①β 受体阻断药：通过减慢心率、降低体循环血压和减弱心肌收缩力使心肌耗氧量减少，对改善缺血区的氧供需失衡，缩小心肌梗死面积，降低急性期病死率有肯定的疗效。在无禁忌证的情况下应及早常规使用。用药过程中须严密观察，使用剂量必须个体化。常用美托洛尔 25～50mg，口服，2～3 次/天；或阿替洛尔 6.25～25mg，口服，2 次/天。前壁急性心肌梗死伴剧烈胸痛或高血压者，可静脉注射美托洛尔 5mg，间隔 5min 后可再给予 1～2 次，继之口服维持。

②血管紧张素转换酶抑制药（ACEI）：近年研究认为心肌梗死时应用血管紧张素转换酶抑制药有助于改善恢复期心肌的重构，降低心力衰竭的发生率，从而降低病死率。前壁心肌梗死伴有心功能不全的患者获益最大。在无禁忌证的情况下，溶栓治疗后血压稳定即可开始使用，但剂量和时限应视患者情况而定。通常应从小剂量开始，逐渐增加剂量。如卡托普利 6.25mg，口服，作为试验剂量，一天之内可加至 12.5mg 或 25mg，次日加至 12.5～25mg，2～3 次/天。有心力衰竭的患者宜长期服用。

③羟甲基戊二酸单酰辅酶 A 还原酶抑制药：近年的研究表明，本类调脂药可以稳定斑块，有改善内皮细胞的功能，建议早期使用，如辛伐他汀 20～40mg/d，普伐他汀 10～40mg/d，氟伐他汀 20～40mg/d，阿托伐他汀 10～80mg/d。

④葡萄糖-胰岛素-氯化钾（GIK）溶液：研究结果提示，在急性心肌梗死的早期使用 GIK 静脉滴注及进行代谢调整是可行的。目前不主张常规补镁治疗。

（5）右室心肌梗死的院内急诊处理

治疗措施与左心室梗死略有不同。右心室心肌梗死引起右侧心力衰竭伴低血压，而无左侧心力衰竭的表现时，宜扩张血容量。在血流动力学监测下静脉滴注输液，直到低血压得到纠正或肺毛细血管压达 2.0～2.4kPa（15～18mmHg）。如输液 1～2L 低血压未能纠正可用正性肌力药，以多巴酚丁胺为优。不宜用利尿药。伴有房室传导阻滞者可予临时起搏。

（6）非 ST 段抬高的急性心肌梗死院内急诊处理

危险性分层：对非 ST 段抬高的急性心肌梗死进行危险性分层的主要目的是为迅速做出治疗决策提供依据。临床上主要根据症状、体征、心电图及血流动力学指标对其进行危险性分层。

低危患者：无合并症、血流动力学稳定、不伴有反复缺血发作的患者。

中、高危患者（符合以下一项或多项）：①心肌坏死标志物升高；②心电图有 ST 段压低（小于2mm）；③强化抗缺血治疗24h内反复发作胸痛；④有心肌梗死病史；⑤造影显示冠状动脉狭窄病史；⑥PCI或CABG后；⑦左心室射血分数小于40%；⑧糖尿病；⑨肾功能不全（肾小球滤过率小于60mL/min）。

极高危患者（符合以下一项或多项）：①严重胸痛持续时间长、无明显间歇或大于30min，濒临心肌梗死表现；②心肌坏死物标志物显著升高和（或）心电图ST段显著压低（大于等于2mm）持续不恢复或范围扩大；③有明显血流动力学变化，严重低血压、心力衰竭或心源性休克表现；④严重恶性心律失常：室性心动过速、心室颤动。

非ST段抬高的急性心肌梗死多是非Q波性，此类患者不宜溶栓治疗。低危患者以阿司匹林和肝素尤其是低分子肝素治疗为主。对中、高危患者行早期PCI（72h内）。对极高危患者行紧急PCI（2h内）。其他治疗与ST段抬高的患者相同。

二、重症心律失常

心律失常是指心脏冲动的频率、节律、起源部位、传导速度或激动次序的异常。正常心脏冲动起源于窦房结，先后经结间束、房室结、希氏束、左和右束支及浦肯野纤维至心室。心律失常的发生是基于多种原因引起心肌细胞的自律性、兴奋性、传导性改变，导致心脏冲动形成和（或）传导异常。临床上根据发作时心率的快慢，可将心律失常分为快速心律失常和缓慢心律失常。前者包括期前收缩、心动过速、心房颤动、心室颤动等，后者包括窦性缓慢心律失常、房室传导阻滞等。心律失常发生在无器质性心脏病者，大多病程短，可自行恢复，对血流动力学无明显影响，一般不增加心血管死亡危险性。发生于严重器质性心脏病或离子通道病的心律失常，病程较长，常有严重血流动力学障碍，可诱发心绞痛、休克、心力衰竭、昏厥甚至猝死，称重症心律失常。常见的病因为急性冠脉综合征、陈旧性心肌梗死、慢性充血性心力衰竭（射血分数<40%），各类心肌病、长Q-T间期综合征、预激综合征等。

（一）阵发性室上性心动过速

阵发性室上性心动过速，简称室上速，是一种阵发性、规则而快速的异位心律。根据起搏点部位及发生机制的不同，包括窦房折返性心动过速、心房折返性心动过速、自律性房性心动过速、房室结内折返性心动过速等。此外，利用隐匿性房室旁路逆行传导的房室折返性心动过速习惯上也归属于室上性心动过速的范畴。由于心动过速发作时频率很快，P波往往埋伏于前一个T波中，不易判定起搏点的部位，故常统称为阵发性室上性心动过速。在全部室上速病例中，房室结内折返性心动过速和房室折返性心动过速约占90%。

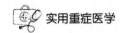

1. 病因

阵发性室上性心动过速常见于正常的青年，情绪激动、疲劳或烟酒过量常可诱发。亦可见于各种心脏病患者，如冠心病、风湿性心脏病、慢性肺源性心脏病、甲状腺功能亢进性心脏病等。

2. 临床表现

心动过速发作突然起始与终止，持续时间长短不一。症状包括心悸、胸闷、焦虑不安、头晕，少数患者可出现晕厥、心绞痛、心力衰竭、休克。症状轻重取决于发作时心室率快速的程度、持续时间及有无血流动力学障碍，亦与原发病的严重程度有关。体检心尖区第一心音强度恒定，心律绝对规则。

3. 诊断

（1）心电图特征

①心率 150~250 次/分，节律规则。

②QRS 波群形态与时限正常，发生室内差异性传导或原有束支传导阻滞时，QRS 波群形态异常。

③P 波形态与窦性心律时不同，且常与前一个心动周期的 T 波重叠而不易辨认。

④ST 段轻度下移，T 波平坦或倒置。

（2）评估

①判断有无严重的血流动力学障碍、缺氧、二氧化碳潴留和电解质紊乱。

②判断有无器质性心脏病、心功能状态和发作的诱因。

③询问既往有无阵发性心动过速发作，每次发作的持续时间、主要症状及诊治情况。

4. 急诊处理

在吸氧、心电监护、建立静脉通路后，根据患者基础的心脏状况、既往发作的情况、有无血流动力学障碍及对心动过速的耐受程度做出处理。

（1）同步直流电复律

当患者有严重的血流动力学障碍时，需要紧急电击复律。抗心律失常药物治疗无效亦应施行电击复律。能量一般选择 100~150J。电击复律时如患者意识清楚，应给予地西泮 10~30mg 静脉注射。应用洋地黄者不应电复律治疗。

（2）刺激迷走神经

如患者心功能与血压正常，可先尝试刺激迷走神经的方法。颈动脉窦按摩（患者取仰卧位，先行右侧，每次 5~10s，切不可两侧同时按摩，以免引起脑缺血）、Valsalva 动作

（深吸气后屏气、再用力做呼气）、诱导恶心、将面部浸没于冰水中等方法可使心动过速终止。

（3）腺苷与钙通道阻滞药

首选治疗药物为腺苷，6~12mg 静脉注射，时间 1~2s。腺苷起效迅速，不良反应有胸部压迫感、呼吸困难、面部潮红、窦性心动过缓、房室传导阻滞等。由于其半衰期短于 6s，不良反应即使发生亦很快消失。如腺苷无效可改用维拉帕米，首次 5mg 稀释后静脉注射，时间 3~5min，无效间隔 10min 再静脉注射 5mg。亦可使用地尔硫卓 0.25~0.35mg/kg。上述药物疗效达 90% 以上。如患者合并心力衰竭、低血压或为宽 QRS 波心动过速，尚未明确室上性心动过速的诊断时，不应选用钙通道阻滞药，宜选用腺苷静脉注射。

（4）洋地黄与 β 受体阻断药

毛花苷 C（西地兰）0.4~0.8mg 稀释后静脉缓慢注射，以后每 2~4h 静脉注射 0.2~0.4mg，24h 总量在 1.6mg 以内。目前洋地黄已较少应用，但对伴有心功能不全患者仍为首选。

β 受体阻断药也能有效终止心动过速，但应避免用于失代偿的心力衰竭患者，并以选用短效 β 受体阻断药（如艾司洛尔）较为合适，剂量 50~200μg/（kg·min）。

（5）普罗帕酮

1~2mg/kg（常用 70mg）稀释后静脉注射，无效间隔 10~20min 再静脉注射 1 次，一般静脉注射总量不超过 280mg。由于普罗帕酮有负性肌力作用及抑制传导系统作用，且个体间存在较大差异，对有心功能不全者禁用，对有器质性心脏病、低血压、休克、心动过缓者等慎用或禁用。

（6）其他

合并低血压者可应用升压药物，通过升高血压反射性地兴奋迷走神经，终止心动过速。可选用间羟胺 10~20mg 或甲氧明 10~20mg，稀释后缓慢静脉注射。有器质性心脏病或高血压者不宜使用。

（二）室性心动过速

室性心动过速简称室速，是指连续 3 个或 3 个以上的室性期前收缩，心率大于 100 次/分所构成的快速心律失常。

1. 病因

室速常发生于各种器质性心脏病，以缺血性心脏病为最常见；其次为心肌病、心力衰竭、二尖瓣脱垂、瓣膜性心脏病等；其他病因包括代谢紊乱、电解质紊乱、长 QT 间期综合征、Brugada 综合征、药物中毒等。少数室速可发生于无器质性心脏病者，称为特发性室速。

2. 临床表现

室速临床症状的轻重视发作时心脏基础病变、心功能状态、频率及持续时间等不同而异，而有很大差别。非持续性室速的患者通常无症状。持续性室速常伴有明显的血流动力学障碍与心肌缺血。临床症状包括心悸、气促、低血压、心绞痛、少尿、晕厥等。听诊心律轻度不规则，第1、2心音分裂。室速发生房室分离时，颈静脉搏动出现间歇性a波，第1心音响度及血压随每次心搏而变化；室速伴有房颤时，则第1心音响度变化和颈静脉搏动间歇性a波消失。部分室速蜕变为心室颤动而引起患者猝死。

3. 诊断与鉴别诊断

（1）心电图特征

①3个或3个以上的室性期前收缩连续出现。

②QRS波群宽大、畸形，时间大于0.12s，ST-T波方向与QRS波群主波方向相反。

③心室率通常为100~250次/分，心律规则，但亦可不规则。

④心房独立活动与QRS波群无固定关系，形成房室分离；偶尔个别或所有心室激动逆传夺获心房。

⑤通常发作突然开始。

⑥心室夺获与室性融合波：室速发作时少数室上性冲动可下传心室，产生心室夺获，表现为在P波之后提前发生一次正常的QRS波群。室性融合波的QRS波群形态介于窦性与异位心室搏动之间，其意义为部分夺获心室。心室夺获与室性融合波的存在对确立室速的诊断有重要价值。

（2）室速的分类

①按室速发作持续时间的长短分为：a. 持续性室速，发作时间30s以上，或室速发作时间未达30s，但出现严重的血流动力学异常，需药物或电复律始能终止；b. 非持续性室速，发作时间短于30s，能自行终止。

②按室速发作时QRS波群形态不同分为：a. 单形性室速，室速发作时，QRS波群形态一致；b. 多形性室速，室速发作时，QRS波群形态呈两种或两种以上形态。

③按室速发作时血流动力学的改变分为：a. 血流动力学稳定性室速；b. 血流动力学不稳定性室速。

④按室速持续时间和形态的不同分为：a. 单形性持续性室速；b. 单形性非持续性室速；c. 多形性持续性室速；d. 多形性非持续性室速。

（3）鉴别诊断

室速与阵发性室上性心动过速伴束支传导阻滞或室内差异性传导或合并预激综合征的

心电图十分相似，但各自的临床意义及治疗完全不同，因此应进行鉴别。

①阵发性室上性心动过速伴室内差异性传导：室速与阵发性室上性心动过速伴室内差异性传导酷似，均为宽 QRS 波群心动过速，两者应仔细鉴别。下述诸点有助于阵发性室上性心动过速伴室内差异性传导的诊断：a. 每次心动过速均由期前发生的 P 波开始；b. P 波与 QRS 波群相关，通常呈 1:1 房室比例；c. 刺激迷走神经可减慢或终止心动过速。

②预激综合征伴心房颤动：预激综合征患者发生心房颤动，冲动沿旁道下传预激心室表现为宽 QRS 波，沿房室结下传表现为窄 QRS 波，有时两者融合 QRS 波介于两者之间。当室率较快时易与室速混淆。下述诸点有助于预激综合征伴心房颤动的诊断：a. 心房颤动发作前后有预激综合征的心电图形；b. QRS 时限大于 0.20s，且由于预激心室程度不同 QRS 时限可有差异；c. 心律明显不齐，心率多大于 200 次/分；d. 心动过速 QRS 波中有预激综合征心电图形时有利于预激综合征伴心房颤动的诊断。

4. 急诊处理

室速的急诊处理原则是：对非持续性的室速，无症状、无晕厥史、无器质性心脏病者无须治疗；对持续性室速发作，无论有无器质性心脏病均应迅速终止发作，积极治疗原发病；对非持续性室速，有器质性心脏病患者亦应积极治疗。

（1）吸氧

室性心动过速的患者，常有器质性心脏病，发作时间长时即有明显缺氧，应该注意氧气吸入。

（2）直流电复律

无脉性室速、多形性室速应视同心室颤动，立即进行复苏抢救和非同步直流电复律，首次单相波能量为 360J，双相波能量为 150J 或 200J。伴有低血压、休克、呼吸困难、肺水肿、心绞痛、晕厥或意识丧失等严重血流动力学障碍的单形性持续性室性心动过速者，首选同步直流电复律；药物治疗无效的单形性持续性室性心动过速者，也应行同步直流电复律。首次单相波能量为 100J，如不成功，可增加能量。如血流动力学情况允许应予短时麻醉。洋地黄中毒引起的室性心动过速者，不宜用电复律，应给予药物治疗。

（3）抗心律失常药物的使用

①胺碘酮：静脉注射胺碘酮基本不诱发尖端扭转性室速，也不加重或诱发心衰。适用于血流动力学稳定的单形性室速、不伴 Q-T 间期延长的多形性室速、未能明确诊断的宽 QRS 心动过速、电复律无效或电复律后复发的室速、普鲁卡因胺或其他药物治疗无效的室速。在合并严重心功能受损或缺血的患者，胺碘酮优于其他抗心律失常药，疗效较好，促心律失常作用低。首剂静脉用药 150mg，用 5% 葡萄糖溶液稀释后，于 10min 注入。首剂用药 10~15min 后仍不能转复，可重复静脉注射 150mg。室速终止后以 1mg/min 速度静脉

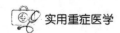

滴注 6h，随后以 0.5mg/min 速度维持给药，原则上第一个 24h 不超过 1.2g，最大可达 2.2g。第二个 24h 及以后的维持量一般推荐 720mg/24h。静脉胺碘酮的使用剂量和方法要因人而异，使用时间最好不要超过 3~4d。静脉使用胺碘酮的主要不良反应是低血压和心动过缓，减慢静脉注射速度、补充血容量、使用升压药或正性肌力药物可以预防，必要时采用临时起搏。

②利多卡因：近年来发现利多卡因对起源自正常心肌的室速终止有效率低；终止器质性心脏病或心衰中室速的有效率不及胺碘酮和普鲁卡因胺；急性心肌梗死中预防性应用利多卡因，室颤发生率降低，但病死率上升；此外终止室速、室颤复发率高；因此，利多卡因已不再是终止室速、室颤的首选药物。首剂用药 50~100mg，稀释后 3~5min 内静脉注射，必要时间隔 5~10min 后可重复 1 次，至室速消失或总量达 300mg，继以 1~4mg/min 的速度维持给药。主要不良反应有嗜睡、感觉迟钝、耳鸣、抽搐、一过性低血压等。禁忌证有高度房室传导阻滞、严重心衰、休克、肝功能严重受损等。

③苯妥英钠：它能有效地消除由洋地黄过量引起的延迟性后除极触发活动，主要用于洋地黄中毒引起的室性和房性快速心律失常。也可用于长 Q-T 间期综合征所诱发的尖端扭转性室速。首剂用药 100~250mg，以注射用水 20~40mL 稀释后 5~10min 内静脉注射，必要时每隔 5~10min 重复静脉注射 100mg，但 2h 内不宜超过 500mg，1d 不宜超过 1000mg。治疗有效后改口服维持，第二、三天维持量 100mg，5 次/天；以后改为每 6h 一次。主要不良反应有头晕、低血压、呼吸抑制、粒细胞减少等。禁忌证有低血压、高度房室传导阻滞（洋地黄中毒例外）、严重心动过缓等。

④普罗帕酮：用法，1~2mg/kg（常用 70mg）稀释后以 10mg/min 静脉注射，无效间隔 10~20min 再静脉注射 1 次，一般静脉注射总量不超过 280mg。由于普罗帕酮有负性肌力作用及抑制传导系统作用，且个体间存在较大差异，对有心功能不全者禁用，对有器质性心脏病、低血压、休克、心动过缓者等慎用或禁用。

⑤普鲁卡因胺：用法，100mg 稀释后 3~5min 内静脉注射，每隔 5~10min 重复 1 次，直至心律失常被控制或总量达 1~2g，然后以 1~4mg/min 的速度维持给药。为避免普鲁卡因胺产生的低血压反应，用药时应有另外一个静脉通路，可随时滴入多巴胺，保持在推注普鲁卡因胺过程中血压不降。用药时应有心电图监测。应用普鲁卡因胺负荷量时可产生 QRS 增宽，如超过用药前 50% 则提示已达最大耐受量，不可继续使用。

（三）心房扑动

心房扑动简称房扑，是一种快速而规则、药物难以控制的心房异位心律，较心房颤动少见。

1. 病因

心房扑动常发生于器质性心脏病，如风湿性心脏病、冠心病、高血压性心脏病、心肌病等。此外，肺栓塞、慢性充血性心力衰竭、二、三尖瓣狭窄与反流导致心房扩大，亦可出现心房扑动。其他病因有甲状腺功能亢进症、酒精中毒、心包炎等，亦可见于一些无器质性心脏病的患者。

2. 临床表现

心房扑动往往有不稳定的倾向，可恢复为窦性心律或进展为心房颤动，亦可持续数月或数年。按摩颈动脉窦能突然成比例减慢心房扑动者的心室率，停止按摩后又恢复至原先心室率水平。令患者运动、施行增加交感神经张力或降低迷走神经张力的方法，可促进房室传导，使心房扑动的心室率成倍数增加。

房扑患者常有心悸、呼吸困难、乏力或胸痛等症状。有些房扑患者症状较为隐匿，仅表现为活动时乏力。如房扑伴有极快的心室率，可诱发心绞痛、心力衰竭。体检可见快速的颈静脉扑动。房室传导比例发生改变时，第一心音强度也随之变化。未得到控制且心室率极快的房扑，长期发展会导致心动过速性心肌病。

3. 诊断

（1）心电图特征

①反映心房电活动的窦性 P 波消失，代之以规律的锯齿状扑动波称为 F 波，扑动波之间的等电位线消失，在 Ⅱ、Ⅲ、aVF 或 V₁ 导联最为明显，典型房扑在 Ⅱ、Ⅲ、aVF 导联上的扑动波呈负向，V₁ 导联上的扑动波呈正向，移行至 V₆ 导联时则扑动波演变成负向波。心房率为 250~350 次/分。非典型房扑，表现为 Ⅱ、Ⅲ、aVF 导联上的正向扑动波和 V₁ 导联上的负向扑动波，移行至 V₆ 导联时则扑动波演变正向扑动波，心房率为340~430 次/分。

②心室率规则或不规则，取决于房室传导比例是否恒定。当心房率为 300 次/分，未经药物治疗时，心室率通常为 150 次/分（2∶1 房室传导）。使用奎尼丁、普罗帕酮等药物，心房率减慢至 200 次/分以下，房室传导比例可恢复 1∶1，导致心室率显著加速。预激综合征和甲状腺功能亢进症并发房扑，房室传导比例如为 1∶1，可产生极快的心室率。不规则的心室率是由于房室传导比例发生变化，如 2∶1 与 4∶1 传导交替所致。

③QRS 波群呈室上性，时限正常。当合并预激综合征、室内差异性传导和束支传导阻滞时，QRS 波增宽、畸形。

（2）评估

①有无严重的血流动力学障碍。

②判断有无器质性心脏病、心功能状态和发作的诱因。

③判断房扑的持续时间。

4. 急诊处理

心房扑动常发生于器质性心脏病，在吸氧、心电监护、建立静脉通路后，根据患者基础的心脏状况、有无血流动力学障碍做出处理。房扑急诊处理的目的是在对原发病进行治疗的基础上将其转复为窦性心律，预防复发或单纯减慢心率以缓解临床症状。

（1）心律转复

①直流电同步复律：是终止房扑最有效的方法。房扑发作时有严重的血流动力学障碍或出现心衰，应首选直流电复律；对持续性房扑药物治疗无效者，亦宜用电复律。大多数房扑仅需 50J 的单相波或更小的双相波电击，即能成功地将房扑转复为窦性心律。成功率为 95%~100%。

②心房快速起搏：适用于电复律无效者，或已应用大剂量洋地黄不适宜复律者。成功率为 70%~80%。对典型房扑（I型）效果较好而非典型房扑（II型）无效。对于房扑伴 1:1 传导或旁路前向传导，由于快速心房起搏可诱发快速心室率甚至心室颤动，故为心房快速起搏禁忌。将电极导管插至食管的心房水平，或经静脉穿刺插入电极导管至右心房处，以快于心房率 10~20 次/分开始，当起搏至心房夺获后突然终止起搏，常可有效地转复房扑为窦性心律。当初始频率不能终止房扑时，在原来起搏频率基础上增加 10~20 次/分，必要时重复上述步骤。终止房扑最有效的起搏频率一般为房扑频率的 120%~130%。

③药物复律：对房扑复律有效的药物有以下几种：

伊布利特：转复房扑的有效率为 38%~76%，转复时间平均为 30min。研究证实，其复律成功与否与房扑持续时间无关。严重的器质性心脏病、Q-T 间期延长或有窦房结病变的患者，不应给予伊布利特治疗。

普罗帕酮：急诊转复房扑的成功率为 40%。

索他洛尔：1.5mg/kg 转复房扑成功率远不如伊布利特。

（2）药物控制心室率

对血流动力学稳定的患者，首先以降低心室率为治疗目的。

①洋地黄制剂：是房扑伴心功能不全患者的首选药物。可用毛花苷 C（西地兰）0.4~0.6mg 稀释后缓慢静脉注射，必要时于 2h 后再给 0.2~0.4mg，使心率控制在 100 次/分以下后改为口服地高辛维持。房扑大多数先转为房颤，如继续使用或停用洋地黄过程中，可能恢复窦性心律；少数从心房扑动转为窦性心律。

②钙通道阻滞药：首选维拉帕米，5~10mg 稀释后缓慢静脉注射，偶可直接复律，或经房颤转为窦性心律，口服疗效差。静脉应用地尔硫卓亦能有效控制房扑的心室率。主要

不良反应为低血压。

③β受体阻断药：可减慢房扑之心室率。

④对于房扑伴1∶1房室传导，多为旁道快速前向传导。可选用延缓旁道传导的普罗帕酮、胺碘酮、普鲁卡因胺等，禁用延缓房室传导、增加旁道传导而加快室率的洋地黄和维拉帕米等。

（3）药物预防发作

多非利特、氟卡尼、胺碘酮均可用于预防发作。但ⅠC类抗心律失常药物治疗房扑时必须与β受体阻断药或钙通道阻滞药合用，原因是ⅠC类抗心律失常药物可减慢房扑频率，并引起1∶1房室传导。

（4）抗凝治疗

新近观察显示，房扑复律过程中栓塞的发生率为1.7%~7.0%，未经充分抗凝的房扑患者直流电复律后栓塞风险为2.2%。房扑持续时间超过48h的患者，在采用任何方式的复律之前均应抗凝治疗。只有在下列情况下才考虑心律转复：患者抗凝治疗达标（INR值为2.0~3.0）、房扑持续时间少于48h或经食管超声未发现心房血栓。食管超声阴性者，也应给予抗凝治疗。

（四）心房颤动

心房颤动亦称心房纤颤，简称房颤，指心房丧失了正常的、规则的、协调的、有效的收缩功能而代之以350~600次/分的不规则颤动，是一种十分常见的心律失常。绝大多数见于器质性心脏病患者，可呈阵发性或呈持续性。在人群中的总发病率约为0.4%，65岁以上老年人发病率为3%~5%，80岁后发病率可达8%~10%。合并房颤后心脏病病死率增加两倍，如无适当抗凝，脑卒中增加5倍。

1. 病因

房颤常发生于原有心血管疾病者，常见于风湿性心脏病、冠心病、高血压性心脏病、甲状腺功能亢进、缩窄性心包炎、心肌病、感染性心内膜炎及慢性肺源性心脏病等。房颤发生在无心脏病变的中青年，称为孤立性房颤。老年房颤患者中部分是心动过缓-心动过速综合征的心动过速期表现。

2. 临床表现

房颤时心房有效收缩消失，心输出量比窦性心律时减少25%或更多。症状的轻重与患者心功能和心室率的快慢有关。轻者可仅有心悸、气促、乏力、胸闷；重者可致急性肺水肿、心绞痛、心源性休克甚至昏厥。阵发性房颤者自觉症状常较明显。房颤伴心房内附壁血栓者，可引起栓塞症状。房颤的典型体征是第一心音强弱不等，心律绝对不规则，脉搏短细。

3. 诊断

（1）心电图特点

①各导联中正常 P 波消失，代之以形态、间距及振幅均绝对不规则的心房颤动波（f 波），频率 350~600 次/分，通常在 I、III、aVF 或 V_1 导联较为明显。

②R-R 间期绝对不规则，心室率较快；但在并发完全性房室传导阻滞或非阵发性交界性心动过速时，R-R 规则，此时诊断依靠 f 波的存在。

③QRS 波群呈室上性，时限正常。当合并预激综合征、室内差异性传导和束支传导阻滞时，QRS 波群增宽、畸形，此时心室率又很快时，极易误诊为室速，食管导联心电图对诊断很有帮助。

④在长 R-R 间期后出现的短 R-R 间期，其 QRS 波群呈室内差异性传导（常为右束支传导阻滞型）称为 Ashman 现象；差异传导连续发生时称为蝉联现象。

（2）房颤的分类

①阵发性房颤：持续时间小于 7d（通常在 48h 内），能自行终止，反复发作。

②持续性房颤：持续时间大于 7d，或以前转复过，非自限性，反复发作。

③永久性房颤：终止后又复发，或患者无转复愿望，持久发作。

4. 急诊处理

房颤急诊处理的原则及目的：首先，恢复并维持窦性心律；其次，控制心室率；最后，抗凝治疗预防栓塞并发症。

（1）复律治疗

①直流电同步复律：急性心肌梗死、难治性心绞痛、预激综合征等伴房颤患者，如有严重血流动力学障碍，首选直流电同步复律，初始能量 200J。初始电复律失败，保持血钾在 4.5~5.0mmol/L，30min 静脉注射胺碘酮 300mg（随后 24h 静脉滴注 900~1200mg），尝试进一步除颤。血流动力学稳定、房颤时心室率快（大于 100 次/分），用洋地黄难以控制，或房颤反复诱发心力衰竭或心绞痛，药物治疗无效，也须尽快电复律。

②药物复律：房颤发作在 7d 内的患者药物复律的效果最好。大多数这样的患者房颤是第一次发作，不少患者发作后 24~48h 可自行复律。房颤时间较长的患者（大于 7d）很少能自行复律，药物复律的成功率也大大减少。复律成功与否与房颤的持续时间的长短、左心房大小和年龄有关。已证实有效的房颤复律药物有：胺碘酮、普罗帕酮、氟卡尼、伊布利特、多非利特、奎尼丁。

普罗帕酮：用于时间小于等于 7d 的房颤患者，单剂口服 450~600mg，转复有效率可达

60% 左右。但不能用于 75 岁以上的老年患者、心力衰竭、病态窦房结综合征、束支传导阻滞、QRS≥0.12s、不稳定心绞痛、6 个月内有过心肌梗死、二度以上房室传导阻滞者等。

胺碘酮：可静脉或口服应用。口服用药住院患者 1.2~1.8g/d，分次服，直至总量达 109，然后 0.2~0.4g/d 维持；门诊患者 0.6~0.8g/d，分次服，直至总量达 10g 后 0.2~0.4g/d 维持。静脉用药者为 30~60min 内静脉注射 5~7mg/kg，然后 1.2~1.8g/d 持续静脉滴注或分次口，直至总量达 10g 后 0.2~0.4g/d 维持。转复有效率为 20%~70%。

伊布利特：适用于 7d 左右的房颤。1mg 静脉注射 10min，若 10min 后未能转复可重复 1mg。应用时必须心电监护 4h。转复有效率为 20%~75%。

（2）控制心室率

①短期迅速控制心室率：血流动力学稳定的患者最初治疗目标是迅速控制心室率，使患者心室率≤100 次/分，保持血流动力学稳定，减轻患者症状，以便赢得时间，进一步选择最佳治疗方案。初次发作且在 24~48h 的急性房颤或部分阵发性患者心室率控制后，可能自行恢复为窦性心律。

a. 毛花苷 C（西地兰）：是伴有心力衰竭、肺水肿患者的首选药物。0.2~0.4mg 稀释后缓慢静脉注射，必要时于 2~6h 后可重复使用，24h 内总量一般不超过 1.2mg。若近期曾口服洋地黄制剂者，可在密切观察下给毛花苷 C 0.2mg。

b. 钙通道阻滞药：地尔硫卓 15mg，稀释后静脉注射，时间 2min，必要时 15min 后重复 1 次，继以 15mg/h 维持，调整静脉滴注速度，使心室率达到满意控制。维拉帕米 5~10mg，稀释后静脉注射，时间 10min，必要时 30~60min 后重复 1 次。应注意这两种药物均有一定的负性肌力作用，可导致低血压，维拉帕米更明显，伴有明显心力衰竭者不用维拉帕米。

c. β 受体阻断药：普萘洛尔 1mg 静脉注射，时间 5min，必要时每 5min 重复 1 次，最大剂量至 5mg，维持剂量为每 4hl~3mg；或美托洛尔 5mg 静脉注射，时间 5min，必要时每 5min 重复 1 次，最大剂量 10~15mg；艾司洛尔 0.25~0.5mg/kg 静脉注射，时间>1min，继以 50μg/（kg·min）静脉滴注维持。低血压与心力衰竭者忌用 β 受体阻断药。

上述药物应在心电监护下使用，心室率控制后应继续口服该药进行维持。地尔硫卓或 β 受体阻断药与毛花苷 C 联合治疗能更快控制心室率，且毛花苷 C 的正性肌力作用可减轻地尔硫卓和 β 受体阻断药的负性肌力作用。

d. 特殊情况下房颤的药物治疗。

预激综合征伴房颤：控制心室率避免使用 β 受体阻断药、钙通道阻滞药、洋地黄制剂和腺苷等，因这些药物延缓房室结传导、房颤通过旁路下传使心室率反而增快；对心功能正常者，可选用胺碘酮、普罗帕酮、普鲁卡因胺或伊布利特等抗心律失常药物，使旁路传

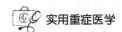

导减慢从而降低心室率，恢复窦律。胺碘酮用法：150mg（3~5mg/kg），用5%葡萄糖溶液稀释，于10min注入。首剂用药10~15min后仍不能转复，可重复150mg静脉注射。继以1.0~1.5mg/min速度静脉滴注1h，以后根据病情逐渐减量，24h总量不超过1.2g。

急性心肌梗死伴房颤：提示左心功能不全，可静脉注射毛花苷C或胺碘酮以减慢心室率，改善心功能。

甲状腺功能亢进症伴房颤：首先予积极的抗甲状腺药物治疗。应选用非选择性β受体阻断药（如卡维地洛）。

急性肺疾患或慢性肺部疾病伴房颤：应纠正低氧血症和酸中毒，尽量选择钙拮抗药控制心室率。

②长期控制心室率：持久性房颤的治疗目的为控制房颤过快的心室率，可选用β受体阻断药、钙通道阻滞药或地高辛。但应注意这些药物的禁忌证。

（3）维持窦性心律

房颤心律转复后要用药维持窦性心律。除伊布利特外，用于复律的药物也用于转复后维持窦律，因此常用普罗帕酮、胺碘酮和多非利特，还可使用阿奇利特、索他洛尔。

（4）预防栓塞并发症

慢性房颤（永久性房颤）患者有较高的栓塞发生率。过去有栓塞病史、瓣膜病、高血压、糖尿病、老年患者、左心房扩大、冠心病等使发生栓塞的危险性增大。存在以上任何一种情况，均应接受长期抗凝治疗。口服华法林，使凝血酶原时间国际标准化比率（INR）维持在2.0~3.0，能安全而有效地预防脑卒中的发生。不宜应用华法林的患者及无以上危险因素的患者，可改用阿司匹林（每日100~300mg）。房颤持续时间不超过2d，复律前无须做抗凝治疗。否则应在复律前接受3周的华法林治疗，待心律转复后继续治疗4周。紧急复律治疗可选用静脉注射肝素或皮下注射低分子肝素，复律后仍给予4周的抗凝治疗。在采取上述治疗的同时，要积极寻找房颤的原发疾病和诱发因素，给予相应处理。对房颤发作频繁、心室率很快、药物治疗无效者可施行射频消融、外科手术等。

第二节 主动脉夹层与高血压急症

一、主动脉夹层

主动脉夹层指主动脉腔内的血液通过内膜的破口进入主动脉壁中层而形成的血肿。急性主动脉夹层是一种不常见，但有潜在生命危险的疾病，如不给予治疗，早期病死率很高。及时进行适当的药物和（或）手术治疗，可明显提高生存率。

（一）病因与发病机制

任何破坏中层弹性或肌肉成分完整性的疾病都可使主动脉易患夹层分离。中层胶原及弹性硬蛋白变性所致的中层退行性变是首要的易患因素。囊性中层退行病变是多种遗传性结缔组织缺陷（马凡和 Ehlers-Danlos 综合征）的内在特点。年龄增长和高血压可能是中层退行病变两个重要因素。主动脉夹层的好发年龄为 60～70 岁，男性为女性发病率的两倍。某些其他先天性心血管畸形，如主动脉瓣单瓣畸形和主动脉缩窄也易并发主动脉夹层。另外，动脉内导管术及主动脉球囊反搏等诊疗操作也可能引起主动脉夹层。

主动脉夹层开始于主动脉内膜撕裂，血液穿透病变中层，将中层平面一分为二，主动脉壁即出现夹层。由于管腔压力不断推动，分离过程沿主动脉壁推进，典型的为顺行推进，即被主动脉血流向前的力推动，有时也可见从内膜撕裂处逆向推进。主动脉壁分离层之间被血液充盈的空间成为一个假腔，剪切力可能导致内膜进一步撕裂，为假腔内的血流提供出口或额外的进口。假腔可由于血液充盈而扩张，引起内膜突入真腔内，使血管腔狭窄变形。

（二）分类

绝大多数主动脉夹层起源于升主动脉和（或）降主动脉。主动脉夹层有三种主要的分类方法，对累及的主动脉的部位及范围进行定义（表3-1），考虑预后及治疗的不同，所有这三种分类方法都是基于主动脉夹层是否累及升主动脉而定。一般而言，夹层分离累及升主动脉有外科手术指征，而对那些未累及升主动脉的夹层分离可考虑药物保留治疗。

表 3-1　常用的主动脉夹层分类方法

分类	起源和累及的主动脉范围
DeBakey 分类法	
Ⅰ 型	起源于升主动脉，扩展至主动脉弓或其远端
Ⅱ 型	起源并局限于升主动脉
Ⅲ 型	起源于降主动脉沿主动脉向远端扩展
Stanford 分类法	
A 型	所有累及升主动脉的夹层分离
B 型	所有不累及升主动脉的夹层分离
解剖描述分类法	
近端	包括 DeBakey Ⅰ型和Ⅱ型，Stanford 法 A 型
远端	包括 DeBakey Ⅲ型，Stanford 法 B 型

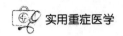

（三）诊断

1. 临床表现特点

（1）症状

急性主动脉夹层最常见的症状是剧烈疼痛，而慢性夹层分离多数可能并无疼痛。典型的疼痛突然发生，开始时即为剧痛。患者主诉疼痛呈撕裂、撕扯或刀刺样。当夹层分离沿主动脉伸展时，疼痛可沿着夹层分离的走向逐步向其他部位转移。疼痛部位对判断主动脉夹层的部位有帮助，因为局部的症状通常反应累及的主动脉。如胸痛只在前胸部，或最痛之处在前胸部，提示夹层绝大多数累及升主动脉。如胸痛只在肩胛之间，或最痛之处在肩胛之间，则绝大部分累及降主动脉。颈、喉、颌、面部的疼痛强烈提示夹层累及升主动脉。另外，疼痛在背部的任何部位，或腹部和下肢，强烈提示累及降主动脉。

其他一些不常见情况包括充血性心力衰竭、晕厥、脑血管意外、缺血性周围神经病变、截瘫、猝死等。急性充血性心力衰竭几乎均由近端主动脉夹层所致的严重主动脉瓣反流引起。无神经定位体征的晕厥占主动脉夹层的4%~5%，一般须紧急外科手术。

（2）体征

在一些病例中，单纯的体检结果就足以提示诊断，而在另外一些情况下，即使存在广泛的主动脉夹层，相应的体征也不明显。远端主动脉夹层患者80%~90%以上存在高血压，但在近端主动脉夹层患者中高血压较少见。近端主动脉夹层患者与远端主动脉夹层患者相比更易发生低血压。低血压通常是心包填塞、胸腔或腹腔内动脉破裂所致。与主动脉夹层相关的最典型体征如脉搏短缺、主动脉反流杂音、神经系统表现更多见于近端夹层分离。急性胸痛伴脉搏短缺（减弱或缺如）强烈提示主动脉夹层。近端主动脉夹层分离中约50%有脉搏短缺，而远端主动脉夹层中只占15%。

主动脉瓣反流是近端主动脉夹层的重要并发症，一些病例可听到主动脉瓣反流杂音。与近端主动脉夹层相关的主动脉瓣膜反流杂音常呈乐音样，胸骨右缘比胸骨左缘听诊更清晰。根据反流的严重程度不同，可能存在其他主动脉瓣关闭不全的周围血管征象，如水冲脉和脉压增宽。

许多疾病的表现可酷似主动脉夹层，包括急性心肌梗死或严重心肌缺血，非主动脉夹层引起的急性主动脉反流，非夹层分离引起的胸主动脉瘤、腹主动脉瘤、心包炎、肌肉骨骼痛或纵隔肿瘤。

2. 实验室和其他辅助检查特点

临床上，一旦诊断上已怀疑主动脉夹层，必须迅速并准确地确定诊断。目前可用的诊断方法包括主动脉造影、造影增强 CT 扫描、磁共振成像（MRI），经胸或经食管的心脏超声。

（1）胸片检查

最常见的异常是主动脉影变宽，占病例的 80%～90%，局限性的膨出往往出现于病变起源部位。一些病例可出现上纵隔影变宽。如见主动脉内膜钙化影，则可估测主动脉壁的厚度，正常为 2～3mm，如主动脉壁厚度增加到 10mm 以上，高度提示主动脉夹层。虽然绝大多数患者有一种或多种胸片的异常表现，但相当部分患者胸片改变不明显。因此，正常的 X 线胸片绝不能排除主动脉夹层。

（2）主动脉造影

逆行主动脉造影是主动脉夹层的最可靠诊断技术，如考虑行手术治疗或血管内支架治疗，术前须行主动脉造影。血管造影诊断主动脉夹层的直接征象包括主动脉双腔或分离内膜片，提示夹层分离的间接征象包括主动脉腔变形、主动脉壁变厚、分支血管异常及主动脉瓣反流。主动脉造影的主要优点在于能明确主动脉夹层和累及的分支血管范围，也能显示主动脉夹层的一些主要并发症，如假腔内血栓和主动脉瓣反流。

（3）计算机体层摄影（CT）

增强 CT 扫描时，如发现内膜片分割或以造影剂密度差来区分的两个明显的主动脉腔时即可诊断主动脉夹层。与主动脉造影不同，CT 扫描的优点在于它是无创的，但需要使用静脉内造影剂。CT 扫描还有助于识别假腔内的血栓，发现心包积液，但 CT 扫描不能可靠地发现有无主动脉瓣反流和分支血管病变。

（4）磁共振成像（MRI）扫描

MRI 扫描特别适用于诊断主动脉夹层，能显示主动脉夹层的真假腔、内膜的撕裂位置、剥离的内膜片和可能存在的血栓等。MRI 扫描是无创性检查，也无须使用静脉内造影剂从而避免了离子辐射。虽然 MRI 以其高度的准确性成为目前无创性诊断主动脉夹层的主要标准，但它存在一些缺点，如对已植入起搏器、血管夹、人工金属心脏瓣膜和人工关节患者禁忌。MRI 也仅提供有限的分支血管图像，不能可靠地识别主动脉瓣反流的存在。另外，由于显影所需时间较长，急性主动脉夹层患者行 MRI 扫描有风险。

（5）超声心动图（UCG）检查

对诊断升主动脉夹层具有重要意义，且易识别并发症（如心包积血、主动脉瓣关闭不全和胸腔积血等）。在 M 型超声中可见主动脉根部扩大，夹层分离处主动脉壁由正常的单条回声带变成两条分离的回声带。在二维超声中可见主动内分离的内膜片呈内膜摆动征，主动脉夹层形成主动脉真假双腔征。有时可见心包或胸腔积液。多普勒超声不仅能检出主动脉夹层管壁双重回声之间的异常血流，而且对主动脉夹层的分型、破口定位及主动脉瓣

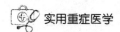

反流的定量分析都具有重要的诊断价值。经食管超声心动图（TEE）克服了经胸廓 UCG 的一些局限性。它可以采用更高频率的超声检查，从而提供更好的解剖细节。

（四）治疗

治疗主动脉夹层的主要目的在于阻止夹层分离的进展。那些致命的并发症并不是内膜撕裂本身，而是随之而来的主动脉夹层的并发症，如分离主动脉破裂、急性主动脉瓣关闭不全、急性心包填塞等。如果不进行及时、适当的治疗，主动脉夹层有很高的病死率。

1. 紧急内科处理

所有高度怀疑有急性主动脉夹层的患者必须予以监护。首要的治疗目的在于解除疼痛并将收缩压降至 13.3～14.7kPa（100～110mmHg）[平均动脉压为 8.0～9.3kPa（60～70mmHg）]。无论是否存在疼痛和高血压，均应使用 β 受体阻滞剂以降低 dp/dt。对可能要进行手术的患者要避免使用长效降压药物，以免使术中血压控制变得复杂。疼痛本身可以加重高血压和心动过速，可静注吗啡以缓解疼痛。

硝普钠对紧急降低动脉血压十分有效。开始滴速 20μg/min，然后根据血压反应调整滴速，最高可达 800μg/min。当单独使用时，硝普钠可能升高 dp/dt，这一作用可能潜在地促进夹层分离的扩展。因此，同时使用足够剂量的 β 受体阻滞剂十分必要。

为了迅速降低 dp/dt，应静脉内剂量递增地使用 β 受体阻滞剂，直至出现满意的 β 受体阻滞效应（心率 60～70 次/分）。超短效 β 受体阻滞剂艾司洛尔对动脉血压不稳定准备行手术治疗的患者十分有用，因为如果需要可随时停用。当存在使用 β 受体阻滞剂的禁忌证，如窦缓、二度或三度房室传导阻滞、充血性心力衰竭、气管痉挛，应当考虑使用其他降低动脉压和 dp/dt 的药物，如钙通道阻滞剂。

当分离的内膜片损害一侧或双侧肾动脉时，可引起肾素大量释放，导致顽固性高血压，在这种情况下可静脉内注射血管紧张素转化酶（ACE）抑制剂。

如果患者血压正常而非高血压，可单独使用 β 受体阻滞剂降低 dp/dt，如果存在禁忌证，可选择使用非二氢吡啶类钙阻滞剂，如地尔硫卓或维拉帕米。

如果可疑主动脉夹层的患者表现为严重低血压，提示可能存在心包填塞或主动脉破裂，应快速扩容。如果迫切需要升压药治疗顽固性低血压，可使用去甲肾上腺素。

治疗后一旦患者情况稳定，应立即进行诊断检查。如果病情不稳定，优先使用经食管超声心电图扫描（TEE），因为它能在急诊室或重症监护病房床边操作而无须停止监护和治疗。如果一个高度可疑夹层分离的患者病情变得极不稳定，很可能发生了主动脉破裂或心包填塞，患者应立即送往手术室而不是进行影像学诊断。在这种情况下可使用术中 TEE 确定诊断，同时指导手术修补。

2. 心包填塞的处理

急性近端主动脉夹层经常伴有心包填塞，这是患者死亡的最常见原因之一。心包填塞往往是主动脉夹层患者低血压的常见原因。在这种情况下，在等待外科手术修补时通常应进行心包穿刺以稳定病情。

3. 外科手术治疗

主动脉夹层的手术指征见表 3-2。应该尽可能在患者就诊之初决定是否手术，因为这将帮助选择何种诊断检查方法。手术目的包括切除最严重的主动脉病变节段，切除内膜撕裂部分，通过缝合夹层分离动脉的近端和远端以闭塞假腔的入口。下列因素增加患者的手术风险：高龄、伴随其他严重疾病（特别是肺气肿）、动脉瘤破裂、心包填塞、休克、心肌梗死、脑血管意外等。

表 3-2　主动脉夹层外科手术和药物治疗的指征

手术指征	药物治疗指征
①急性近端夹层分离	
②急性远端夹层分离伴下列情况之一	
a. 重要脏器进行性损害	①无并发症的远端夹层分离
b. 主动脉破裂或接近破裂	②稳定的孤立的主动脉弓夹层分离
c. 主动脉瓣反流	③稳定的慢性夹层分离
d. 夹层逆行进展至升主动脉	
e. 马凡综合征并发夹层分离	

4. 血管内支架技术

使用血管内介入技术可治疗主动脉夹层的高危患者。例如，夹层分离累及肾动脉或内脏动脉时手术病死率超过 50%，血管内支架置入可降低病死率。带膜支架植入血管隔绝术主要适用于 stanfordB 型夹层。

二、高血压急症

高血压急症是指短时间内（数小时或数天）血压明显升高，舒张压大于 16.0kPa（120mmHg）和（或）收缩压大于 24.0kPa（180mmHg），伴有重要器官组织，如心脏、脑、肾、眼底、大动脉的严重功能障碍或不可逆性损害。高血压急症可以发生在高血压患者，表现为高血压危象或高血压脑病；也可发生在其他许多疾病过程中，主要在心、脑血管病急性阶段，如脑出血、蛛网膜下腔出血、缺血性脑卒中、急性左侧心力衰竭伴肺水肿、不稳定型心绞痛、急性主动脉夹层和急、慢性肾衰竭等情况时。

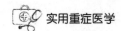

单纯的血压升高并不构成高血压急症，血压的高低也不代表患者的危重程度；是否出现靶器官损害及哪个靶器官受累不仅是高血压急症诊断的关键，也直接决定治疗方案的选择。及时正确处理高血压急症，可在短时间内使病情缓解，预防进行性或不可逆性靶器官损害，降低病死率。根据降压治疗的紧迫程度，高血压急症可分为紧急和次急两类。前者需要采用静脉途径给药在几分钟到 1h 内迅速降低血压；后者需要在几小时到 24h 内降低血压，可使用快速起效的口服降压药。

（一）临床表现

1. 高血压脑病

常见于急性肾小球肾炎，亦可见于其他原因高血压，但在醛固酮增多症和嗜铬细胞瘤者少见。常表现为剧烈头痛、烦躁、恶心、呕吐、抽搐、昏迷、暂时局部神经体征。舒张压常大于等于 18.7kPa（130mmHg），眼底几乎均能见到视网膜动脉强烈痉挛，脑脊液压力可高达 3.9kPa（400mmH$_2$O），蛋白增加。经有效地降压治疗，症状可迅速缓解，否则将导致不可逆脑损害。

2. 急进型或恶性高血压

多见于中青年，血压显著升高，舒张压持续大于等于 18.7kPa（130mmHg），并有头痛、视力减退、眼底出血、渗出和视盘水肿；肾损害突出，持续蛋白尿、血尿与管型尿；若不积极降压治疗，预后很差，常死于肾衰竭、脑卒中、心力衰竭。病理上以肾小球纤维样坏死为特征。

3. 急性脑血管病

其包括脑出血、脑血栓形成和蛛网膜下腔出血。

4. 慢性肾疾病合并严重高血压

原发性高血压可以导致肾小球硬化，肾功能损害，在各种原发或继发性肾实质疾病中，包括各种肾小球肾炎、糖尿病肾病、红斑狼疮肾炎、梗阻性肾病等，出现肾性高血压者可达80%~90%，是继发性高血压的主要原因。随着肾功能损害加重，高血压的出现率、严重程度和难治程度也加重。

5. 急性左侧心力衰竭

高血压是急性心力衰竭最常见的原因之一。

6. 急性冠脉综合征（ACS）

血压升高引起内膜受损而诱发血栓形成致 ACS。

7. 主动脉夹层

主动脉内的血液经内膜撕裂口流入囊样变性的中层，形成血肿，随血流压力的驱动，逐渐在主动脉中层内扩展。临床特点为急性起病，突发剧烈胸、背部疼痛、休克和血肿压迫相应的主动脉分支血管时出现的脏器缺血症状。多见于中老年患者，约3/4的患者有高血压。超高速 CT 和 MRI 能明确诊断，必要时主动脉造影。一旦诊断明确，立即进行解除疼痛、降低血压、减慢心率的治疗。

8. 子痫

先兆子痫是指以下三项中有两项者：血压大于 21.3/14.7kPa（160/110mmHg）；尿蛋白大于等于 3g/24h；伴水肿、头痛、头晕、视物不清、恶心、呕吐等自觉症状。子痫指妊娠高血压综合征的孕产妇发生抽搐。辅助检查：血液浓缩、血黏度升高、重者肌酐升高、凝血机制异常，眼底可见视网膜痉挛、水肿、出血。

9. 嗜铬细胞瘤

可产生和释放大量去甲肾上腺素和肾上腺素，常见的肿瘤部位在肾上腺髓质，也可在其他具有嗜铬组织的部位，如主动脉分叉、胸腹部交感神经节等。临床表现为血压急剧升高，伴心动过速、头痛、苍白、大汗、麻木、手足发冷。发作持续数分钟至数小时。通过发作时尿儿茶酚胺代谢产物香草基杏仁酸（VMA）和血儿茶酚胺的测定可以确诊。

高血压次急症，也称为高血压紧迫状态，指血压急剧升高而尚无靶器官损害。允许在数小时内将血压降低，不一定需要静脉用药，包括急进型或恶性高血压无心、肾和眼底损害，先兆子痫，围手术期高血压，等等。

（二）诊断与评估

1. 诊断依据

①原发性高血压病史。

②血压突然急剧升高。

③伴有心功能不全、高血压脑病、肾功能不全、视盘水肿、渗出、出血等靶器官严重损害。

2. 评估

发生高血压急症的患者基础条件不同，临床表现形式各异，要决定合适的治疗方案，有必要早期对患者进行评估，做出危险分层，针对患者的具体情况制定个体化的血压控制目标和用药方案。

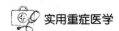

在病情诊断及评估中，简洁但完整的病史收集有助于了解高血压的持续时间和严重性、合并症情况及药物使用情况；需要明确患者是否有心血管、肾、神经系统疾病病史，检查是否有靶器官损害的相关征象；进行必要的辅助检查：血电解质、尿常规、ECG、检眼镜等。根据早期评估选择适当的急诊检查，如 X 线胸部平片、脑 CT 等。一旦发现患者有靶器官急性受损的迹象，就应该进行紧急治疗，绝不能一味等待检查结果。

(三) 常见高血压急症的急诊处理

1. 高血压脑病

高血压脑病临床处理的关键一方面要考虑将血压降低到目标范围内，另一方面要保证脑血流灌注，尽量减少颅内压的波动。脑动脉阻力在一定范围内直接随血压变化而变化，慢性高血压时，该设定点也相应升高，迅速、过度降低血压可能降低脑血流量，造成不利影响。因而降压治疗以静脉给药为主，1h 内将收缩压降低 20%~25%，血压下降幅度不可超过 50%，舒张压一般不低于 14.7kPa（110mmHg）。在治疗时要同时兼顾减轻脑水肿、降颅压，避免使用降低脑血流量的药物。迅速降压过去首选硝普钠，起始量 20μg/min，视血压和病情可逐渐增至 200~300μg /min。但硝普钠可能引起颅内压增高，并影响脑血流灌注，及可能产生蓄积中毒，在用药时须对患者进行密切监护。现多用尼卡地平、拉贝洛尔等。其中由于尼卡地平不仅能够安全平稳地控制血压，同时还能较好地保证脑部、心脏、肾等重要脏器的血供。尼卡地平急诊应用于高血压急症时，以静脉泵入为主，剂量为每分钟 0.5~6μg /kg，起始量每分钟 0.5μg /kg。达到目标血压后，根据血压调节点滴速度，拉贝洛尔 50mg 缓慢静脉注射，以后每隔 15min 重复注射，总剂量不超过 300mg，或给初始量后以 0.5~2mg/min 的速度静脉点滴。对合并有冠心病、心功能不全者可选用硝酸甘油。颅压明显升高者应加用甘露醇、利尿药。一般禁用单纯受体阻断药、可乐定和甲基多巴等。二氮嗪可反射性地使心率增快，并可增加心搏量和升高血糖，故有冠心病、心绞痛、糖尿病者慎用。

2. 急性脑血管病

高血压患者在出现急性脑血管病时，脑部血流的调节机制进一步紊乱，特别是急性缺血性脑卒中患者，几乎完全依靠平均动脉血压的增高来维持脑组织的血液灌注。因而在严重高血压合并急性脑血管病的治疗中，须首先把握的就是"无害原则"，避免血流灌注不足。急性卒中期间迅速降低血压的风险和好处并不清楚，因此一般不主张对急性脑卒中患者采用积极的降压治疗，在病情尚未稳定或改善的情况下，宜将血压控制在中等水平［约 21.3/13.3kPa（160/100mmHg）］，血压下降不要超过 20%。治疗时避免使用减少脑血流灌注的药物，可选用尼卡地平、拉贝洛尔、卡托普利等。联合使用血管紧张素转换酶抑制药（ACEI）和噻嗪类利尿药有利于减少卒中发生率。

（1）脑梗死

许多脑梗死患者在发病早期，其血压均有不同程度的升高，且其升高的程度与脑梗死病灶大小及是否患有高血压有关。脑梗死早期的高血压处理取决于血压升高的程度及患者的整体情况和基础血压来定。如收缩压在 24.0～29.3kPa（180～220mmHg）或舒张压在14.7～16.0kPa（110～120mmHg），一般不急于降压治疗，但应严密观察血压变化；如血压大于 29.3/16.0kPa（220/120mmHg），或伴有心肌缺血、心衰、肾功能不全及主动脉夹层等，或考虑溶栓治疗的患者，则应给予降压治疗。根据患者的具体情况选择合适的药物及合适剂量。如尼卡地平 5mg/h 作为起始量静脉点滴，每5min 增加 2.5mg/h 至满意效果，最大 15mg/h。拉贝洛尔 50mg 缓慢静脉注射，以后每隔 15min 重复注射，总剂量不超过300mg，或给初始量后以 0.5～2mg/min 的速度静脉点滴。效果不满意者可谨慎使用硝普钠。β 受体阻断药可使脑血流量降低，急性期不宜用。

（2）脑出血

脑出血时血压升高是颅内压增高情况下保持正常脑血流的脑血管自动调节机制，脑出血患者合并严重高血压的治疗方案目前仍有争论，降压可能影响脑血流量，导致低灌注或脑梗死，但持续高血压可使脑水肿恶化。一般认为，在保持呼吸道通畅，纠正缺氧，降低颅内压后，如血压大于等于 26.7/14.7kPa（200/110mmHg）时，才考虑在严密血压监测下使用经静脉降压药物进行治疗，使血压维持在略高于发病前水平或 24.0/14.0kPa（180/105mmHg）左右；收缩压在 22.7～26.7kPa（170～200mmHg）或舒张压在 13.3～14.7kPa（100～110mmHg），暂不必使用降压药，先脱水降颅压，并严密观察血压情况，必要时再用降压药。可选择 ACEI、利尿药、拉贝洛尔等。钙通道阻滞药能扩张脑血管、增加脑血流，但可能增高颅内压，应慎重使用。α 受体阻断药往往出现明显的降压作用及明显的直立性低血压，应避免使用。在调整血压的同时，防止继续出血、保护脑组织、防治并发症，需要时采取手术治疗。

3. **急性冠脉综合征**

急性冠脉综合征包括不稳定性心绞痛和心肌梗死，其治疗目标在于降低血压、减少心肌耗氧量，但不可影响到冠脉灌注压，从而减少冠脉血流量。血压控制的目标是使其收缩压下降 10%～15%。治疗时首选硝酸酯类药物，如硝酸甘油，开始时以 5～10μg/min 速率静脉滴注，逐渐增加剂量，每5～10min 增加 5～10μg/min。早期联合使用其他降血压药物治疗，如 β 受体阻断药、ACEI、$α_1$ 受体阻断药，必要时还可配合使用利尿药和钙通道阻滞药。另外配合使用镇痛、镇静药等。特别是尼卡地平能增加冠状动脉血流、保护缺血心肌，静脉点滴能发挥降压和保护心脏的双重效果。拉贝洛尔能同时阻断 α_1 和 β 受体，在降压的同时能减少心肌耗氧量，也可选用。心肌梗死后的患者可选用 ACEI、β 受体阻断药和醛固酮拮抗药。此外，原发病的治疗如溶栓、抗凝、血管再通等也非常重要，对 ST 段抬高的患者溶栓前应将血压控制在 20.0/12.0kPa（150/90mmHg）以下。

4. 急性左侧心力衰竭

急性左侧心力衰竭主要是收缩期高血压和缺血性心脏病导致的。严重高血压伴急性左侧心力衰竭治疗的主要手段是通过静脉用药，迅速降低心脏的前后负荷。在应用血管扩张药迅速降低血压的同时，配合使用强效利尿药，尽快缓解患者的缺氧和高度呼吸困难。就心脏功能而言，应力求将血压降到正常水平。血压被控制的同时，心力衰竭亦常得到控制。血管扩张药可选用硝普钠、硝酸甘油、酚妥拉明等，广泛心肌缺血引起的急性左侧心力衰竭，首选硝酸甘油。在降压的同时以吗啡 3~5mg 静脉缓注，必要时每隔 15min 重复 1 次，共 2~3 次，老年患者酌减剂量或改为肌内注射；呋塞米 20~40mg 静脉注射，2min 内推完，4h 后可重复 1 次；并予吸氧、氨茶碱等。洋地黄仅在心脏扩大或心房颤动伴快速心室率时应用。

5. 急性主动脉夹层

3/4 的主动脉夹层患者有高血压，血压增高是病情进展的重要诱因。治疗目标为通过扩张血管、减缓心动过速、抑制心脏收缩、降低血压及左心室射血速度、降低血流对动脉的剪切力，从而阻止夹层血肿的扩展。主动脉夹层在升主动脉及有并发症者尽快手术治疗；主动脉夹层病变局限在降主动脉者应积极内科治疗。患者应绝对卧床休息，严密监测生命体征和血管受累征象，给予有效止痛、迅速降压、镇静和吸氧，忌用抗凝或溶栓治疗。疼痛剧烈患者立即静脉使用较大剂量的吗啡或哌替啶。不论患者有无收缩期高血压，都应首先静脉应用 β-受体阻断药来减弱心肌收缩力，减慢心率，降低左心室射血速度。如普萘洛尔 0.5mg 静脉注射，随后每 3~5min 注射 1~2mg，直至心率降至 60~70 次/分。心率控制后，如血压仍然很高，应加用血管扩张药。降压的原则是在保证脏器足够灌注的前提下，迅速将血压降低并维持在尽可能低的水平。一般要求在 30min 内将收缩降至 13.3kPa（100mmHg）左右。如果患者不能耐受或有心、脑、肾缺血情况，也应尽量将血压维持在 16.0/10.7kPa（120/80mmHg）以下。治疗首选硝普钠或尼卡地平静脉点滴。其他常用药物有乌拉地尔、艾司洛尔、拉贝洛尔等。必要时加用血管紧张素 II 受体拮抗药、ACEI、或小剂量利尿药，但要注意 ACEI 类药物可引起刺激性咳嗽，可能加重病情。肼屈嗪（肼苯达嗪）和二氮嗪因有反射性增快心率，增加心输出量作用，不宜应用。主动脉大分支阻塞患者，因降压后使缺血加重，不宜采用降压治疗。

6. 子痫和先兆子痫

妊娠急诊患者的处理须非常小心，因为要同时顾及母亲和胎儿的安全。在加强母儿监测的同时，治疗时须把握三项原则：镇静防抽搐、止抽搐；积极降压；终止妊娠。①镇静防抽搐、止抽搐，常用药物为硫酸镁，肌内注射或静脉给药，用药时监测患者血压、尿量、腱反射、呼吸，避免发生中毒反应，镇静药可选用冬眠 1 号或地西泮。②积极降压，当血压升高大于 22.7/14.7kPa（170/110mmHg）时，宜静脉给予降压药物，控制血压，以防脑卒中及子痫发生。究竟血压应降至多少合适，目前尚无一致意见。注意避免血压下降过快、幅度过大，影响胎儿血供。保证分娩前舒张压在 12.0kPa（90mmHg）以上，否则会增加胎儿死亡风险。紧急降压时可静脉滴注尼卡地平、拉贝洛尔或肼屈嗪（肼苯达嗪）。尼卡地平是欧洲妊娠血压综合征治疗的首选药，它的胎盘转移率低，长时间使用对胎儿也无不良影响，能在有效降压的同时，延长妊娠，有利于改善胎儿结局，尤其适用于先兆子痫患者使用。另外，尼卡地平有针剂和口服两种剂型，适合孕产妇灵活应用。但应注意其可能抑制子宫收缩而影响分娩，在与硫酸镁合用时应小心产生协同作用。肼屈嗪（肼苯达嗪）常用剂量为 40mg 加于 5% 葡萄糖溶液 500mL 静脉滴注，0.5~10mg/h。血压稳定后改为口服药物维持。ACEI、血管紧张素 Ⅱ 受体拮抗药可能对胎儿产生不利影响，禁用；利尿药可进一步减少血容量，加重胎儿缺氧，除非存在少尿情况，否则不宜使用利尿药；硝普钠可致胎儿氰化物中毒亦为禁忌。③结合患者病情和产科情况，适时终止妊娠。

第三节　急性左心衰竭与充血性心力衰竭

一、急性左心衰竭

急性心力衰竭是指基于某种原因使心肌收缩力急剧下降或心脏前、后负荷突然加重，而引起的心输出量急剧降低所致的临床综合征，急性左心衰竭以肺水肿为主要表现，个别表现为心源性晕厥、心源性休克或心脏停搏。

（一）病因

急性左心衰竭常见的病因有急性心肌炎，急性广泛性心肌梗死，急进型（恶性）高血压，高血压危象，严重的二尖瓣或主动脉瓣狭窄，感染性心内膜炎或外伤所致的乳头肌功能不全，腱索断裂，瓣膜穿孔，急性二尖瓣或主动脉瓣反流，左室流出道梗阻，左房内球

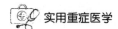

瓣样血栓形成，左房黏液瘤二尖瓣口嵌顿等，及急性大量心包渗液所致急性心脏填塞。

急性左心衰往往在以上病因基础上，在以下诱因作用下发病，常见诱因有：劳累，情绪激动，感染，发热，快速或缓慢的心律失常，输液过多、过快，等等。

（二）临床表现

1. 病史与症状

有前述急性心源性肺水肿的病因和诱因病史，常表现为突发呼吸困难或呼吸困难加重，迫使患者端坐呼吸或前倾坐位呼吸，常呈喘息性，呼吸极度窘迫，可有三凹征和鼻翼煽动，患者往往焦虑不安、恐惧、大汗淋漓、面色苍白、口唇紫绀、肢端湿冷。急性间质性肺水肿以干咳为主，急性肺泡性肺水肿时可咳出或自口鼻涌出大量白色泡沫痰或粉红色泡沫痰。

2. 体征

双肺或双肺底布满大、中、小水泡音伴哮鸣音。心率加速，肺动脉瓣区第二心音亢进，心尖区可闻及第三心音奔马律或第四音奔马律，原有心脏杂音常被响亮的哮鸣音遮掩，可触及交替脉，提示心肌受损严重。血压可增高，尤其原为高血压病者，偶可极度增高，以致与高血压危象很容易混淆。血压亦可降低，甚至发生心源性休克，常见于大面积急性心肌梗死和严重慢性心衰急性恶化。

3. 实验室检查

①胸部 X 线检查：肺血增多，肺门影增宽，密度增大，界线模糊，出现 KerleyB 线为肺间质水肿所致，肺泡水肿表现为两肺门有呈放射状分布的大片云雾状阴影，典型者呈蝶翼状外延。可有心脏扩大等原有心脏病 X 线征象。

②心电图检查：有助于判断急性肺水肿原因，如可发现急性心肌梗死心电图改变等。

③血气分析：可见动脉血氧分压降低，通气过度者可有动脉二氧化碳分压降低，pH 略升高（呼吸性碱中毒）。肺水肿严重者尤其应用较大剂量吗啡后可出现呼吸性酸中毒，pH 可降低。

④血流动力学测定：肺毛细血管楔嵌压（PCWP）升高，右房压正常或轻度升高，LVEDP 升高，CI 降低。

（三）诊断及鉴别诊断

对急性左心衰竭的诊断和鉴别诊断重点在于及时鉴别和诊断急性肺水肿，急性肺水肿的诊断主要依据突然出现的呼吸困难、咳粉红色泡沫样痰、双肺满布湿啰音等临床症状及体征，结合 X 线检查及病因综合判断，典型者诊断并不困难，但对不典型者，特别是早期肺水肿容易误诊。

急性肺水肿须与伴有突然出现呼吸困难的疾病相鉴别，如支气管哮喘、气胸、急性肺源性心脏病、急性呼吸衰竭，也须与其他疾病引起的肺水肿相鉴别，如成人呼吸窘迫综合征、有害气体的吸入、中枢神经系统疾病等。另外，肾脏疾病（急性肾小球肾炎和慢性尿毒症）可出现肺水肿，肺水肿可由多因素所致，须与左心衰相鉴别。

（四）急救处理

1. 病因治疗

对急性左心衰竭患者在进行紧急对症处理的同时，必须对原发病因（基础心脏病）及诱因进行治疗，它直接关系到整个治疗的成败。如高血压性心脏病引起的急性左心衰并有严重高血压时，必须选择快速有效的降压药使血压恢复正常；快速型心律失常（如快速性房颤、室上性或室性心动过速）引起的急性左心衰竭纠正心律失常或控制心室率为治疗的关键；急性心肌梗死并发肺水肿时，除应用血管扩张剂，快速利尿治疗等药物治疗外，尽早行心肌再灌注治疗如：静脉溶栓，急诊行经皮冠状动脉腔内成形术及冠状动脉内支架置入术，以挽救濒死心肌；若肺水肿系室间隔穿孔、腱索或乳头肌断裂引起，应先用血管扩张剂等内科治疗，使病情稳定后 4~6 周再行外科手术治疗。

2. 基础治疗

①体位：使患者取坐位或半卧位，双腿下垂，减少静脉回心血量，有人统计双下肢下垂 20min 可减少回心血量 400mL 左右，必要时四肢轮流扎紧束脉带以减轻前负荷。

②吸氧：立即给予吸入湿化氧以改善缺氧状态，氧流量应逐渐增加，开始 2~3L/min，以后可增加至 5~6L/min，突然给予大流量高浓度吸氧易引起呼吸抑制，通常将患者的动脉血氧分压提高到 8.0~12.0kPa（60~90mmHg）即可。湿化瓶内可放入 20%~40% 酒精，或加入二甲基硅油去泡剂，有去泡沫作用。在用去泡剂治疗的同时，应间歇使用吸引器吸出气道的分泌物，保持呼吸道通畅，有利于改善通气。

3. 药物治疗

（1）吗啡

吗啡是治疗急性心源性肺水肿最有效的制剂之一，主要机制：①增加容量血管容积，降低回心血量，减轻左房压；②降低呼吸频率，减轻呼吸窘迫；③镇静，减轻烦躁和恐惧，有利于降低氧耗量。

禁忌证：①慢性支气管炎及严重肺疾病，伴肺功能不全，肺心病；②颅内出血，肝衰

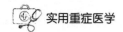

竭及严重中枢神经系统疾病及意识不清时；③低血压慎用，休克禁用。

用法和用量：3~5mg 直接或稀释后缓慢静脉注射，若无效可间隔 15~20min 后重复一次，用药过程中应严密观察呼吸，如出现呼吸抑制，可用纳洛酮 0.4mg 拮抗。

（2）快速利尿剂

静注利尿剂可迅速去除体内水分，减少循环血量及回心血量，减轻前负荷，减轻肺水肿，有人观察到单独使用呋塞米治疗左心衰竭时，在尚未出现大量利尿前，肺内啰音已减少，呼吸困难改善，认为呋塞米还具有扩张肺小动脉，降低肺动脉压的效果。呋塞米静脉注射初剂量为 20~40mg，如果患者既往为慢性心衰，可再给 40~120mg。在急性心肌梗死左心衰时应慎用，因此类心衰血容量增多不明显，以免引起低血压，且应防止过度利尿导致低血钾，血容量急剧降低也可引起休克。

（3）血管扩张剂

①硝酸甘油：主要扩张小静脉，减轻心脏前负荷。用法：10mg 溶于 250mL 液体中，在密切监测血压的情况下，从 10μg/min 开始，逐渐增加剂量（每 5min 增加 5μg/min），直到肺水肿缓解或已增大到 200μg/min，维持该剂量静滴，直至病情稳定再逐步减量。硝酸异山梨酯（消心痛），10mg 舌下含服，可 20min 重复一次，其效应可维持 9h。

②硝普钠：该药既扩张小动脉又扩张小静脉，因而可减轻心脏前、后负荷。对急性心肌梗死导致的急性肺水肿效果优于硝酸甘油，尤其适用于严重高血压性心脏病伴急性左心衰竭者。用法：以 25~50mg 溶于 500~1000mL 液体中，避光条件下，由 5~10μg/min 开始，在保持血压不低于 13.3kPa（100mmHg）的情况下，逐渐增加剂量（每 5~10min 增加 5μg/min），直至出现明显疗效或已达到 40~50μg/min，则维持该剂量持续静滴。使用硝普钠时应不宜过长，一般不超过 24h，以免氰化物蓄积。

③酚妥拉明：是一种 α 肾上腺素能受体阻滞剂，松弛血管平滑肌而有较强的扩血管作用，减轻心脏后负荷，又有轻微扩张静脉，减轻心脏前负荷作用，以上作用改善左室功能，增加心输出量，可降低毛细血管前、后括约肌张力，改善微循环，扩张支气管减轻呼吸道阻力，改善急性肺水肿时病理生理状态。

（4）洋地黄类正性肌力药

速效强心甙适用于左室负荷过重引起的急性肺水肿，如高血压性心脏病，风心病，二尖瓣关闭不全及主动脉瓣病变（关闭不全或狭窄），输血或补液过多过快引起的肺水肿。一般选用毛花苷 C（西地兰）或毒毛花苷 K 等快速制剂。毛花苷 C 适用于心室率快或伴快速型心房颤动等心律失常的肺水肿，如两周内未用过洋地黄，可给予毛花苷 C 0.4~0.8mg 加入 5% 葡萄糖 20~40mL 内缓慢静脉注射（5min 以上），必要时在用药后 2h、4h 再给予 0.1~0.2mg，总剂量不宜超过 1.2mg。如心率不快（<100 次/分）亦可给予毒毛花苷 K，

首剂 0.125~0.25mg，加入 5% 葡萄糖液中缓慢静注 5~10min，必要时可在数小时后再给 0.25mg，24h 总量小于 0.75mg，若发病前两周曾用过洋地黄，强心苷宜从小量开始，以后视病情逐渐增加剂量，一般可在密切观察下先给毛花苷 C 0.2mg 或毒毛花苷 K 0.125mg，若无中毒症状可酌情在 2~4h 后重复以上剂量。

在急性心肌梗死发生的 24h 内一般主张尽可能不使用洋地黄制剂，因为此时期心肌对洋地黄非常敏感，容易激发心律失常，加剧心肌缺血、缺氧。但急性心肌梗死 24h 内若合并快速心房颤动者，亦须考虑应用。

（5）β 受体激动剂

常用者为多巴胺及多巴酚丁胺。

多巴胺可兴奋 β_1、α_1 受体及多巴胺受体，不同剂量兴奋不同的受体而有不同的血流动力学效应。静脉滴速小于 2μg/（kg·min）时主要兴奋多巴胺受体，2~5μg/（kg·min）时有明显的强心、利尿作用；而剂量大于 5μg/（kg·min）时才对血管起收缩作用，使血压升高。

由于多巴胺和多巴酚丁胺对心肌收缩的增强作用较洋地黄弱，且又有扩血管作用，因此在急性心肌梗死并发急性左心衰竭时常作为首选药物。

多巴胺宜从 0.5~1.0μg/（kg·min）开始，逐渐增加剂量至心输出量及心排血指数增加，心功能改善为止，一般用 2~6μg/（kg·min）。多巴酚丁胺一般的常用剂量为 2~10μg/（kg·min），最高可用至 40μg/（kg·min），因人而异，该药半衰期短，仅 2~3min，静滴方便，易于调整剂量，它对外周血管的收缩及心率增快作用较多巴胺小，因而对于有低血压的心力衰竭患者宜选用有较强收缩血管作用的多巴胺，对伴有心率较快，而血压正常的心力衰竭患者可选用多巴酚丁胺。需要指出的是：对重度左心衰竭（肺水肿时）多巴胺的强心作用所起到的效果很微弱，仍须考虑应用洋地黄制剂。

多巴胺禁忌证为有室性心律失常，高血压性心脏病并发的急性左心衰。

（6）氨茶碱

氨茶碱为磷酸二酯酶抑制剂，可解除支气管痉挛，减轻呼吸困难。0.25g 溶于 20~40mg 葡萄糖液中缓慢静脉注射，注意若注射过快可引起心动过速，心前区疼痛和低血压，甚至严重心律失常。急性心肌梗死者禁用，在难以鉴别心源性哮喘或支气管哮喘时是首选的治疗方法。

（7）糖皮质激素

糖皮质激素可降低周围血管阻力，减少回心血量和解除支气管痉挛，降低肺毛细血管壁通透性，减轻肺水肿。可用地塞米松 10~20mg 静脉注射。

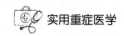

二、充血性心力衰竭

充血性心衰亦称为慢性心衰或慢性心功能不全。它是指慢性原发性心肌病变和心室因长期压力或容量负荷过重，致心肌收缩力减弱，心室顺应性降低，导致心输出量降低。早期机体通过各种代偿机制，包括根据 Frank-Starling 定律的内在反射机制，即当心输出量减少导致心室舒张末期容量和室壁张力增加，心腔扩大时，使心肌细胞伸张增加，在适当范围内可使心肌收缩力增加；通过颈动脉窦及主动脉弓压力感受器，反射性地兴奋交感-肾上腺素系统的外在后备机制，提高心率和加强心肌收缩力；通过肾素-血管紧张素-醛固酮系统调整血容量，及心肌细胞肥大、心腔扩大等一系列代偿机制，使心输出量尚能满足机体需要时称为代偿期。后期即使通过充分代偿机制也不能维持足够的输出量，及神经体液激素过度激活、心脏重塑，使心功能进一步恶化，称为失代偿期。

根据充血性心衰首先或主要发生在那一侧心腔，可分为左心衰竭、右心衰竭和全心衰竭三种临床类型。分述如下：

（一）左侧心力衰竭的诊断

左心衰竭是指左心不能将肺静脉回流血液充分排出，引起肺淤血和动脉系统缺血，重要脏器供血不足。左心衰竭可进一步分为左心房衰竭和左心室衰竭。前者常见病因有二尖瓣狭窄、左心房黏液瘤、左心房巨大血栓或赘生物阻塞二尖瓣口，导致左心室充盈受阻，左心房淤血、扩大，继而导致肺淤血；后者常见病因包括高血压、缺血性心脏病、心肌炎、心肌病、主动脉瓣狭窄和（或）关闭不全、二尖瓣关闭不全、克山病、急性肾小球肾炎，及室间隔缺损、动脉导管未闭、主动脉缩窄等先天性心脏病。

1. 临床表现特点

（1）呼吸困难

呼吸困难是最主要的临床症状，根据病情轻重，由开始仅在剧烈运动或体力劳动后出现呼吸困难，直至轻微活动甚至休息时也感到呼吸困难，当肺淤血和肺水肿严重时可出现端坐呼吸或夜间阵发性呼吸困难等。此外，可伴有咳嗽、咯血、咳白色或粉红色泡沫样痰（急性肺水肿）、乏力、发绀、心悸等症状。严重者可出现潮式呼吸，系脑部严重缺血、缺氧所致。

（2）不同病因的心脏病尚有不同病史

并可出现相应的特殊症状，如缺血性心脏病患者可有心绞痛、心肌梗死、乳头肌功能不全等表现；高血压患者有头晕、头痛，甚至脑血管意外的症状；二尖瓣狭窄者可有风湿热史和声音嘶哑；而肥厚型心肌病者可有昏厥史等。

（3）左心室衰竭者常有心浊音界向左下扩大（左心室肥大）

心尖区呈抬举性搏动，心率加快，第一心音减弱，出现各种心律失常，心尖区可有收缩期吹风样杂音（左心室扩大，二尖瓣相对关闭不全），常有病理性第三心音、第四心音（奔马律），脉搏强弱交替（交替脉）。此外，不同心脏病尚可出现相应体征，如主动脉瓣病变可在相应瓣膜区出现收缩期或舒张期杂音；室间隔缺损可在胸骨左缘第3、第4肋间出现3级以上收缩期杂音；二尖瓣关闭不全者在心尖区有3级以上收缩期反流性杂音等。肺底有小水泡音，可伴哮鸣音，约1/4患者有胸腔积液体征。左心房衰竭临床上以二尖瓣狭窄和左房黏液瘤最常见，除有肺水肿体征外，可有第一心音亢进，心尖区舒张期杂音，前者尚有二尖瓣开瓣音，后者可出现肿瘤扑落音。当肺动脉高压时，可出现肺动脉瓣第二音亢进和格雷厄姆·斯蒂尔（Graham Stell）杂音等体征。

2. 实验室及其他辅助检查特点

（1）胸部X线检查

常有左心室和（或）左心房扩大，肺淤血或肺水肿征，出现 KerleyB 线（肺淋巴管扩张、肺小叶间隔变粗所致）。不同病因尚有相应 X 线表现，如主动脉瓣病变心脏常呈靴形心，主动脉增宽、伸长等；而二尖瓣狭窄常呈梨形心改变，食管吞钡常有左心房局限性压迹等。慢性左心衰竭患者尚可有胸腔积液 X 线征。

（2）心电图检查

左心房和（或）左心室肥大、ST-T 改变，V_1 导联 P 波终末电势负值增大 ≤0.02mm/s。此外，可出现各种心律失常图形，左心房明显扩大者，尤其是二尖瓣狭窄、扩大型心肌病，常出现心房颤动。

（3）超声心动图

除可直接显示瓣膜病变、室间隔缺损和其他先天性畸形外，尚可检测心腔大小和室壁活动情况，并可做有关心功能检查，对确立左心衰竭的病因、衡量病变严重程度和估价心功能状况颇有帮助。

（4）B 型利钠肽（BNP）检查

在急诊情况下结合临床评估应用，可有助于鉴别引起呼吸困难的原因是心力衰竭还是其他原因，应用这种方法可减少住院时间与治疗费用。

（5）其他检查

在某些情况下，左心室功能不全程度尚可用左侧、右侧血流导向气囊导管（Swan-Ganz 导管）和心血管 X 线电影造影术等创伤性检查，及放射性核素扫描、血池显像，收缩时间间期测定、超声多普勒彩色血流显像或频谱分析等无创性方法予以评价。常用指标

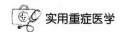

有容积指数、心输出量、心排血指数、射血分数、肺毛细血管楔嵌压等。

（二）右侧心力衰竭的诊断

右心衰竭是指右心不能将静脉回流血液充分地排出，引起体静脉系统淤血和动脉系统供血不足。常继发于左心衰竭所致肺动脉高压，也可由肺源性心脏病、肺动脉栓塞、肺动脉瓣狭窄或关闭不全、原发性肺动脉高压症、房间隔缺损、法洛四联症、主动脉窦瘤破入右心、心肌炎、心肌病、甲状腺功能亢进性心脏病等疾病所致。

1. 临床表现特点

①常有尿少，夜尿增多，胃肠道淤血症状如恶心、呕吐、食欲缺乏等，也可出现心悸、气促、乏力等症状。

②体循环淤血征象，包括下垂性水肿、胸腔积液、腹腔积液、颈静脉怒张并搏动、肝颈静脉反流征阳性、发绀、腹胀、肝肿大，甚至出现黄疸、心源性肝硬化等。

③可有相应心脏病的有关体征，因右心衰竭多继发于左心衰竭基础上，故常有左、右心扩大，心前区抬举性搏动，肝有扩张性搏动，及三尖瓣听诊区有收缩期杂音（三尖瓣相对性关闭不全）、右心室性和第三心音或奔马律。

2. 实验室及其他辅助检查特点

（1）X 线检查

可有右心或左、右心扩大，上腔静脉和奇静脉扩张，可伴有双侧或单侧胸腔积液征。

（2）心电图

右心房、右心室肥大、ST-T 改变，电轴右偏等。

（3）超声心动图

常有右心房、右心室肥大，右心室流出道增宽，及相应心脏病改变。

（4）其他

静脉压明显增高。重度右心衰竭时可有肝、肾功能异常。

（三）全心衰竭的治疗

同时伴有肺循环和体循环淤血表现，其临床表现为左、右侧心力衰竭征象的综合，但可以某一侧心衰为主。不少右心衰竭是继发于左心衰竭，一旦出现右心衰竭后，肺淤血和左心衰竭的症状反而得以部分缓解。

心衰的治疗应包括病因、诱因的防治和心衰本身的治疗两个方面，分述如下：

1. 病因的防治

病因的治疗应视为治疗心衰的基本措施。不少心脏病的病因是可以根治或控制的，因此必须认真对待，如多数先天性心脏病若能及时诊断，可以获得手术根治，若迟至发生不可逆性的血流动力学变化时，如原先左向右分流变为右向左分流，则往往会失去手术时机，心衰也难以治愈。先天性或获得性心瓣膜病变可通过介入性球囊导管扩张术、分离术、瓣膜修补成形术或人造瓣膜置换术，使患者心功能状态获得明显改善。脚气性心脏病、贫血性心脏病、甲状腺功能亢进性或甲状腺功能减退性心脏病，若能及时诊治，均可阻止心衰的发生，或使心衰明显好转或消失。高血压患者采用有效的降血压措施，可以有效地控制心衰。缺血性心脏病、心肌炎、心肌病等通过适当的内科治疗，也可使病情改善。因此，针对病因做相应治疗，在防治心衰方面具有重要的价值。

控制或消除心衰的诱因。患者心功能的恶化常常与某些诱因有关，控制或消除这些诱因常能使患者的心功能明显改善，起到事半功倍的作用。临床上心衰最常见诱因包括感染，特别是呼吸道感染、严重心律失常、过度疲劳、风湿活动、情绪激动或忧虑、过度劳累、肺栓塞、妊娠和分娩等，必须针对诱因进行相应治疗，如应用抗生素控制感染、应用抗心律失常药物或电治疗消除心律失常、应用激素或阿司匹林治疗风湿活动等。

2. 心力衰竭本身的治疗

包括减轻心脏负荷、提高心肌收缩力、改善心脏泵血功能等。减轻心脏负荷的措施有休息、镇静、限制水钠摄入，应用利尿剂和容量血管扩张剂以降低心脏前负荷，使用阻力血管扩张剂以降低心脏后负荷。提高心肌收缩力的措施主要是应用洋地黄类及其他正性肌力药物，改善心室重塑应使用 β 受体阻滞剂和血管紧张素转换酶抑制剂，现分述如下：

（1）休息

休息是减轻心脏负荷和能量消耗的重要措施之一，但休息的程度应根据心衰的轻重而定。心功能属于轻度降低者，可根据具体情况允许做一些轻度活动；而心功能 3~4 级者，则应卧床休息。急性左心衰竭者宜采取半坐卧位。但是长期卧床休息易发生静脉血栓、肢体废用性萎缩、食欲缺乏等症状。因此，待病情改善后应鼓励患者做轻度力所能及的活动，做到劳逸结合，这样有利于康复。必须指出，休息不仅局限于体力上的休息，亦应包括脑力、精神上的休息，对于焦虑、烦躁不安、失眠的患者，可酌情应用镇静剂，如地西泮等，同时要做好耐心细致的思想工作，取得患者的配合，树立战胜疾病的坚强信心。

（2）限制水钠摄入

心衰患者的饮食宜清淡和少食多餐，食物应富含维生素和易于消化，并注意热量平衡。对于肥胖、冠心病患者宜低热量、低脂饮食，适当减轻体重。长期营养不良的慢性患者则要保证营养，提高体质。鉴于心衰的水肿与静脉及毛细血管淤血、细胞外液增加有关，而水肿的发生多继发于钠的潴留。因此，适当限制钠的摄入对消除水肿有效。一般认为轻度心衰者每日氯化钠摄入应控制在 5g 以下，中度心衰者 2.5g，重度心衰者不超过

1.0g，而不加盐的正常人饮食中每日约含氯化钠 2~4g。因此，对于重度心衰或顽固性心衰者，必要时应采取戒盐饮食。但是长期的严格戒盐往往会影响患者的食欲，必须权衡利弊。近年来，由于各种利尿剂不断问世，目前过分严格地限制钠盐摄入已无必要，特别是大量利尿时，有时由于钠盐排泄过多会造成低钠血症，而血钠过低亦会影响利尿剂的疗效，应予注意。在限钠情况下，水分一般可不加限制，但重度心衰、明显水肿者，每日水分摄入应控制在 2000mL 左右。

（3）利尿剂的应用

经适当限制水钠摄入后仍有水肿者，可使用利尿剂，它可消肿、减少血容量和减轻心脏前负荷。此外，利尿剂亦能降低血压而减轻心脏后负荷，从而增加心输出量，改善心功能。

①噻嗪类：大多数噻嗪类利尿剂口服后迅速吸收，口服 2h 左右达血浓度高峰，作用持续 15h 以上，多数以原形药从尿中排出，主要由近曲小管分泌。其作用部位是髓襻升支粗段的皮质部，抑制该段肾小管对氯化物、钠及水的重吸收，从而促进肾脏对氯化钠的排泄而产生利尿作用。同时由于转运到远曲小管钠增加，遂与钾进行交换，促进了钾的分泌和丢失，故长期使用可引起低钠、低氯和低钾血症及碱血症。不良反应除可造成上述电解质紊乱外，尚可引起高尿酸血症，这是由于在近曲小管，噻嗪类可与尿酸竞争同一载体，干扰尿酸分泌，致血中尿酸浓度增高，也可使血糖升高，这是由于噻嗪类能抑制胰岛素的释放及葡萄糖的利用所致。为了减轻上述不良反应，服药期间要补充钾盐或潴钾利尿剂联用。合并糖尿病、痛风的患者应慎用。

常用制剂有以下几种：a. 氢氯噻嗪 25mg，每日 2~3 次；b. 苄氟噻嗪 5mg，每日 1~2 次；c. 环戊氯噻嗪 0.25mg，每日 2 次；d. 氯噻酮 50~100mg，每日 1 次。

噻嗪类属中效利尿剂，一般适用于轻、中度充血性心衰的治疗，对于急、重度心衰或顽固性心衰，则须与其他利尿剂合用，或改用强利尿剂。长期服用时，使用最小维持量，必要时间歇服用，这样不仅利尿效果较好，且可减少水、电解质紊乱。

②襻利尿剂：该类药物主要作用于髓襻升支的髓质部及皮质部，抑制其对钠、氯的再吸收，促进钠、氯、钾的排出和影响肾髓质高渗透压的形成，从而干扰尿的浓缩过程。此外，对近曲小管、肾小球滤过率也有作用。本类药物属强利尿剂，视病情可口服或注射，主要适用于急性心衰和重度充血性心衰的患者。

常用制剂有以下几种：a. 呋塞米：20~40mg，每日 1~3 次，口服后 20~30min 开始利尿，1~2h 达高峰，持续 6~8h；20~40mg，每日 1~2 次，肌内注射或静脉注射，注后 2~5min 开始利尿，30~90min 达高峰，持续 4~6h；对于严重顽固性心衰、明显水肿者，有时可采用冲击剂量，每日用量可达 400~600mg，分次静脉注射或静脉滴注，待利尿和心衰改善后减量，常能取得较好疗效；由于本药属强利尿剂，不良反应包括水、电解质紊乱，低血容量，低血钾、低血氯性碱中毒，长期应用可使听力减退、高尿酸血症和胃肠道症状；为了避免不良反应，一般从小剂量开始，酌情加量，并适当补充钾盐或与潴钾利尿剂联用，以避免水、电解质紊乱。b. 依他尼酸：其作用机制与呋塞米相似，但毒副反应较大。一般剂量为 25~50mg，每日 1~2 次，服后 30min 开始利尿，2h 达高峰，持续 6~8h；静脉注射 25~50mg，注后 2~10min 开始利尿，1~2h 达作用高峰，持续 2~3h。c. 布美他尼：其作用与呋塞米相似，1~2mg，每日 1~2 次，口服，服后 30min 开始利尿，1~1.5h 达高峰，持续 5~6h；0.5~2mg，每日 1 次，静脉注射，注后 10min 开始利尿，30min 后达高峰，持续 2h。其利尿作用强度为呋塞米的 20~25 倍，不良反应较少，可引起水、电解质紊乱，偶可使血糖、血尿酸增高。d. 天尼酸：一般剂量为 250~500mg，每日 1~2 次，口服 1h 开始利尿，3~5h 达高峰，持续 12~24h。

③潴钾利尿剂（含醛固酮拮抗剂）：主要作用于远曲小管的远端，有排钠、排氯的作用，对钾则相对潴留，单独应用时其利尿作用弱且起效慢，长期应用可导致血钾增高，临床上常与排钾利尿剂（如噻嗪类和袢利尿剂）联用，这样既可加强利尿作用，又可减轻电解质的紊乱。

常用制剂有以下几种：a. 螺内酯：尤适用于继发性醛固酮增多性顽固性水肿。常用量为 20~40mg，每日 3~4 次。不良反应少，偶有头痛、嗜睡现象，伴肾功能不全及高血钾者忌用；目前认为，本药除利尿作用外，尚能改善心脏重塑，尤其适用于心功能Ⅳ级患者。b. 氨苯蝶啶：50~100mg，每日 3 次，服后 1h 开始利尿，4~6h 达高峰，持续 12~16h。目前认为，本药并非通过拮抗醛固酮起作用，而是作用于远曲小管和集合管，抑制钠的重吸收和钾的排泄，使尿中钠、氯排出增加而利尿，对 K^+ 则有潴留作用。不良反应较少，偶有嗜睡及胃肠道相关症状。c. 阿米洛利（氨氯吡咪）：其作用机制与氨苯蝶啶相似，一般剂量为 5~10mg，每日 1~2 次。

第四章 血液系统重症

第一节 急性溶血性贫血

一、定义

急性溶血是指红细胞在短时间内大量破坏寿命缩短的过程。急性溶血性贫血是指红细胞在短时间内大量破坏而引起的一类贫血。溶血危象较常见于在慢性遗传性溶血性贫血的过程中,红细胞的破坏突然增加,超出了骨髓造血代偿能力,而引起的严重贫血,多因急性或亚急性感染、劳累、受冷等因素而诱发。

二、诊断

在慢性溶血性贫血基础上出现贫血和黄疸突然加重,伴有寒战、发热、呕吐、腹痛、脾肿大等;或突然出现乏力面色苍白加重,结合外周血象改变和网织红细胞计数诊断溶血危象。应尽快确定溶血危象的原因。

(一)临床表现

1. 急性溶血性贫血的临床表现

急性起病,全身不适,寒战、高热、头疼、腰背四肢酸痛及腹痛,有时伴恶心、呕吐、腹泻,有些患者腹痛严重,有腹肌痉挛,甚似急腹症;同时出现贫血、黄疸、尿色棕红(血红蛋白尿)。严重者可有下列表现:呼吸急促,心率增快,烦躁不安;急性循环衰竭;急性心功能不全或休克;急性肾衰竭;弥散性血管内凝血;中枢神经系统损害,如昏迷、胆红素脑病(新生儿早期)。

2. 溶血危象的临床表现

在慢性溶血性贫血过程中出现贫血、黄疸加重,伴有发热、腹痛、疲倦等症状,脾脏可有触痛。一般持续 7~14d 可自然缓解。

(二) 辅助检查

1. 红细胞破坏增加

①血常规：红细胞及血红蛋白迅速减低，血红蛋白常低于 60g/L。

②红细胞生存时间测定：很少使用，多用于病史和一般实验室检查难以确定诊断时。

③胆红素代谢及其代谢产物增多：血清间接胆红素增高；尿胆原粪胆原增多；血清铁增高。

④血红蛋白血症：正常血浆只有微量的游离血红蛋白（10~100mg/L）。当大量溶血时，主要为急性血管内溶血时，可高达 1g/L 以上。

⑤血清结合珠蛋白降低：正常血清中含量为 0.5~1.5g/L，血管内溶血时，结合珠蛋白和游离血红素结合，血浆中结合珠蛋白含量降低，甚至为 0。急性溶血停止 3~4d 后方能恢复正常水平。

⑥血红蛋白尿及含铁血黄素尿：含铁血黄素尿是血管内溶血的重要指标。

2. 红细胞代偿性增生

①网织红细胞明显增多：常高于 5% 以上，网织红细胞的增多与溶血程度呈正相关。

②外周血液出现幼稚血细胞：通常是晚幼红细胞，严重溶血时尚可见幼粒细胞；血小板计数增加。可表现为类白血病反应。

③骨髓幼血细胞增生：有核细胞增生旺盛，粒/红比值倒置，红系增生更活跃，并以中、晚幼细胞增生为主。

3. 生化检查

出现高钾血症、代谢性酸中毒、低钙血症；危象时易发生急性肾衰。部分患者有肝脏功能异常；血清乳酸脱氢酶增高。

4. 红细胞形态检查

如小球形红细胞增多（大于 10%）提示遗传性球形红细胞增多；椭圆形红细胞增多（15%）提示椭圆形红细胞增多症；靶形红细胞增多见于地中海贫血、HbC、HbS、HbE 等；破碎红细胞、盔形红细胞增多（大于 2%）提示微血管病性溶血性贫血。

5. 红细胞渗透脆性实验

脆性增加见于遗传性球形红细胞增多症、AAIHA；减低见于地中海贫血。

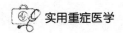
6. 孵育实验

将测定的红细胞温育24h再做脆性实验，可提高敏感性，对轻型遗传性球形红细胞增多症可得阳性结果。

7. 抗人球蛋白实验

抗人球蛋白（Coombs）试验是检测温抗体型AAIHA的经典方法，但试验结果与溶血严重程度无关。临床上有2%~5%的AAIHA患者Coombs试验呈阴性。

8. 血红蛋白检查

有助于地中海贫血和血红蛋白病的诊断。

①血红蛋白电泳和抗碱血红蛋白实验：是诊断珠蛋白生成障碍性贫血（地中海贫血）和异常血红蛋白病的简易可靠的方法。

②异丙醇试验和热不稳定实验：对不稳定血红蛋白病（uHb）的诊断有价值。

③变性珠蛋白小体（Heinz body）：G6PD缺乏和uHb患者此小体阳性。

④肽链分析：可检测血红蛋白的α、β、γ链。

9. 红细胞酶检查

有助于红细胞酶缺陷的诊断。

①红细胞酶活性测定：是确诊各种酶缺乏的方法。但应注意急性溶血时，血循环中的红细胞多为年轻红细胞，其酶活性不低，易出现假阴性结果。近年来G6PD/6PGD比值法已广泛应用，有利于提高G6PD缺乏杂合子的检出率。

②高铁血红蛋白（MHb）还原实验：是检查G6PD缺乏的首选过筛实验，方法简便，但可出现假阳性和假阴性。

③荧光斑点实验：是检查G6PD缺乏的首选过筛实验。

④硝基四氮唑蓝（NBT）纸片法：也是G6PD缺乏的过筛实验。

10. 基因分析

可检测遗传性溶血性疾病的基因缺失或突变。

11. 血清酸化溶血试验（Ham实验）和糖水溶血实验

两者是临床诊断PNH常用检查方法。

12. 血细胞GPI锚连蛋白表达检测

其已成为PNH的"金指标"。

（三）鉴别诊断

1. 再生障碍及其危象：血红蛋白及红细胞计数及网织红细胞明显降低，外周血的中性粒细胞与血小板计数一般正常，偶有粒细胞及血小板同时降低。骨髓象有两种表现：红细胞系统受抑制，有核红细胞甚少；骨髓增生活跃，但红系停滞于幼稚细胞阶段。HPV B19 病毒抗体检测和病毒 DNA 检测有助于诊断。

2. 失血性、缺铁性或巨幼细胞贫血：恢复早期也可有贫血和网织红细胞增多。骨穿做骨髓象检查可鉴别。

3. 家族性非溶血性黄疸：患者有非胆红素尿性黄疸而无贫血。

4. 骨髓转移瘤：有幼粒-幼红细胞性贫血、成熟红细胞畸形、轻度网织红细胞增多，本质不是溶血，骨穿做骨髓象检查易于鉴别。

三、治疗

（一）一般治疗

卧床休息，烦躁不安者给予小剂量镇静，吸氧保证足够的液量，出现溶血危象应注意纠酸、碱化尿液。

（二）祛除病因

对诱发溶血及其危象的病因应及时祛除。

（三）输注红细胞

是直接纠正贫血的措施，每次输注浓缩红细胞 10mL/kg，可提高 Hb20～30g/L，以维持外用血 Hb>60g/L 为宜。没有成分输血时也可输全血。

（四）肾上腺皮质激素

此药为温抗体型 AAIHA 的首选药物，有效率为 80%。对于其他非免疫性溶血性贫血，均不必使用激素。

（五）丙种球蛋白

IVIG 已用于治疗 AIHA，部分患者有短期疗效。少数再生障碍危象患者需要丙种球蛋白治疗，可改善骨髓增生不良状态。

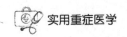

（六）免疫抑制剂

多用于 AAIHA 对激素无效或需较大剂量维持者，常用环磷酰胺、环孢素和长春新碱等；美罗华（Ritux-imab）是一种针对 B 淋巴细胞抗原的抗 CD_{20} 单克隆抗体，有研究表明，剂量 375mg/（m^2·d）中位数为 3 周，治疗儿童 AIHA，安全有效，多数患者取得持续的效果，虽然可复发，但第二次治疗仍然可控制疾病。

（七）血浆置换

可用于自身免疫性溶血。

（八）脾切除

对遗传性球形红细胞增多症最有价值。对内科治疗无效者可考虑切脾治疗。

第二节　弥散性血管内凝血

弥散性血管内凝血（DIC）是由于机体受某些致病因子的作用，致大量促凝物质进入血中，血液呈高凝状态，进而发生广泛性微血管内凝血，微血栓形成，消耗大量血小板与凝血因子，以及启动纤溶系统，又转化为血液低凝状态，引起广泛性出血。病因是复杂的，病情是凶险的。

一、病因与诱因

弥散性血管内凝血发生有一定的基础疾病，常见者为以下几种：

（一）严重感染

据国内统计报道，由感染引起的弥散性血管内凝血占全数患者的 30%~42%，占病因的首位。

（二）恶性肿瘤

多见于恶性肿瘤的晚期，预后一般不良。

（三）病理产科

各种病理产科情况均可成为弥散性血管内凝血的病因。

（四）外科手术及外伤

弥散性血管内凝血主要见于大中手术、严重外伤、大面积烧伤、冻伤、电击、毒蛇咬伤等。

（五）血液病

尤以急性白血病、恶性淋巴瘤、血型不相合的输血等为著。

（六）消化系统疾病

重症肝炎、肝硬化、急性出血坏死型胰腺炎、重症胆管感染等。

（七）心血管病

恶性高血压、肺源性心脏病、冠状动脉粥样硬化性心脏病（简称"冠心病"）、心搏骤停及严重的心力衰竭等。

（八）结缔组织病

系统性红斑狼疮（SLE）、结节性多动脉炎等。

（九）药物作用

曾有过引起弥散性血管内凝血的药物如青霉素。异烟肼、肾上腺皮质激素、苯妥英钠、雌激素类避孕药等。不恰当应用抗纤溶药物如氨基己酸、对羧基苯胺（PAMBA）也可能诱发弥散性血管内凝血。

二、诊断

（一）临床表现特点

弥散性血管内凝血有较为独特的临床表现。

1. 出血现象

患者出血可遍及全身，最常见者为弥散的自发性皮肤出血，如瘀点、瘀斑。其次为自发性牙龈出血、鼻出血等。消化道、肺、阴道出血也较常见。出血原因可能为以下几点：

①原发病所致血管壁及血小板损伤。

②凝血因子大量消耗。

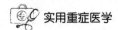

③继发性纤溶亢进及 FDP 的作用。

2. 休克

休克的原因大致有以下几条：

①广泛性微血栓形成致回心血量减少。

②心肌损伤致心收缩力降低。

③广泛性出血、渗血致有效循环血容量减少。另外，各种原因的休克又可为弥散性血管内凝血的发病基础。

3. 栓塞现象

由于多发性微血栓形成，引起一系列的症状和体征，这是弥散性血管内凝血最早期病变之一。浅表部位的栓塞表现为多发性皮肤、黏膜的血栓性坏死。深部器官的多发性栓塞表现为多个罹患器官的功能障碍。

4. 溶血和贫血

弥散性血管内凝血时微血管病性溶血常出现畏寒、发热、黄疸、血红蛋白尿、少尿或无尿等症状，严重者有不同程度的溶血性贫血。

(二) 诊断标准

目前国内临床界最常应用 Colman DIC 诊断标准：第一，血小板减少（小于 $100 \times 10^9/L$）；第二，血浆凝血酶原时间（PT）延长（大于对照组）；第三，血浆纤维蛋白原减少（小于 1.5g/L）。

凡患者上述 3 项试验均异常，可诊断为弥散性血管内凝血。但如果只有两项异常，则须有以下 3 项中的任何 1 项阳性结果，方能做出诊断：第一，凝血酶时间（TT）延长；第二，血清 FDP 含量较正常增加 4 倍（或 3P 试验阳性）；第三，优球蛋白溶解时间缩短。

Colman 诊断标准似乎稍宽，易将非弥散性血管内凝血诊断为弥散性血管内凝血。因而，弥散性血管内凝血的诊断除凝血象检查之外，还须密切结合临床情况。

鉴别诊断上须注意：第一，重症肝病。第二，原发性纤溶亢进，临床上极少见，主要见于肝移植后的无肝期与重症肝病时，此时血小板计数基本正常、3P 试验多为阴性、弥散性血管内凝血时血片易见到破碎红细胞，而本病则无此表现。

四、治疗

(一) 基本疗法

近年第三军医大学刘怀琼、葛衡江等专家提出的弥散性血管内凝血治疗细则，具体实用，堪为借鉴。弥散性血管内凝血的治疗原则是：第一，祛除弥散性血管内凝血的原发病和诱因；第二，阻断血管内凝血与继发性纤溶亢进的过程；第三，恢复血小板和凝血因子的正常水平；第四，纠正休克和制止出血。

1. 治疗原发病和诱因

①控制感染：及早、足量应用有效的抗生素，用至足够的疗程。有外科情况者手术治疗。

②根治恶性肿瘤：有适应证时手术根治。

③及时终止病理产科情况。

④防治休克。

⑤其他：纠正缺氧、纠正酸中毒、避免应用可能诱发弥散性血管内凝血的药物、减少手术时的损伤、慎用抗肿瘤药物、护肝药物治疗等。

2. 抗凝血药的应用

抗凝血药治疗是阻断弥散性血管内凝血病程的重要手段之一。抗凝血药治疗的目的是：第一，抑制广泛性微血栓形成；第二，防止血小板和凝血因子的进一步消耗，为重建凝血与抗凝血平衡创造条件。

（1）肝素

弥散性血管内凝血患者在静脉注射肝素之后，10min 即可产生抗凝血作用，2h 左右达高峰，在 6h 内大部分在肝内灭活。静脉注射的肝素半减期为 1/2~6h（平均为 1.5h）。其半减期长短与注入剂量大小有关。剂量较大者半减期略长。

肝素应用的适应证：目前一致意见是对急性弥散性血管内凝血特别是感染引起者效果明显。对病理产科所致的弥散性血管内凝血，应用与否并无一致意见，但多数仍主张应用。对亚急性与慢性弥散性血管内凝血患者则疗效较好。一旦确诊为弥散性血管内凝血而无禁忌证时，即可及早应用肝素治疗。

肝素应用的禁忌证：一般认为，肝素治疗不存在绝对禁忌证。但有下列情况者应作为相对禁忌证：①有严重的出血性疾病病史；②手术后 24h 内或大面积创伤后局部创口未有良好改善者；③严重肝脏病；④伴有咯血的肺结核，或出血性消化性溃疡，或有出血倾向的颅脑疾病；⑤晚期弥散性血管内凝血以继发性纤溶亢进为主要表现者。

肝素用量：肝素治疗弥散性血管内凝血的用量主要取决于：①患者体重，如初次剂量一般不少于 0.5~1.0mg/kg（肝素 1mg=125~130U）。②临床分型、分期：急性型早期剂量宜大，前 3d 需 30000U/d；急性型晚期或亚急性、慢性患者剂量宜小，一般平均 10000~15000U/d 即可。③临床疗效：用药疗程中病情逐渐好转者，示抗凝血治疗奏效，可继续给药；如无良好的治疗效应，则可能为用量不足或非肝素治疗的适应证，应考虑临床情况及血液学检查结果加大剂量或停药。④血液学监测结果：血浆 PT 如延长至 25~30s 范围内示肝素剂量合适；凝血时间（CT）（试管法）如超过肝素应用前的 3 倍或大于 30min，则须延长应用肝素的间隔时间，或减量，或停药；鱼精蛋白定量法每 1mL 血浆消耗鱼精蛋白 0.25mg 以下者，示肝素用量不足，而大于 1.0mg 时则提示过量。

总之，肝素应用的基本原则是早期、足量应用及一定的维持时间。首次用药最好静脉注射给药，然后每隔 4~6h 重复静脉注射或持续静脉滴注。急性患者持续用药时间一般不少于 3d，通常为 5~7d。亚急性或慢性患者持续用药时间更长，肝素治疗取得满意疗效后才逐渐减量或用其他抗凝血药物替代。突然停药可引起弥散性血管内凝血复发或反跳。在经验不足或缺少监护条件时可采用安全给药法，即以肝素 0.2~0.5mg/（kg·h）的速度持续静脉滴注，既可逆转弥散性血管内凝血，又不致引起严重出血。

肝素治疗有效的指征：①出血停止或明显减轻；②休克好转或纠正；③尿量明显增加；④PT 比肝素治疗前缩短 5s 以上；⑤纤维蛋白原、血小板计数不再下降或有不同程度的回升。

停止肝素治疗的指征：①诱发弥散性血管内凝血的原发病已控制或缓解；②临床症状明显改善；③凝血象主要数值接近正常；④肝素过量。

肝素过量的指征和治疗，肝素过量的指征是：①肝素疗程中病情加重，出血更明显，或出血已停止或减轻，但又再度出现或加重，并除外弥散性血管内凝血病情加重者；②凝血象检查试管法 CT 大于 30min，或 TT 大于 50s 且能被甲苯胺蓝试验全部或部分纠正者，或白陶土部分凝血活酶时间（KPTT）大于 100s 者。

肝素过量的治疗主要是静脉注射或静脉滴注鱼精蛋白。鱼精蛋白 1mg 可中和肝素 1mg（相当于 125~130U 肝素）。鱼精蛋白一般用量为 25~50mg，一次用量不宜超过 50mg，于 3~10min 缓慢静脉注射。

肝素治疗前如有酸中毒，必须及时纠正。肝素治疗也可能发生出血、血小板减少、变态反应等不良反应。

（2）右旋糖酐

本品的抗凝血机制是：①扩充血容量，使血液稀释，降低其黏稠度；②覆盖于红细胞表面，增加其膜外负电荷，使其互相排斥，不易凝集；③抑制血小板聚集；④保护血管壁的完整和光滑；⑤直接拮抗凝血酶。

用法：每次 500mL，静脉滴注，每日 1~3 次，每次隔 6h 以上。总量不宜超过每日 1500mL。

（3）双嘧达莫（潘生丁）

本品能抑制血小板聚集和释放反应，常与肝素同时应用。每次以 100~200mg，稀释于

100mL 液体中静脉滴注，每 4~6h 一次。总量可达每日 600~1000mg。

3. 补充血小板与凝血因子

补充血小板及凝血因子只能在充分抗凝血药治疗的基础上施行，否则可使病情加重。

①新鲜全血：对于出血严重、血小板数与凝血因子水平严重下降者，一次输入宜在 1000mL 或以上。为防止大量输血致血黏度增加，使弥散性血管内凝血加重，可在全血中加入肝素 5~10U/mL，预加的肝素量应计入当日的肝素治疗总量中。

②新鲜血浆：含有治疗需要的血小板与凝血因子，又能避免输入大量红细胞致血黏度增加，故为最理想的补充治疗制剂。

③纤维蛋白原：适用于明显的低纤维蛋白原血症弥散性血管内凝血患者，每次 2~4g，静脉滴注。至血浆纤维蛋白原浓度达到 1g/L 即可。纤维蛋白原半减期较长（4~6d），一般用至足量后无须再次输入。

4. 溶血栓的治疗

本疗法主要是应用促纤维蛋白溶解药物，使已形成的血栓溶解，以改善或解除微循环障碍。作者认为，本疗法用于治疗弥散性血管内凝血尚处于探索阶段。

（1）溶血栓治疗的适应证

①弥散性血管内凝血早期：在应用肝素阻止血栓形成的同时，应用溶血栓药以使微血栓溶解，改善组织血流灌注，有利于防止顽固性休克与急性肾衰竭的发生。②弥散性血管内凝血后续治疗：当微血栓形成及继发性纤溶亢进已停止时，应用溶血栓药治疗有助于清除残留血栓，以及改善与恢复罹患器官的功能。

（2）临床常用的溶血栓药

①链激酶：本品主要作用于新形成的血栓。首次剂量一般为 50 万 U，加入生理盐水或 5% 葡萄糖液 100mL 中静脉滴注，于 30min 内滴完。维持量 10 万 U/h。每一日剂量可达 200~300 万 U，以后酌情减量。3~5d 为一疗程。在减量或停药过程中，可用右旋糖酐 40 或小量肝素做过渡性治疗。本品为生物制品，可引起畏寒、发热及变态反应，可在用药前或同时应用适量的地塞米松或异丙嗪等抗过敏药物预防。②尿激酶：本品为较理想的溶血栓制剂。首次剂量为 15 万 U，加入生理盐水或 5% 葡萄糖液 100mL 中静脉滴注，于 30min 内滴完；然后每 12 小时 30~40 万 U，连用 3~5d。

（二）特别情况弥散性血管内凝血的治疗

1. 休克并发弥散性血管内凝血的治疗

休克并发弥散性血管内凝血时，由于微血管强烈痉挛，血流淤滞于微循环中，血管通透性增加，体液外渗而致血黏度增加，使红细胞、血小板凝集，再由于缺氧、酸中毒等因素，致促凝物质进一步增加而形成弥散性血管内凝血，病情是严重的。因而，此时必须积极治疗原发病，给氧、扩容、纠酸，应用血管扩张药疏通微循环，缓解微血管痉挛。休克是前因，而弥散性血管内凝血是后果。故须标本兼治，尤须重视治本。肝素应用能防止微血管内血栓形成，而无助于缓解休克。

弥散性血管内凝血早期可表现为血小板减少、CT 缩短，可尚无出血点、瘀斑的出现。近年国内有作者主张这时须按常规应用山莨菪碱抗休克治疗，使微血管痉挛得以缓解。当患者血压回升、面色转红、一般情况好转、尿量增加，可静脉滴注山莨菪碱维持量，直至弥散性血管内凝血基本缓解，方可减量乃至停药。山莨菪碱过早减量或停药，微血管痉挛可再度出现，弥散性血管内凝血亦无从缓解，血压也再度下降。

2. 病理产科并发弥散性血管内凝血的治疗

近年国内有学者报道，病理产科并发弥散性血管内凝血时，治疗应是综合性的，病因治疗特别重要，其他为供氧、纠酸、扩容、应用血管活性药物、补充凝血因子等均甚重要。

①矫治原发病：一旦病因解除，弥散性血管内凝血可迅速控制。当患者病情迅速发展，且估计短期内难以结束分娩者，应考虑及时产科手术（如剖宫产、子宫切除术）。

②肝素化：两例曾每日用 200~300mg，预后不佳，均于 24h 内死亡。5 例每日用 70~150mg，预后好。因此，建议肝素剂量每日不宜超过 150mg。

③抗休克：及早给氧、扩容、纠酸、应用血管活性药物等。

④补充凝血因子：以补充新鲜同型全血为主。纤维蛋白原的补充亦重要。在肝素化的基础上应用以免加重栓塞形成。

⑤纤溶抑制剂：本组两例应用抑肽酶 8~16 万 U，配合其他治疗后痊愈。抑肽酶应用于病理产科弥散性血管内凝血患者，有一定探讨价值。1 例应用氨基己酸加剖宫术后治愈。4 例应用肝素化加氨甲环酸（止血环酸）100~400mg，死亡两例，1 例为羊水栓塞，1 例为胎盘早剥。学者结论认为：肝素应用要适时，剂量要用至恰到好处；抑肽酶在产科弥散性血管内凝血的应用有一定探讨价值。

总之，治疗产科弥散性血管内凝血，迅速祛除病因是关键。病因多与宫内容物有关，及时结束分娩，取出胎物，必要时切除子宫，可阻止凝血活素物质进入血液循环，有利于纠正弥散性血管内凝血。肝素应用在产科弥散性血管内凝血治疗中是重要手段之一，贵在灵活应用。

第三节　急性白血病

白血病是一种造血系统的恶性肿瘤，其主要表现为异常的白细胞及其幼稚细胞（白血病细胞）在骨髓或其他造血组织中进行性、失控性的异常增生，浸润各种组织，使正常血细胞生成减少，产生相应的临床表现。

一、病因与分类

（一）病因

人类白血病的病因至今未明，许多因素被认为和白血病发生有关。病毒可能为其主要因素，此外尚有遗传、放射、化学毒物或药物等因素。

1. 病毒

已经证实成人 T 细胞白血病病毒（human T-cell leukemiavirus-I，HTLV-Ⅰ）是引起成人 T 细胞白血病（ATL）的主要原因。

2. 电离辐射

照射剂量与白血病发病率密切相关，可引起骨髓抑制、免疫缺陷、染色体断裂和重组。

3. 化学因素

多引起 ANLL，常有白血病前期。苯、乙双吗啉、烷化剂可导致染色体畸变。

（二）分类

1. 按细胞不成熟程度和自然病程分型

根据白血病细胞不成熟的程度和自然病程，分为急性白血病和慢性白血病两大类。急性白血病的骨髓和外周血中主要的白血病细胞为原始细胞，慢性白血病主要为成熟和幼稚阶段的细胞。

2. 按白血病细胞的类型分类

根据白血病细胞的类型，急性白血病可分为急性淋巴细胞白血病（ALL）和急性非淋巴细胞白血病（ANLL）两大类。急性淋巴细胞白血病又分为 $L_1 \sim L_3$，急性非淋巴细胞白血病又分为 $M_0 \sim M_7$。

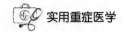

（1）ALL

①L_1：胞体小，较一致；胞浆少；核形规则、核仁小而不清楚，少见或不见。②L_2：胞体大，不均一；胞浆常较多；核形不规则，常呈凹陷、折叠。核仁清楚，一个或多个。③L_3：胞体大，均一；胞浆多，深蓝色，有较多空泡，呈蜂窝状；核型规则；核仁清楚，一个或多个。

（2）ANLL

①M_0（急性髓细胞性白血病微分化型）：骨髓（BM）原始细胞占非红系细胞（NEC）90% 及以上。过氧化物酶染色（MPO）或苏丹黑染色（SBB）阳性率小于 3%。②M_1（粒细胞未分化型）：BM 原始细胞 I 型及 II 型占非红系细胞（NEC）90% 及以上。MPO 或 SBB 阳性率大于等于 3%，胞质内可有细小颗粒或 Auer 小体。③M_2（粒细胞部分分化型）：BM 原始细胞 I 型及 II 型占非红系细胞（NEC）30%~89%，单核细胞小于 20%，分化的粒细胞大于 10%。④M_3（颗粒增多的早幼粒细胞型）：BM 中以颗粒增多的异常早幼粒细胞增生为主，在 NEC 中大于 30%。⑤M_4（粒-单细胞型）：BM 中 NEC 的原始细胞大于 30%，原粒及以下各阶段细胞占 30%~79%，各阶段单核细胞大于 20% 和/或外周血原粒大于 $5 \times 10^9/L$，另有 M_4 变异型，称 M_4E_0，嗜酸细胞>NEC 的 5%，且胞浆中同时出现嗜碱颗粒，和/或伴不分叶的嗜酸粒细胞。⑥M_5（单核细胞型）：又分为 M_{5a}（原始单核细胞型）及 M_{5b}；前者 BM 中原始细胞大于 80%，后者则大于 30%。⑦M_6（红白血病）：BM 中原始细胞占 NEC 的 30% 及以上，红系占有核细胞总数的 50% 及以上。⑧M_7（巨核细胞型）：BM 原巨核细胞大于等于 30%。

二、临床表现

起病大多急骤，表现为贫血、出血、感染、组织器官浸润。

（一）贫血

表现为乏力、皮肤苍白、头痛、耳鸣，严重者引起心肺功能衰竭。

（二）发热和感染

白血病本身也可引起发热，但多为继发感染所致，以口腔、肛周、呼吸道、泌尿系、皮肤感染多见，严重时败血症，以革兰阴性杆菌败血症常见。

（三）出血

皮肤瘀点、瘀斑、鼻出血、牙龈出血，严重者出现内脏出血，如月经过多、眼底出血、消化道出血、血尿等。颅内出血为最主要的并发症，也是急性白血病死亡的首要原因，尤以 ANLL-M$_3$为著。

（四）髓外浸润

1. 淋巴结和肝、脾肿大

以 ALL 常见。多数 ALL 有纵隔淋巴结肿大；ANLL-M$_4$ 和 ANLL-M$_5$淋巴结肿大多见；部分患者有肝、脾肿大。

2. 骨骼和关节

胸骨下端压痛是最主要的临床体征。关节及骨骼疼痛，儿童多见。

3. 口腔和皮肤

齿龈肿胀，多见于 ANLL-M$_4$ 和 ANLL-M$_5$。可有皮肤浸润表现。

4. 心脏和呼吸系统

急性白血病肺部表现可有浸润、感染、白细胞淤滞等。肺部浸润可呈弥漫性，也可散在分布，和感染并存可呈片状阴影。肺部血管的白细胞淤滞可导致呼吸窘迫综合征，主要见于高白细胞 ALL。心脏浸润可表现为心肌炎、心律紊乱、心衰，偶有心包炎表现。

5. 中枢神经系统

脑膜浸润或脑实质局部浸润或颅神经直接浸润的表现，ALL 多见，表现为头痛、呕吐、视力模糊等，是白血病髓外复发的根源。

6. 睾丸

白血病细胞浸润睾丸，表现为单侧无痛性肿大，多见于 ALL。

（五）其他

可浸润胃肠道，表现为腹痛、腹泻、胃肠道出血、阑尾炎、肠梗阻等。白血病细胞可浸润肾脏、甲状腺、胰腺、下丘脑等，出现相应的临床症状。

三、诊断与鉴别诊断

（一）诊断

可根据以下几点进行诊断。

1. 临床表现：急性起病，感染、发热、出血、贫血、骨骼关节疼痛、肝脾及淋巴结肿大等。

2. 血常规检查：外周血白细胞数量异常，出现原始或幼稚细胞，贫血、血小板减少。

3. 骨髓检查：骨髓检查白血病性原始细胞大于 30%，是诊断的最主要证据。

4. 细胞化学染色、免疫学和细胞遗传学检查：协助急性白血病的诊断和分型。

（二）鉴别诊断

1. 与骨髓异常增生综合征（MDS）

部分亚型外周血中可出现原始细胞增多，但起病相对较缓，骨髓原始细胞小于 30%，三系病态造血明显。

2. 其他病因引起的外周血单核细胞增多

传染性单核细胞增多症的异常淋巴细胞及结核病、风湿热等引起的外周血单核细胞增多须与急性单核细胞白血病鉴别。疾病相应的临床表现和骨髓检查不难鉴别。

3. 巨幼细胞贫血

骨髓红系增生异常活跃并呈巨幼变，须与 M_6 相鉴别。维生素 Bk、叶酸浓度检测，骨髓原始细胞数及红系、巨核系造血情况不同等不难鉴别。

4. 粒细胞缺乏症、再生障碍性贫血、特发性血小板减少性紫癜等

白细胞不增多性白血病可表现为外周血一系或多系减少，须与上述疾病鉴别，通过血浓缩涂片和骨髓检查易于鉴别。

四、治疗

（一）支持治疗

1. 纠正贫血

输红细胞，缓解白血病。

2. 防治感染

保护性隔离，注意皮肤、口腔、外阴卫生，积极预防感染，对出现感染患者，加强抗感染治疗。必要时应用细胞集落刺激因子（GM-CSF、G-CSF）。

3. 控制出血

输血小板，局部止血，DIC 治疗。

4. 防治高尿酸血症

高白细胞时多见，别嘌呤醇水化，碱化尿液。

5. 其他

要进行病情教育，补充营养，注意水、电解质平衡。

（二）化疗

化疗原则为早期、联合、足量、间歇、个体化。

治疗可分两个阶段：第一，诱导缓解治疗（诱导治疗）；第二，缓解后治疗 3～5 年，可分为巩固强化和维持治疗。

1. ALL 化疗

①诱导治疗：VDLP（长春新碱+柔红霉素+左旋门冬酰胺酶+泼尼松）方案。

②巩固/早期强化治疗：6～8 疗程，可用原诱导方案，EA（依托泊苷+阿糖胞苷）、AA（多柔比星+阿糖胞苷）、MA（米托蒽醌+阿糖胞苷）方案，中或大剂量甲氨蝶呤（MTX）、中或大剂量阿糖胞苷交替。

③维持治疗：3～5 年，多种方案交替使用。

2. ANLL 化疗

①诱导治疗：DA（柔红霉素+阿糖胞苷）方案首选。

②巩固/早期强化治疗：可用原诱导方案、HA（高三尖杉酯碱+阿糖胞苷）等方案、中或大剂量阿糖胞苷交替。

③晚期强化治疗：诱导和强化方案交替约两年。

④诱导分化治疗：全反式维 A 酸可使 ANLL-M_0 诱导缓解，应首选。缓解后宜与 DA 等方案交替。

（三）髓外白血病防治

1. 中枢神经系统白血病（CNS-L）的防治

单独鞘内注射甲氨蝶呤和（或）阿糖胞苷预防 1～3 年，CNS-L 治疗随全身化疗结束而停用，可联合头颅照射。

2. 睾丸白血病的治疗

以放疗为主。

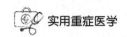

第四节　恶性淋巴瘤

一、概念

恶性淋巴瘤（malignant lymphoma，ML）是一组起源于淋巴结或其他淋巴组织的恶性肿瘤，可分为霍奇金病（Hodgkin's disease，HD）和非霍奇金淋巴瘤（non-Hodgkin's lymphoma，NHL）两大类。临床以无痛性、进行性淋巴结肿大最为典型，亦可伴有肝、脾大，晚期可出现衰竭和恶病质、发热及贫血。

二、病因与发病机制

淋巴瘤的病因和发病机制尚不清楚，一般认为本病与病毒感染、理化因素、免疫缺陷及遗传因素有关。病毒感染是引起淋巴瘤的重要原因，实验证明，非洲淋巴瘤（Burkitt 淋巴瘤）患者的 EB 病毒抗体明显增高，在患者的肿瘤组织中，电镜下可找到病毒颗粒。据观察认为病毒可能引起淋巴组织发生变化，使患者易感或因免疫功能暂时低下引起肿瘤。理化因素也是淋巴瘤的诱发因素，据有关资料统计，广岛原子弹受害幸存者中，淋巴瘤的发病率较高。另外某些化学药物如免疫抑制剂、抗癫痫药、皮质激素等的长期应用，均可导致淋巴网状组织细胞增生，最终出现淋巴瘤。免疫因素在淋巴瘤的发生和发展中也占有重要地位。实验证明，淋巴瘤患者尤其是霍奇金病患者都有严重的免疫缺陷。但其究竟是病因还是病程中的后果，存在不同的看法。有人发现 100% Burkitt 淋巴瘤患者第 14 对染色体的长臂上有特异的易位，易位使原癌基因活化，并使基因表达失常，进而影响细胞生长和分化。另外在先天性免疫缺陷的患者家族中，淋巴瘤的发病率明显升高。目前，多数认为淋巴瘤是多种因素互相作用，导致淋巴组织呈肿瘤性克隆扩张的结果。

三、临床表现

本病分霍奇金病与非霍奇金病，两者在临床表现上各具特点，不尽相同，前者大部分表现为淋巴结病变，后者多表现为淋巴结外表现。现分述如下：

（一）霍奇金病

1. 淋巴结肿大：无痛性、进行性颈部或锁骨上淋巴结肿大常为首发症状，占 60%；其次为腋下、腹股沟淋巴结肿大，肿块质地坚硬，相互间可粘连融合成块。

2. 肝脾肿大：肝肿大较脾大为少，系从脾脏血源性播散转移而来，可有肝区疼痛，少数可见黄疸。

3. 淋巴结肿大的压迫症状：深部淋巴结肿大可引起局部浸润及压迫症状，如果压迫神经，则可引起疼痛；如纵隔淋巴结肿大可致咳嗽、胸闷气促、肺不张、吞咽困难及上腔静脉压迫症等；腹膜后淋巴结肿大可压迫输尿管，导致肾盂积水；硬膜外肿块导致脊髓压迫症等。

4. 淋巴结外器官侵犯：本病也可侵犯全身各组织器官。如肺实质浸润，胸腔积液导致咳嗽、气促、胸闷、胸痛、胸水、咯血、呼吸衰竭。X 线片常呈扇形分布，或肿块、片状、结节或粟粒等浸润。胃肠道浸润可见腹部包块、腹痛、腹泻、腹水、呕吐、呕血、黑便等。皮肤可见肿块、结节、斑丘疹、皮肤瘙痒及带状疱疹等。骨浸润可有局部骨痛、压痛、病理性骨折、胸椎或腰椎破坏，以及脊髓压迫症等。

5. 全身症状：不明原因发热、纳食减少、体重减轻、盗汗、全身瘙痒等都很常见。周期热系霍奇金病的特征性症状之一。

（二）非霍奇金病

1. 无痛性、进行性淋巴结肿大为最常见的征象，但与霍奇金病相比以此为首发症状者较少。浅表或深部淋巴结均可累及，以颈部淋巴结肿大最多见，余依次为腹股沟、腋下及锁骨上下淋巴结肿大。常先从一处开始，然后累及多处，逐渐增多增大，并融合成块。

2. 肝、脾大：仅见于晚期病例。

3. 组织器官压迫症状：分化不良的淋巴细胞型易侵犯纵隔，形成纵隔淋巴结肿大或胸膜浸润导致胸腔积液；肝门淋巴结肿大压迫总胆管导致梗阻性黄疸；腹膜后淋巴结肿大可引起背痛，下肢会阴或阴囊水肿。

4. 结外侵犯：除淋巴细胞分化良好外，非霍奇金病一般发展迅速，易发生远处扩散，较霍奇金病更有结外侵犯倾向，尤其是弥漫型组织细胞型淋巴瘤。结外累及以胃肠道、骨髓及中枢神经系统为多。非霍奇金病累及胃肠道部位以小肠为多，其中半数以上为回肠，其次为胃，结肠很少受累，临床表现有腹痛、腹泻和腹部肿块，症状可类似消化性溃疡、肠结核等。个别因肠梗阻或大量肠出血经施行手术而确诊。胸部非霍奇金病以肺门及纵隔受累最多，半数有肺部浸润或（和）胸腔积液。近 1/3 可有心包及心脏受累。中枢神经系统病变多在疾病进展期，约占 10%，以累及脑膜及脊髓为主。骨髓累及者占 1/3～2/3，骨骼损害也较霍奇金病为多。组织细胞型淋巴肉瘤可为特异性损害，如肿块、皮下结节、浸润性斑块、溃疡等。肾脏损害（约 10%）也较霍奇金病为多，常有双侧性浸润。

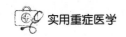

四、诊断要点

1. 发病慢，临床以进行性无痛性淋巴结肿大为主要症状。

2. 除有局部压迫、浸润邻近脏器所产生的各种症状外，亦可有全身症状，如体重减轻、发热、盗汗、贫血及皮肤瘙痒等。

3. 按淋巴结受累的范围可分 4 期。

4. 血液学检查，非霍奇金淋巴瘤易并发淋巴瘤白血病，血片中可查见淋巴瘤细胞。在霍奇金病骨髓涂片上，可能查见 R-S 细胞。

5. 淋巴结活检为淋巴瘤的确诊依据，免疫学检查有助于进一步分类。

6. 有条件者可进行淋巴管造影，肝、脾及骨髓核素扫描，胸腔及腹腔 CT，以检查深部肿瘤。

五、治疗

（一）放射治疗

淋巴瘤的放射治疗一般采用^{60}Co 治疗机或高能直线加速器，目前认为霍奇金淋巴瘤的根治剂量为 40~45Gy/（4~5 周），方法主要有受累野、扩大野、次全淋巴结照射野及全淋巴结照射野 4 种。受累野表示放射野只包括临床上有肿瘤的区域。扩大野包括斗篷野和倒 Y 野。斗篷野照射部位包括颈部、纵隔、肺门淋巴结；小斗篷野与斗篷野大致相同，只是用铅挡块将纵隔与双肺全挡；倒 Y 野照射包括锄形野与盆腔野。锄形野照射范围包括脾（已做脾切除者包括脾门淋巴结区）、腹主动脉旁淋巴结、加或不加髂总动脉旁淋巴结；盆腔野包括髂血管、腹股沟、股骨和闭孔区域的淋巴结。次全淋巴结照射野指斗篷野加锄形野，或倒 Y 野加小斗篷野。非霍奇金淋巴瘤对放疗也敏感，但复发率高。由于其蔓延途径不是沿淋巴结区，所以扩大野照射的重要性远较霍奇金淋巴瘤为差。治疗剂量要大于霍奇金淋巴瘤。目前仅低度恶性组Ⅰ、Ⅱ期及中度恶性组Ⅰ期可单独应用扩大野照射或单用受累野照射。Ⅲ、Ⅳ期多以化疗为主，必要时再加受累野照射。

（二）化学治疗

1. 霍奇金淋巴瘤

MOPP 方案曾是治疗霍奇金淋巴瘤最常用的方案。国外报道用该方案治疗 198 例晚期霍奇金淋巴瘤，完全缓解率为 84%，10 年无复发生存率为 54%。MOPP 方案若以环磷酰胺

（CTX）替代氮芥（NH₂），即为 COPP 方案，在国内一些单位较多使用，疗效相似。ABVD 方案于 1979 年开始用于霍奇金淋巴瘤的治疗，其特点是方案中增加了蒽环类药物，减少了烷化剂的应用，因而显著降低了第二肿瘤的发生率。ABVD 方案与 MOPP 方案无交叉耐药，对 MOPP 方案无效的病例仍可获得 75%～80% 的缓解率。有报道用 MOPP 方案与 ABVD 方案交替治疗 12 个月，5 年生存率达 75%。对于初治患者，目前临床上首选 ABVD 方案，治疗达完全缓解后巩固两个疗程（总共不少于 6 疗程）。复发难治的霍奇金淋巴瘤患者可在缓解后或肿瘤负荷减少后行自体造血干细胞移植治疗，以提高疗效。

2. 非霍奇金淋巴瘤

化疗疗效主要取决于病理组织学类型。临床分期的重要性相对不如霍奇金淋巴瘤。化疗方案的选用原则如下：

①低度恶性组：低度恶性淋巴瘤包括小淋巴细胞淋巴瘤、边缘区淋巴瘤和滤泡性淋巴瘤等，该组患者疾病进展缓慢，放、化疗均有一定疗效，但实际上采用任何治疗都较难达到完全治愈的效果。因中位生存时间长达 10 年，故对于部分患者可予姑息性治疗。目前多主张在早期首选放疗，有报道 Ⅰ 期患者照射受累淋巴结区，Ⅱ 期给予受累野或全淋巴结照射后，10 年生存率可达 83%。当患者分期为 Ⅱ 期，伴多个部位累及、有全身症状等不利因素时，化疗加受累部位放疗可改善预后。常用的化疗方案有 COP、CHOP 等，完全缓解率可达 70% 以上。年老体弱无法耐受联合化疗者，也可酌情行单药化疗，如苯丁酸氮芥（CB-1348）每日 4～12mg，口服；或 CTX 每日 100mg，口服。近年国内外应用氟达拉滨（fludarabine）、克拉屈滨（cladribine）单药或与 CTX 等联合治疗该类患者，使完全缓解率明显提高。

②中度恶性组：本组各型，凡临床分期属 Ⅲ、Ⅳ 期及累及范围较广的 Ⅱ 期，均应给予 CHOP 方案或与其相似的方案化疗。每 344 周 1 周期，共计 6 个疗程，可使 70% 患者获得完全缓解。20 世纪 80 年代问世的第二代化疗方案如 m-BACOD、ProMACE/MOPP 采用了更多种药物的联合，在减少耐药性方面可能有一定的好处。以后又出现了更为强烈的第三代化疗方案，如 COP-BLAMID、MACOP-B、ProMACE/CytaBOM 等。但近年国外的前瞻性随机研究结果显示，对于初治的中度恶性组患者，新的第二、三代化疗方案疗效并不能超越 CHOP 方案。有学者认为，对某些有中枢神经系统侵犯倾向者，CHOP 方案效果不理想者，选用第二、三代化疗方案可能更合适。

③高度恶性组：应以联合化疗为主要治疗措施。可选用 CHOP 或第二、三代化疗方案。其中淋巴母细胞型非霍奇金淋巴瘤可按急性淋巴细胞白血病治疗。本组患者如化疗获完全缓解后，有条件者应尽可能进行造血干细胞移植。

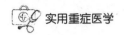

（三）生物治疗

1. 单克隆抗体

针对淋巴细胞表面 CD20 的单克隆抗体利妥昔单抗已在 CD20$^+$ 的 B 细胞淋巴瘤治疗中得到广泛应用，用法为 375mg/m^2，缓慢静脉滴注。因其为人鼠嵌合性单抗，常见不良反应为过敏反应。近年，利妥昔单抗与 CHOP 方案联合组成的 R-CHOP 已成为 CD20$^+$ 的中度恶性淋巴瘤的标准治疗。在 CHOP 基础上加用利妥昔单抗不仅显著提高了缓解率，缓解时间也明显延长。

2. 干扰素

对于低度恶性的淋巴瘤患者，有一定的治疗作用。可用作无法耐受化疗的部分患者的姑息性治疗，也可作为化疗缓解后的维持治疗。

3. 清除幽门螺杆菌

胃黏膜相关性淋巴组织淋巴瘤的发病与幽门螺杆菌密切相关。对于此类患者，应常规给予清除幽门螺杆菌的治疗。

（四）造血干细胞移植

年龄 60 岁以下、重要脏器功能正常、病理分型为高度恶性淋巴瘤、中度恶性淋巴瘤经正规治疗无法达到完全缓解或治疗缓解后一年内复发者，如骨髓无侵犯，应争取在化疗达到缓解后行自体造血干细胞移植。文献报道，难治或复发的恶性淋巴瘤患者，自体造血干细胞移植后长期生存率可达 50% 左右。近年国内外也尝试应用异基因造血干细胞移植治疗淋巴瘤，其优点是移植物中无肿瘤细胞污染的风险，且移植后有可能诱发移植物抗淋巴瘤作用；但移植相关并发症发生率较高，限制其在临床的广泛应用。

第五节　败血症

败血症是病原菌（包括致病菌和条件致病菌）侵入血液循环，持续存在和生长繁殖，产生大量毒素，并诱生多种炎症介质，引起的感染性全身炎症反应综合征（systemic inflammatory response syndrome，SIRS）。若病原微生物进入血液循环后迅速被人体免疫功能所清除，未引起明显的毒血症表现称为菌血症。若病原菌与机体防御系统之间失去平衡，则菌血症可发展为败血症。败血症和菌血症统称为血流感染（bloodstream infections，BSI）。败血症是严重的血流感染，在菌血症基础上出现毒血症即为败血症。当败血症患者存在原发性/迁徙性化脓性病灶则称为脓毒败血症。

1991 年美国胸科医师学会（ACCP）和危重症监护医学学会（SCCM）在芝加哥举行的会议上首次提出 SIRS 的概念，并对脓毒症（sepsis）的内涵重新进行了定义。SIRS 有下列两项或两项以上表现：第一，体温大于 38℃ 或小于 36℃。第二，心率大于 90 次/分。第三，呼吸急促，呼吸频率大于 20 次/分；或通气过度，$PaCO_2$<4.27kPa（32mmHg）。第四，白细胞计数大于 $12×10^9$/L 或小于 $4×10^9$/L；或白细胞总数虽正常，但中性杆状核粒细胞（未成熟中性粒细胞）大于 10% 等。SIRS 实质上相当于毒血症，引起 SIRS 的原因除病原微生物感染之外，还有机械性创伤、大面积烧伤、急性胰腺炎、恶性肿瘤等多种非感染因素。败血症和脓毒败血症实质上包含于脓毒症范畴。脓毒症的现代定义泛指任何病原体，包括细菌、真菌、病毒、寄生虫等感染引起的 SIRS。现已有倾向于以 SIRS 取代毒血症，以脓毒症取代败血症，或以血流感染取代败血症的称谓。在尚未统一确定名称之前，暂按传统写为败血症。

败血症过程中大量炎症介质激活与释放，引起寒战、发热、呼吸急促、心动过速、皮疹、瘀点、出血、淋巴结肿大、肝脾肿大和白细胞数增高等临床表现。败血症导致组织灌流不足或器官功能障碍，引起感染性休克，或出现一个以上器官功能衰竭者称为严重败血症。严重败血症可以发生急性呼吸窘迫综合征（ARDS）、弥散性血管内凝血（DIC）、多器官功能障碍（MODS）甚至多器官功能衰竭（MOF）等严重并发症。

引起败血症的病原微生物通常是细菌、真菌等，支原体、衣原体、病毒等感染也可有败血症过程。在某些传染病病程中也可有败血症期或败血症型，但不包括在败血症之内，因已习用其病名，如鼠疫、炭疽、伤寒、副伤寒、流行性脑脊髓膜炎、钩端螺旋体病等。

一、病原学

（一）常见病原菌种类

1. 革兰阳性球菌

主要是葡萄球菌、肠球菌和链球菌。最常见的是金黄色葡萄球菌（简称金葡菌），尤其是耐甲氧西林金葡菌（methicillin resistant staphylococcus aureus，MRSA），耐万古霉素金葡菌（vancomycin resistant staphylococcus aureus，VRSA）等。凝固酶阴性葡萄球菌（coagulase-negative staphylococcus，CNS）包括表皮葡萄球菌、腐生葡萄球菌、人葡萄球菌、溶血葡萄球菌等 10 余种，其中耐甲氧西林表皮葡萄球菌（methicillin-resistant staphylococcus epidermidis，MRSE）感染占败血症总数的 10%~15%。肺炎链球菌可引起免疫缺陷及老年

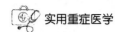

人败血症，B 组溶血性链球菌可引起婴幼儿败血症。近年来，耐青霉素的肺炎链球菌（penicillin-resistant streptococcus pneumoniae，PRSP）肠球菌属（如粪肠球菌、屎肠球菌等）细菌败血症的报道呈逐年增高趋势。

2. 革兰阴性杆菌

常见的是肠杆菌科细菌，埃希菌属，如大肠埃希菌败血症约占革兰阴性菌败血症的 50%；肠杆菌属，如阴沟肠杆菌、产气肠杆菌等；克雷伯菌属，如肺炎克雷伯菌、产酸克雷伯菌等；流感嗜血杆菌；变形杆菌属、摩根菌属、普罗威登斯菌属、枸橼酸杆菌属也可引起菌血症。非发酵革兰阴性菌（NFGNB），如假单胞菌属，铜绿假单胞菌、洋葱假单胞菌、腐败假单胞菌等；不动杆菌属，如鲍曼不动杆菌等；嗜麦芽窄食单胞菌、洋葱伯克霍尔德菌、产碱杆菌属等。NFGNB 是需氧或兼性厌氧细菌，具有不发酵葡萄糖、无动力、生长要求低、毒力各异等特点。近年来，产染色体编码的 AmpCβ-内酰胺酶（头孢菌素 AmpC 酶）的革兰阴性杆菌，产超广谱 β-内酰胺酶（ESBL）或同时产 ESBL 和 AmpC 的超广谱 β-内酰胺酶酶（SSBL）肺炎克雷伯菌，多重耐药（multidrug resistant，MDR）或泛耐药（pan-drug resistant，PDR）或极端耐药（extremely drug resistance，XDR）的铜绿假单胞菌、产气肠杆菌、阴沟肠杆菌、溶血/鲍曼不动杆菌等所致败血症有增多趋势，也有嗜麦芽窄食单胞菌、气单胞菌、蜡状芽孢杆菌败血症病例报道。此外携带 blaNDM-1 基因、产金属 β-内酰胺酶-1 的细菌，即产碳青霉烯酶-新德里金属 β-内酰胺酶-1（New Delhi metallo-beta lactamase 1，NDM-1）的"超级细菌"也可引起败血症。目前发现产 NDM-1 的肠杆菌科细菌主要是大肠埃希菌、肺炎克雷伯菌及阴沟肠杆菌等的某些菌株，所引起的败血症治疗困难。

3. 厌氧菌

所致败血症约占细菌败血症的 5%~7%。主要有脆弱类杆菌、梭状芽孢杆菌属、厌氧性消化链球菌、梭状芽孢杆菌属、产气荚膜杆菌等。多为医院获得性感染，常见于老年患者、外科手术后、疲劳或免疫抑制患者。

4. 真菌

以白色假丝酵母菌所致为主，热带假丝酵母菌、光滑假丝酵母菌、毛霉菌等也可引起败血症。肝脏、肾脏等器官移植术后，以及恶性肿瘤患者可发生曲菌或马尔尼菲青霉菌（Penicillium marneffei 移植术后，以及恶性肿瘤患者可发生曲菌）败血症。

5. 其他细菌

单核细胞增多性李斯特菌、聚团肠杆菌、沙雷菌等致病力低的细菌所致败血症也有报道。炭疽杆菌、红斑丹毒丝菌等也可引起败血症。在 AIDS 或长期使用免疫抑制剂者，偶可发生分枝杆菌或无毒白喉棒状杆菌败血症。

6. 复数菌感染

近年来，需氧菌与厌氧菌、革兰阴性与革兰阳性菌，以及细菌与真菌等多种病原菌混合感染病例逐渐增加。在排除污染的条件下，同一血标本或 3d 内从同一患者不同血标本培养分离出两种或两种以上病原菌称为复数菌感染（multiplicity of infection，MOI）或复数菌败血症（polymicrobial bacteremia，PMB）。MOI 多见于 ICU 及长期应用广谱抗生素或免疫抑制剂患者。MOI 的细菌种类因不同年龄、性别、感染病灶、原发疾病以及免疫功能状态等有所差异。

（二）常见病原菌的特点

1. 多为条件致病菌

条件致病菌是生命力强而致病力弱的细菌。其传染性不强，且不易引起流行。引起败血症的细菌多为条件致病菌，其中最常见的是金葡菌、大肠埃希菌、克雷伯菌和铜绿假单胞菌等。

2. 多属正常菌群

正常菌群是指存在于人体皮肤、黏膜，并与人呈共生状态的细菌。一般情况下正常菌群对人体无损害，还可能对抗外来细菌的定植。引起败血症的细菌多来自人体皮肤或呼吸道、胃肠道、泌尿生殖道黏膜的正常菌群。

3. 多对外环境抵抗力强

多数细菌对营养要求不高，对外界环境抵抗力较强，如铜绿假单胞菌在潮湿处能长期生存；不动杆菌在干燥滤纸上可存活 6d。长期存活的细菌在广泛使用抗菌药物的压力下，对临床常用抗菌药物的耐药性逐渐增加，耐药菌较多。常见的是 MRSA，对 3 种或 3 种以上作用机制不同的抗菌药物同时耐药的多重耐药铜绿假单胞菌（MDR-PA）、极端耐药鲍曼不动杆菌（XDR-AB）等。

4. 菌群可发生失调

正常菌群可由于多种因素影响受到抑制而减少，出现菌群失调，某种细菌过度生长可形成优势菌而致病，容易发生复数菌感染、多部位感染或二重感染。

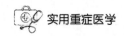

二、临床表现

(一) 败血症共同表现

1. 毒血症状

常有寒战、高热，多为弛张热或间歇热型，少数为稽留热、不规则热或双峰热，伴全身不适、头痛、肌肉及关节疼痛、软弱无力，脉搏、呼吸加快。约30%的脓毒症有明显的胃肠道症状，如恶心、呕吐、腹胀、腹痛、腹泻等。严重时可出现中毒性肠麻痹或脱水、酸中毒；也可有定向力障碍或性格改变，甚至烦躁不安、意识不清等中毒性脑病表现。

2. 皮肤损害

部分出现多种皮肤损害，以瘀点最常见，多分布于躯干、四肢、口腔黏膜及眼结膜等处，数量较少。也可为荨麻疹、猩红热样皮疹、脓疱疹、烫伤样皮疹、瘀斑等，瘀斑可触合成片，多见于金葡菌和A群链球菌脓毒症。铜绿假单胞菌败血症可出现中心坏死性皮疹。

3. 关节病变

多见于革兰阳性球菌和产碱杆菌败血症，主要表现为膝关节等大关节红肿、疼痛、活动受限，少数有关节腔积液或积脓。

4. 原发感染灶

即原发局部炎症，是病原菌首先侵入处的局部炎症，表现为红、肿、热、痛或相应症状。常见的原发病灶为毛囊炎、痈或脓肿等，皮肤烧伤，压疮，呼吸道、泌尿道、胆管、消化道、生殖系统感染，以及开放性创伤感染等。部分病例可无明确的原发感染性病灶，未发现明确感染灶时也可认为血流感染就是原发感染。原发感染部位可对病原菌做出初步判断。

5. 迁徙性病灶

即迁徙性炎症又称转移性炎症病灶，是败血症病程中细菌随血流播散引起的继发性感染。多见于病程较长的革兰阳性球菌败血症和厌氧菌败血症。自第二周起，可不断出现转移性脓肿。常见转移性病灶有皮下脓肿、肺脓肿、肝脓肿、骨髓炎、化脓性关节炎及心包炎等。少数可发生急性或亚急性感染性心内膜炎，或转移性心肌脓肿。也有产ESBL大肠埃希菌败血症并发脑膜炎、骨髓炎的报道。

6. 其他症状

肝、脾常仅为轻度肿大，并发中毒性肝炎或肝脓肿时肝脏可显著肿大，伴压痛、叩击痛，也可有黄疸等肝功能损害表现。重症患者可有伴 ARDS、中毒性心肌炎、心力衰竭、昏迷、少尿或无尿、感染性休克或 DIC 等相应表现。

（二）常见败血症的特点

1. 革兰阳性细菌败血症

以金葡菌败血症为代表。病前身体状况常较好，多见于严重痈、急性蜂窝织炎、骨与关节化脓症，以及大面积烧伤时。主要表现为发病急、寒战、高热，呈弛张热或稽留热型；多形性皮疹、脓点常见，也可有脓疱疹；约 1/4 病例伴有大关节红肿、疼痛；迁徙性感染病灶常见于腰部、背部、四肢，肺脓肿或肺部炎症，以及肝脓肿、骨髓炎等；有心脏瓣膜病或其他基础病的老年人和静脉药瘾者易并发感染性心内膜炎；感染性休克较少见。MRSA 败血症多发生于免疫缺陷患者，病情严重。表皮葡萄球菌败血症多为人工瓣膜、人工关节、导管及起搏器安装后的医院内感染，耐药情况严重。肠球菌败血症多为机会性感染，主要见于抵抗力低下、消化道肿瘤、腹腔感染患者，常见入侵途径为泌尿道、生殖道，易并发心内膜炎，对头孢菌素等多种药物耐药。

2. 革兰阴性杆菌败血症

患者病前一般情况较差，多有严重的糖尿病或肝胆疾病、恶性肿瘤等原发基础疾病，或伴有影响免疫功能的药物干预。致病菌常为大肠埃希菌、铜绿假单胞菌、肺炎克雷伯菌等。原发感染灶包括肺部炎症、泌尿道感染、腹膜炎及胆管感染等。感染中毒症状常较明显，可出现心动过速、血管阻力下降、管壁通透性增加而发生感染性休克。休克发生率达 20%～60%，且发生早、持续时间长、纠正较困难；临床常以寒战开始，间歇发热，可以高热持续不退，也可体温不升或低于正常。

3. 厌氧菌败血症

80% 以上由脆弱类杆菌引起，其次为厌氧链球菌、产气荚膜杆菌等。入侵途径以胃肠道以及女性生殖道为主，其次为压疮溃疡与坏疽。常表现为发热，体温高于 38℃；约 30% 发生感染性休克或 DIC；可出现黄疸、感染性血栓性静脉炎以及胸腹腔、心脏、肺部等处转移性化脓感染；局部分泌物常有特殊腐败臭味；病灶常有气体形成，以产气荚膜杆菌为明显；病情轻重不一，可以毒血症状甚轻，未经治疗亦可暂时好转；重者可呈暴发性，部分出现溶血贫血或 MOF 等。

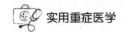

4. 真菌败血症

多见于体弱、久病或老年患者，或有严重基础疾病，或导致免疫屏障受损的诊疗操作史。致病真菌以白色假丝酵母菌及热带假丝酵母菌等为主。常累及肺部、脾脏、心内膜等。临床表现与革兰阴性细菌败血症相似，病情较严重，可有寒战、发热、出汗、肝脾肿大等。偶可仅为低热，甚至不发热，毒血症可被合并细菌感染所掩盖，有的病例死后才被确诊。病死率可达 20%~40%。

(三) 特殊类型败血症

1. 老年人败血症

机体免疫功能差，局部感染后容易扩散发生败血症。肺部感染后发生败血症者较多，由压疮侵入者较常见。致病菌以大肠埃希菌、肺炎克雷伯菌等革兰阴性杆菌，以及厌氧菌、白色假丝酵母菌为主。可高热或低体温（T<36℃）。病程中易并发感染性心内膜炎。病情严重，预后不良。常因心或肺、脑、肾等重要器官功能障碍而死亡。

2. 新生儿败血症

新生儿是指出生后 28d 以内的婴儿。皮肤、黏膜柔嫩，易受伤感染并扩散；单核细胞和白细胞吞噬功能差，血清免疫球蛋白和补体水平低，易发生败血症。多经母亲产道、吸入羊水、脐带或皮肤感染扩散所致。病原菌以大肠埃希菌、B 组溶血性链球菌为主，也有耐药菌感染病例报道。常表现为食欲减退、呕吐、腹胀、精神萎靡、呼吸困难、黄疸、烦躁、惊厥等。部分有发热，新生儿血-脑屏障功能不健全，易并发中枢神经系统感染。

3. 烧伤败血症

大面积烧伤后常发生败血症，早期多为单一细菌感染，晚期常为多种细菌混合感染，也可由真菌所致。多发生于烧伤后两周，也可发于烧伤后 36h，创面肉芽肿形成后败血症发生机会减少。常见致病菌为金葡菌、铜绿假单胞菌、大肠埃希菌或变形杆菌。临床表现较一般败血症为重，可为过高热（大于 42℃）或低体温，多为弛张热，心动过速明显，可发生中毒性心肌炎、中毒性肝炎及感染性休克。常出现麻痹性肠梗阻或意识障碍等。

4. 医院感染败血症

占败血症的 30%~50%。病原菌常源于交叉感染（从患者、医务人员、陪伴等获得）；或医院环境中获得感染；或内源性感染即自身感染（约占 1/3），即病原菌来自患者体内的感染病灶或细菌的定植部位。以条件致病菌为主，常为 MRSA、MRCNS 等革兰阳性球菌，白色假丝酵母等真菌，铜绿假单胞菌、鲍曼不动杆菌、大肠埃希菌、克雷伯菌等革兰阴性耐药细菌，肠杆菌科细菌包括"超级细菌"值得重视。多有严重基础疾病，或近期接受过胸腔、心脏、腹部、盆腔等较大手术或介入性检查，或长期应用免疫抑制剂或广谱抗菌药物等。由血管内导管置入引起的导管相关性血流感染（catheter-related bloodstream infection，CRBSI）是主要的医院内血流感染（nosocomial BSI）。临床表现常因基础疾病症状的掩盖而不典型，可发热或低温，白细胞增高或正常。病情危重，预后差，包括医院金葡菌血流感染在内均有较高的病死率。

中性粒细胞缺乏时发生败血症很常见，致病菌以耐药葡萄球菌和革兰阴性菌为主，原发病灶为肺炎、齿龈炎、肛周炎等，由于炎症反应差，凡是体温超过38℃就应做血培养，并及时给予抗菌药物治疗。输液引起的败血症与液体污染和导管置留有关。液体污染以肺炎克雷伯菌和聚团肠杆菌多见，高营养液中白色假丝酵母等真菌易于生长，全血污染多为大肠埃希菌或铜绿假单胞菌等。

5. 免疫功能低下的败血症

免疫功能低下的败血症也可称为免疫功能受损患者的败血症。引起免疫功能受损的原因包括遗传性（原发性）免疫缺陷和后天获得性（继发性）免疫功能缺陷（或受损）。原发性免疫缺陷多由遗传相关的先天异常所致，常见于婴幼儿，包括 B 细胞系统（体液免疫）缺陷、T 细胞系统（细胞免疫）缺陷、吞噬系统缺陷和补体系统缺陷等。继发性免疫功能受损多见于恶性肿瘤、严重基础疾病、严重感染、器官移植、长期激素或细胞毒药物或抗菌药物应用、放射性损伤等所致的体液与细胞免疫受损；各种创伤、烧伤、外科手术及各种侵入性诊疗操作引起的皮肤黏膜防御屏障破坏；老年人胸腺退化致外周血 T 细胞数量减少；小儿免疫系统发育不完善；等等。引起免疫功能低下者败血症的病原菌主要有耐药葡萄球菌（如 MRSA、MRCNS）、肺炎链球菌、肠球菌、流感嗜血杆菌、大肠埃希菌、肺炎克雷伯菌、铜绿假单胞菌、嗜水气单胞菌、阴沟肠杆菌；假丝酵母菌等真菌。临床表现多不典型，容易误诊。发热常为主要表现，有时是唯一的症状，也可以呈低体温状态；或出现低血压；或感染性休克；或 MODS 或 MOF 表现。如未能早期诊断并及时有效的治疗，预后较差。

三、诊断与鉴别诊断

（一）临床依据

SIRS 伴高热持续不退；急性高热伴白细胞及中性粒细胞明显增高，不限于某一系统感染时均应考虑败血症的可能性。新近出现的皮肤、黏膜感染或创伤，或有挤压疮、疖、

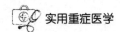

痛历史，局部症状加重伴高热、寒战及全身中毒症状者；或尿路、胆管、呼吸道或生殖系统感染，经有效抗菌药物治疗不能控制者；或急性高热持续，而化脓性关节炎、骨髓炎、软组织脓肿、皮肤脓点疑为迁徙性感染病灶者；或有严重基础疾病、静脉或动脉放置器械或导管而出现发热（T>38℃）或低体温（T<36℃），低血压（收缩压小于90mmHg）或少尿（小于20mL/h），原有疾病或其他原因不能解释者，均应疑诊为败血症。

（二）鉴别诊断

败血症临床表现较为复杂，演变规律可以不典型，应注意与下列疾病相鉴别。

1. 成人 Still 病

为变态反应性疾病，主要表现为发热、皮疹、关节痛、咽痛、淋巴结及肝、脾大，白细胞和中性粒细胞增高，极易与败血症相混淆。与败血症不同之处为：①高热，病程可达数周或数月，但无明显的毒血症状，并且可有明显的缓解期；②可有皮疹、关节等受损表现，皮疹短暂并可以反复出现；③多次血培养及骨髓培养均无细菌生长；④抗菌药物正规治疗无效；⑤肾上腺皮质激素或非甾体类消炎药物如吲哚美辛（消炎痛）可使症状缓解。

2. 伤寒

某些革兰阴性杆菌败血症表现为发热、脾脏肿大、白细胞数不高等，与伤寒相似。但伤寒多无寒战，常有相对缓脉、反应迟钝、表情淡漠、嗜酸性粒细胞减少等。确诊有待于病原菌培养与分离鉴定。

3. 粟粒型结核病

败血症伴明显呼吸道症状时，应与粟粒型结核相鉴别。粟粒型结核病常有结核病史或结核病家族史，毒血症状不重，高热不规则、盗汗、潮热、咳嗽等。胸片可见肺部均匀分布的粟粒状病灶，但早期常为阴性，重复胸部 X 线检查可获阳性结果。

4. 病毒感染

某些革兰阴性细菌败血症与病毒感染表现相似，但一般病毒感染多为自限性，白细胞和中性粒细胞正常或偏低，淋巴细胞比例相对升高，血培养阴性。

5. 血液系统恶性疾病

白血病、淋巴瘤（如大 B 细胞淋巴瘤）等血液系统恶性疾病在临床表现上可以相似或与败血症同时存在，需要通过骨髓涂片、骨髓活检，以及细菌培养、淋巴结或其他组织活检等进行鉴别。

6. 其他

还应与风湿病、系统性红斑狼疮（SLE）以及其他发热性疾病相鉴别。感染性休克早期应与低血容量性休克、过敏性休克、心源性休克、神经源性休克、创伤性休克等相鉴别。

四、治疗

（一）病原治疗

1. 常见败血症病原治疗

（1）革兰阳性球菌败血症

社区获得革兰阳性菌败血症多为不产青霉素酶的金葡菌或 A 组溶血性链球菌所致，可选用普通青霉素或半合成青霉素如苯唑西林等，或第一代头孢菌素如头孢噻酚或头孢唑林。B 组溶血性链球菌败血症宜选用第一代头孢菌素，或与氨基糖苷类抗菌药物联合。医院感染葡萄球菌败血症 90% 以上为 MRSA 所致，多数凝固酶阴性葡萄球菌呈多重耐药性，因此，葡萄球菌败血症可选用多肽类抗菌药物如万古霉素或去甲万古霉素，或替考拉林（teicoplanin，壁霉素），或噁唑烷酮类药物如利萘唑胺，或与利福霉素类抗菌药物如利福平联合应用。屎肠球菌脓毒症可用半合成青霉素类如氨苯西林联合氨基糖苷类，或万古霉素；或半合成青霉素类与链阳菌素如奎奴普丁/达福普汀联合应用，但链阳菌素对粪肠球菌无效。

（2）革兰阴性细菌败血症

多数革兰阴性菌耐药性突出，常采用联合治疗，如 β-内酰胺类联合氨基糖苷类抗菌药物，或 β-内酰胺类联合氨基糖苷类与利福平，或亚胺培南联合喹诺酮与氨基糖苷类等。参考方案：①大肠埃希菌、克雷伯菌、肠杆菌败血症可用第三代头孢菌素类如头孢噻肟、头孢曲松或第四代头孢菌素如头孢吡肟等。②铜绿假单胞菌败血症可用第三代头孢菌素类如头孢哌酮或头孢他啶，或亚胺培南/西司他丁或美罗培南或比阿培南，或氟喹诺酮类药物如环丙沙星等。③不动杆菌败血症可选用氨基糖苷类如阿米卡星联合第三代头孢菌素类，或酶抑制剂如氨苯西林/舒巴坦联合妥布霉素，或头孢哌酮/舒巴坦，或多肽类药物如多黏菌素。产新德里金属 β-内酰胺酶-1（产 NDM-1）细菌败血症可用米诺环素衍生物如替加环素，或多黏菌素，或磷霉素类联合氨基糖苷类如异帕米星或阿贝卡星等。

（3）厌氧菌败血症

可用化学合成类药物，如替硝唑或奥硝唑等。半合成头霉素类头孢西丁、头孢替坦，

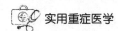

或亚胺培南/西司他丁，或 β-内酰胺酶类/β-内酰胺酶抑制等，对常见脆弱杆菌属均敏感。因需氧菌常与兼性厌氧菌混合感染，故应同时对需氧菌进行有效抗菌治疗。

（4）真菌败血症

可选用三唑类如氟康唑（FCZ）、伊曲康唑（ICZ）、伏立康唑，或多烯类如两性霉素 B，或棘白菌素类如卡泊芬净、米卡芬净等。两性霉素 B 抗真菌作用强大，但毒性反应较大，必要时可用两性霉素脂质体。

2. 剂量与疗程

败血症用抗菌药物的剂量（按体重或体表面积计算）可达治疗量的高限，一般是静脉用药。疗程为两周左右，如有原发或转移性感染病灶者适当延长，常用至体温正常及感染症状、体征消失后 5~10d。合并感染性心内膜炎者疗程为 4~6 周。

（二）一般治疗与对症处理

患者卧床休息。加强营养支持，补充多种维生素。注意口腔卫生，预防假丝酵母菌口腔炎。严重者定时翻身，以防继发性肺炎与压疮。高热时物理降温。维持机体内环境的平衡与稳定，包括维持水、电解质、酸碱、能量和氮平衡。维护心、脑、肾、肺等重要器官的功能。

（三）祛除感染病灶

积极控制或祛除原发与转移性感染病灶，包括胸腔、腹腔或心包腔等脓液的引流，清创、组织结构矫正等，胆管或泌尿道梗阻者及时手术治疗。对导管相关性败血症，应及早去除或更换感染性导管等。这些对于及时有效控制败血症非常必要。

（四）其他治疗

积极防治急性肾衰竭、ARDS、中毒性心肌炎、感染性休克等并发症。严重败血症酌情输入新鲜血浆、全血或清蛋白等。医院感染败血症应积极治疗原发基础病，器官移植后或免疫抑制者败血症应酌情减量或停用免疫抑制剂。针对炎症反应机制治疗，对于清除或抑制毒素与炎症介质，控制全身炎症反应可能有一定效果。如抗内毒素治疗、抗感染炎症介质治疗、静脉注射免疫球蛋白（IVIG）中和某些细菌毒素、血液净化、全内脏复苏治疗（TSR）改善胃肠道血液灌注等，疗效均有待进一步研究评价。

第五章　神经系统重症

第一节　急性颅内高压症与高血压脑病

一、急性颅内高压症

急性颅内压增高是多种疾病共有的一种症候群。正常成人侧卧时颅内压力经腰椎穿刺测定为 0.69~0.78kPa（7~8cmH₂O），若超过 1.96kPa（20cmH₂O）时为颅内压增高。

（一）颅内压增高的病理生理

临床常见有下列几种情况：第一，颅内容物的体积增加超过了机体生理代偿的限度，如颅内肿瘤、脓肿、急性脑水肿等；第二，颅内病变破坏了生理调节功能，如严重脑外伤、脑缺血、缺氧等；第三，病变发展过于迅速，使脑的代偿功能来不及发挥作用，如急性颅内大出血、急性颅脑外伤等；第四，病变引起脑脊液循环通路阻塞；第五，全身情况差使颅内压调节作用衰竭，如毒血症和缺氧状态。

颅内压增高有两种类型：第一，弥漫性增高，如脑膜脑炎、蛛网膜下腔出血、全脑水肿等；第二，先有局部的压力增高，通过脑的移位及压力传送到别处才使整个颅内压升高，如脑瘤、脑出血等。

（二）诊断

在极短的时间内发生的颅内压增高称为急性颅内压增高。可见于脑外伤引起的硬膜外血肿、脑内血肿、脑挫裂伤等或急性脑部感染、脑炎、脑膜炎等引起的严重脑水肿；脑室出血或近脑室系统的肿瘤或脑脓肿等。

1. 头痛

急性颅内压增高意识尚未丧失之前，头痛剧烈，常伴喷射性呕吐。头痛常在前额与双颞，头痛与病变部位常不相关。

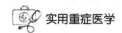

2. 视乳头水肿

急性颅内压增高可在数小时内见视乳头水肿，视乳头周围出血。但急性颅内压增高不一定都呈现视乳头水肿。因而视乳头水肿是颅内压增高的重要体征，但无否定的意义。

3. 意识障碍

是急性颅内压增高的最重要症状之一，可以为嗜睡、昏迷等不同程度的意识障碍。

4. 脑疝

整个颅腔被大脑镰和天幕分成三个相通的腔，并以枕骨大孔与脊髓腔相通。当颅内某一分腔有占位病变时，压力高、体积大的部分就向其他分腔挤压、推移而形成脑疝。由于脑疝压迫，使血液循环及脑脊液循环受阻，进一步加剧颅内高压，最终危及生命。常见的脑疝有两类：小脑幕切迹疝及枕骨大孔疝。

5. 其他症状

可有头晕、耳鸣、烦躁不安、展神经麻痹、复视、抽搐等。儿童患者常有头围增大、颅缝分离、头皮静脉怒张等。颅内压增高严重时，可有生命体征变化，血压升高、脉搏变慢及呼吸节律趋慢。生命体征变化是颅内压增高的危险征象。

（三）治疗

降低颅内压。

1. 脱水治疗

①高渗性脱水：20%甘露醇 250mL/次静脉滴注，于 20~40min 内滴完，每 6h 一次，作用迅速，可以维持 4~8h，为目前首选的降颅压药物。甘油可以口服，剂量为每日 1~2g/kg；也可静脉滴注，剂量为每日 0.7~1g/kg。成人可用 10%甘油，每日 500mL，滴注速度应慢，以防溶血。同时应限制液体入量和钠盐摄入量，并注意电解质平衡，有心功能不全者应预防因血容量突然增加而致急性左侧心力衰竭及肺水肿。

②利尿剂：可利尿脱水，常用呋塞米（速尿）和依他尼酸（利尿酸），其脱水作用不及高渗脱水剂，但与甘露醇合用可减少其用量。用法：成人一般剂量为每次 20~40mg，每日 1~6 次，肌内注射或静脉注射。

③血清清蛋白：每次 50mL，每日 1 次，连续用 2~3d。应注意心功能。

④激素：作用机制尚未十分肯定，主要在于改善血-脑屏障功能及降低毛细血管通透性。常用地塞米松，每日 10~20mg，静脉滴注或肌内注射。

2. 减少脑脊液容量

对阻塞性或交通性脑积水患者可做脑脊液分流手术，对紧急患者可做脑室穿刺引流术，暂时缓解颅内高压。也可以口服碳酸酐酶抑制剂，如乙酰唑胺（醋唑磺胺），可抑制脑脊液生成，剂量为 250mg，每日 2~3 次。

3. 其他

对严重脑水肿伴躁动、发热、抽搐或去大脑强直者，可采用冬眠低温治疗，充分供氧，必要时可气管切开以改善呼吸道阻力。有条件时可使用颅内压监护仪，有利于指导脱水剂的应用和及时抢救。

4. 病因治疗

当颅内高压危象改善后，应及时明确病因，以便进行病因治疗。

二、高血压脑病

高血压脑病是伴随血压升高而发生的一种暂时性急性脑功能障碍综合征，是高血压危象之一。临床表现起病急骤，以血压升高和全脑或局灶性神经损害为主要症状。早期及时降血压处理后，各种症状或体征可在数分钟或数天内部分或完全恢复，如得不到及时治疗，可致死亡。

（一）病因及病理

1. 病因

各种病因所致的动脉性高血压，无论是原发性还是继发性，均可引起高血压脑病，其中最重要的是恶性高血压。长期服用抗高血压药物的患者，突然停药可诱发高血压脑病。服用单胺氧化酶抑制药的患者同时用酪胺（奶油、乳酪）也可激发血压升高而引起高血压脑病。

2. 病理

高血压脑病的脑外观呈水肿、发白，脑沟消失，脑回扁平，脑室缩小，脑实质最具特征性的变化是表面或切面可见瘀点样或裂隙状出血及微梗死灶。有的可见海马沟回疝及小脑扁桃体疝形成。

脑血管病变特征性的改变是脑内细小动脉节段性、局灶性纤维性样坏死；非特征性的改变有脑内细小动脉透明样变性、中层肥厚、大中动脉粥样硬化等，还可见小动脉及毛细血管内微血栓形成。

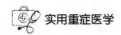

（二）临床表现

高血压脑病的发病年龄以原有的疾病而定，如急性肾小球肾炎多见于少年儿童，慢性肾小球肾炎多见于青年或成年人，子痫仅见于妊娠期妇女，恶性高血压在 30~45 岁多见。

高血压脑病的发病特点为起病急骤，病情进展非常迅速，在数小时或数十小时可达十分严重的程度。主要临床表现有以下几点：

1. 动脉血压增高

原有高血压的患者，脑病起病前血压进一步升高，收缩压可超过 26.7kPa（200mmHg），舒张压达 16.0kPa（120mmHg）以上。但急性起病的继发性高血压患者，血压水平可能不甚高，收缩压可在 24.0kPa（180mmHg）以下，也发生脑病。这主要与慢性高血压患者脑血流自动调节的上限上调有关。

2. 头痛

几乎所有高血压脑病患者均有头痛。可局限于后枕部或全头痛，初起时呈隐痛、胀痛或搏动性痛，严重时表现为持续性压榨样或刀割样剧痛，伴恶心、呕吐或视力模糊。

3. 抽搐

抽搐发生率可高达41%，多为全身性，亦可局灶性，表现为癫痫样发作。严重者发展成癫痫持续状态，并致死亡。

4. 颅内高压

主要症状为头痛、恶心、呕吐、视盘水肿。视盘水肿可在高血压脑病发生后数分钟内出现，严重者可在视盘周围出现火焰状出血。

5. 脑功能障碍的其他表现

全脑功能障碍除头痛、呕吐、全身抽搐外，意识障碍是常见表现，其程度与病情严重程度有关，轻者反应迟钝，也可出现定向、记忆、判断、计算障碍，甚至冲动、谵妄或精神错乱等精神症状；重者浅昏迷，甚至深昏迷。局灶性脑功能障碍可表现为短暂性失语、偏瘫、偏身感觉障碍、视力或听力障碍等。

6. 内脏合并症

当脑水肿影响到丘脑下部和脑干时，可出现上消化道出血、应急性溃疡和急性肾衰竭等。

7. 呼吸和循环障碍

脑干受损时，出现中枢性呼吸循环衰竭。

以上症状一般只持续数分钟至数小时，经适当降压治疗后完全缓解。但有尿毒症的患者可持续较长时间，甚至 1～2 个月。癫痫持续状态、急性心力衰竭或呼吸衰竭是本病的主要致死原因。本病可反复发作，每次发作的症状可以相似或不同。

（三）诊断与鉴别诊断

根据起病急骤，发病时有明显血压增高，剧烈头痛、抽搐、意识改变、眼底病变等表现，应考虑为高血压脑病。治疗后，血压一旦被降低，神经症状立即消失，不留后遗症，即可确诊为高血压脑病。

对血压降低后，症状体征持续数日或数月仍不消失者，应注意是否有尿毒症存在，否则即提示脑内有出血灶或梗死灶。如果血压正常后，局灶性神经体征（偏瘫、失语）等仍持续较长时间，即要注意是脑出血或脑梗死所致。

表现为癫痫或癫痫持续状态的高血压脑病，必须与原发性或其他原因的继发性癫痫鉴别；原有心房颤动病史，突发抽搐者，须注意脑栓塞；青壮年突发头痛、抽搐、血压升高应注意蛛网膜下腔出血。小儿急性肾炎所致的高血压脑病，尿和血的化验有异常；妊娠毒血症所致的高血压脑病多发生在妊娠 6 个月以后，且有水肿和蛋白尿，不难鉴别。

头痛伴眼底改变须与青光眼鉴别，后者除头痛外，还有眼部表现，如视盘凹陷、眼压增高等。

（四）治疗与预防

1. 治疗

原则是安静休息，立即控制血压，制止抽搐，减轻脑水肿，降低颅内压，保护心、肺、肾等重要脏器。

（1）一般治疗

应在重症监护病房治疗。卧床休息、保持呼吸道通畅、给氧，心电、血压监护。严密观察神经系统的症状和体征。勤测血压（每隔 15～30min 1 次）。

（2）降低血压

应选用强效、作用迅速、低毒、易于撤离、不影响心输出量、对神经系统影响小的药物，静脉使用。力求简单，避免降血压幅度过大、速度过快，短期内不要求血压降至完全正常水平；对老年人或原有高血压患者，更应警惕降压过度所致的脑缺血。最初目标一般是在数分钟至 2h 内使平均动脉压（舒张压+1/3 脉压）下降不超过 25%，以后的 2～6h 使血压降至 160/100mmHg。也有建议静脉用药的近期目标是在 30～60min 以内使舒张压下降 10%～15%，或者降至 110mmHg 左右。一旦血压降至目标水平，应开始口服给药维持。

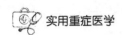

快速和不可控制的血压下降可以导致心、脑、肾缺血或坏死，或者原有的缺血或坏死加重。有些既往推荐用于静脉给药的降血压药物，由于其不良反应，目前不再主张用于治疗高血压脑病。如静脉使用肼屈嗪（肼苯哒嗪）可以导致严重、长时间和不可控制的低血压。不再推荐用于高血压脑病。舌下含服硝苯地平或者硝苯地平胶囊口服无法控制降压的速度和幅度，并可能导致严重后果，应禁止用于高血压脑病。

（3）控制抽搐

对于频繁抽搐或呈癫痫持续状态者，可用地西泮 10~20mg 缓慢静脉注射，注射时应严密观察有无呼吸抑制，抽搐控制后用地西泮 40~60mg 加入 5% 葡萄糖溶液中维持点滴。也可选用鲁米那钠 0.1g 肌内注射，每 4~6h 一次；或 10% 水合氯醛 15mL 灌肠，抽搐停止后，应鼻饲或口服苯妥英钠 0.1g 或丙戊酸钠 0.2g，每日 3 次，以控制抽搐复发。

（4）降低颅内压

可选用 20% 甘露醇 125mL 快速静脉点滴，每 6~8h 一次。静脉注射呋塞米 40~80mg 也有明显的脱水、降颅压效果，且能减少血容量，降低血压。可单独应用或与甘露醇交替使用。甘油制剂脱水起效慢，人血清蛋白可加重心脏负荷，在高血压脑病时使用应慎重。

（5）其他治疗

有心力衰竭者可用洋地黄治疗。有明显脑水肿、颅内高压时，使用吗啡必须慎重，以免抑制呼吸。合并应激性溃疡者应使用抗酸药和胃黏膜保护药。严重肾功能不全者可配合透析治疗。

2. 预防

早期发现高血压病积极治疗是预防高血压脑病的关键。对各种原因引起的继发性高血压应积极治疗病因，同时有效地控制血压。原发性高血压患者平时须注意劳逸结合，生活规律化，避免过度劳累和紧张，戒烟戒酒，限制食盐每天 4~5g。有药物治疗适应证者必须长期规则服用抗高血压药物，绝不能突然停药。

第二节　缺血性脑卒中与癫痫持续状态

一、缺血性脑卒中

缺血性脑血管疾病又称缺血性脑卒中，是脑血管狭窄或闭塞等各种原因使颅内动脉血流量减少，造成脑实质缺血的一类疾病，包括短暂性脑缺血发作、可逆性缺血性神经功能缺损，进展性卒中和完全性卒中。

（一）病因

1. 脑动脉狭窄或闭塞

颅内脑组织由两侧颈内动脉和椎动脉供血，其中两侧颈内动脉供血占脑的总供血量的80%~90%，椎动脉占10%~20%。由于存在颅底动脉环和良好的侧支循环，在其中一条动脉发生狭窄或闭塞时，不一定出现临床缺血症状；若侧支循环不良或有多条动脉发生狭窄，使局部或全脑的脑血流量减少到脑缺血的临界水平［18~20mL/（100g/min）］以下时，就会产生临床脑缺血症状。全脑组织缺血的边缘状态的血流量为31mL/（100g/min），此时如有全身性血压波动，即可引发脑缺血。

脑动脉粥样硬化是造成脑动脉狭窄或闭塞的主要原因，并且绝大多数累及颅外段大动脉和颅内的中等动脉，其中以颈动脉和椎动脉起始部受累的机会最多。

一般认为必须缩窄原有管腔横断面积的80%以上才足以使血流量减少。由于在脑血管造影片上无法测出其横断面积，只能测量其内径，所以，动脉内径狭窄超过其原有管径的50%时，相当于管腔面积缩窄75%，才具有外科治疗意义。

2. 脑动脉栓塞

动脉粥样硬化斑块上的溃疡面上常附有血小板凝块、附壁血栓和胆固醇碎片。这些附着物被血流冲刷脱落后即可形成栓子，被血流带入颅内动脉时，就会发生脑栓塞，引起供血区脑缺血。

最常见的栓子来自颈内动脉起始部的动脉粥样硬化斑块，也是短暂性脑缺血发作的最常见的原因。

风湿性心瓣膜病、亚急性细菌性心内膜炎、先天性心脏病、人工瓣膜和心脏手术等形成的心源性栓子是脑动脉栓塞的另一个主要原因。少见的栓子如脓毒性栓子、脂肪栓子、空气栓子等也可造成脑栓塞。

3. 血流动力学因素

低血压、心肌梗死、严重心律失常、休克、颈动脉窦过敏、体位性低血压、锁骨下动脉盗血综合征等影响血流动力学的因素均可造成脑缺血，尤其是存在脑血管的严重狭窄或多条脑动脉狭窄时。

4. 血液学因素

口服避孕药物、妊娠、产妇、手术后和血小板增多症引起的血液高凝状态，红细胞增多症、镰状细胞贫血、巨球蛋白血症引起的血黏稠度增高均可发生脑缺血。

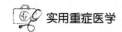

5. 其他因素

各种炎症、外伤、颅内压增高、脑血管本身病变、局部占位性病变、全身结缔组织疾病、变态反应以及某些遗传疾病等均可影响脑血管供血，出现脑组织缺血。

（二）临床分类与临床表现

1. 短暂性脑缺血发作（TIA）

短暂性脑缺血发作为脑缺血引起的短暂性神经功能缺失。其特征为：①发病突然；②局灶性脑或视网膜功能障碍的症状；③持续时间短暂，一般 10~15min，多在 lh 内，最长不超过 24h；④恢复完全，不遗留神经功能缺损体征；⑤多有反复发作的病史；⑥症状多种多样，取决于受累血管的分布。短暂性脑缺血发作是脑卒中的重要危险因素和即将发生脑梗死的警告。未经治疗的短暂性脑缺血发作患者约有 1/3 在数年内有发生完全性脑梗死的可能，1/3 由于短暂性脑缺血反复发作而损害脑功能，另 1/3 可能出现自然缓解。TIA 发作后一个月内发生卒中的机会是 4%~8%；在第一年内发生的机会是 12%~13%；以后 5 年则高达 24%~29%。

（1）颈动脉系统短暂性脑缺血发作

主要表现为颈动脉供血区的神经功能障碍。以突然发作性一侧肢体无力或瘫痪、感觉障碍、失语和偏盲为特点，可反复发作；有的出现一过性黑蒙，表现为突然单眼失明，持续 2~3min，很少超过 5min，然后视力恢复。有时一过性黑蒙伴有对侧肢体运动和感觉障碍。

（2）椎-基底动脉系统短暂性脑缺血发作

椎-基底动脉系统短暂性脑缺血发作的症状比颈动脉系统短暂性脑缺血发作复杂。发作性眩晕是最常见的症状，其他依次为共济失调、视力障碍、运动感觉障碍、吞咽困难、面部麻木等。有的患者还可发生"跌倒发作"，即在没有任何先兆的情况下突然跌倒，无意识丧失，患者可很快自行站起来。

2. 脑血栓形成

本病好发于中年以后，50 岁以上有脑动脉硬化、高血脂症和糖尿病者最易发生。男性多于女性。占全部脑血管病的 30%~50%。部分患者起病前多有前驱症状，如头晕、头痛、一过性肢体麻木无力，25% 左右患者有 TIA 病史。起病较缓慢，多在安静休息状态或夜间睡眠中发病，清晨或夜间醒来时发现偏瘫、失语等；部分患者白天发病，常先有短暂性脑缺血发作症状，以后进展为偏瘫。脑血栓患者多数发病时无意识障碍，无头痛、恶心、呕吐等症状，局灶症状可在数小时或数天内进行性加重。大面积脑梗死患者或椎-基底动脉血栓形成因累及脑干网状结构，则可出现不同程度的意识障碍，如同时合并严重脑水肿，也可伴有颅内压增高症状。

（1）临床类型

临床中脑血栓形成的临床表现各异，按病程常可分为以下临床类型：

①可逆性缺血性神经功能缺损（reversible ischemic neurologic deficits，RIND）：患者的神经症状和体征在发病后3周内完全缓解，不遗留后遗症，常因侧支循环代偿完善和迅速，血栓溶解或伴发的血管痉挛解除等未导致神经细胞严重损害。

②稳定型：神经症状和体征在几小时或2~3d达到高峰，以后不再发展，病情稳定，病初可有短暂性意识丧失。以后由于侧支循环建立，梗死区周围脑水肿消退，症状可减轻。

③缓慢进展型：由于血栓逐渐发展，脑缺血、水肿的范围继续扩大，症状逐渐加重，历时数日甚至数周，直到出现完全性卒中，常见于颈内动脉颅外段以及颈内动脉的进行性血栓。

④急性暴发型：发病急骤，往往累及颈内动脉或大脑中动脉主干或多根大动脉造成大面积脑梗死，脑组织广泛水肿伴有头痛、呕吐等颅内高压症状及不同程度意识障碍，偏瘫完全、失语等，症状和体征很像脑出血，但CT扫描常有助于鉴别。

（2）不同血管闭塞的临床特征

脑血栓形成的临床表现常与闭塞血管的供血状况直接有关，不同的脑动脉血栓形成可有不同临床症状和定位体征。

①颈内动脉：颈内动脉血栓的发病形式。临床表现及病程经过，取决于血管闭塞的部位、程度及侧支循环的情况。有良好的侧支循环，可不出现任何临床症状，偶尔在脑血管造影或尸检时发现。脑底动脉环完整，眼动脉与颈外动脉分支间的吻合良好，颈内动脉闭塞时临床上可无任何症状；若突然发生闭塞，则可出现患侧视力障碍和horner综合征以及病变对侧肢体瘫痪、对侧感觉障碍及对侧同向偏盲，主侧半球受累尚可出现运动性失语。检查可见患者颈内动脉搏动减弱或消失，局部可闻及收缩期血管杂音，同侧视网膜动脉压下降，颞浅动脉额支充血搏动增强。多普勒超声示颈内动脉狭窄或闭塞外，还可见颞浅动脉血流呈逆向运动，这对诊断本病有较大意义，脑血管造影可明确颈内动脉狭窄或闭塞。

②大脑中动脉：大脑中动脉主干或Ⅰ级分支闭塞，出现对侧偏瘫、偏身感觉障碍和同向性偏盲，优势半球受累时还可出现失语、失读、失算、失写等言语障碍。梗死面积大症状严重者可引起头痛、呕吐等颅高压症状及昏迷等。大脑中动脉深穿支闭塞，出现对侧偏瘫（上下肢瘫痪程度相同），一般无感觉障碍及偏盲。大脑中动脉皮质支闭塞：出现偏瘫（上肢重于下肢）及偏身感觉，优势半球受累可有失语，非优势半球受累可出现对侧偏侧

复视症等体象障碍。

③大脑前动脉：大脑前动脉主干闭塞，如果发生在前交通动脉之前，因病侧大脑前动脉远端可通过前交通动脉代偿供血，可没有任何症状和体征；如血栓发生在前交通动脉之后的主干，则出现对侧偏瘫和感觉障碍（以下肢为重），可伴有排尿障碍（旁中央小叶受损），亦可出现反应迟钝、情感淡漠、欣快等精神症状以及强握、吸吮反射，在优势半球者可有运动性失语。大脑前动脉皮质支闭塞常可引起对侧下肢的感觉和运动障碍，并伴有排尿障碍（旁中央小叶），亦可出现情感淡漠、欣快等精神症状以及强握、吸吮反射。深穿支闭塞。由于累及纹状体内侧动脉、Huebner 动脉，内囊前支和尾状核缺血，出现对侧中枢性面舌瘫及上肢瘫痪。

④大脑后动脉：主要供应枕叶、颞叶底部、丘脑及上部脑干。主干闭塞常引起对侧偏盲和丘脑综合征。皮质支闭塞时常可引起对侧偏盲，但有黄斑回避现象；优势半球可有失读及感觉性失语，一般无肢体瘫痪和感觉障碍。深穿支包括丘脑穿通动脉、丘脑膝状体动脉，丘脑穿通动脉闭塞由于累及丘脑后部和侧部，表现为对侧肢体舞蹈样运动，不伴偏瘫及感觉障碍。丘脑膝状体动脉闭塞时常可引起丘脑综合征，表现为对侧偏身感觉障碍如感觉异常、感觉过度、丘脑痛、轻偏瘫，对侧肢体舞蹈手足徐动症，半身投掷症，还可出现动眼神经麻痹、小脑性共济失调。

⑤基底动脉：基底动脉分支较多，主要分支包括小脑前下动脉、内听动脉、旁正中动脉、小脑上动脉等，该动脉闭塞临床表现较复杂。基底动脉主干闭塞可引起广泛桥脑梗死，出现四肢瘫痪，瞳孔缩小，多数脑神经麻痹以及小脑症状等，严重者可迅速昏迷、高热以致死亡。脑桥基底部梗死可出现闭锁综合征（locked-in syndrome），患者意识清楚，因四肢瘫、双侧面瘫、球麻痹、不能言语、不能进食、不能做各种动作，只能以眼球上下运动来表达自己的意愿。基底动脉之分支一侧闭塞，可因脑干受损部位不同而出现相应的综合征。Weber 综合征，因中脑穿动脉闭塞，病侧动眼神经麻痹，对侧偏瘫，Ciaude 综合征，同侧动眼神经麻痹，对侧肢体共济失调。Millard-Gubler 综合征，因脑桥旁中央支动脉闭塞，出现病侧外展神经和面神经麻痹，对侧肢体瘫痪。Foville 综合征，因内侧纵束及外展神经受损，出现病侧外展和面神经麻痹，双眼向病灶侧水平凝视麻痹，对侧肢体瘫痪。内听动脉闭塞，则常引起眩晕发作，伴有恶心、呕吐、耳鸣、耳聋等症状。小脑上动脉闭塞，因累及小脑半球外侧面、小脑蚓部和中脑四叠体及背外侧，可引起同侧小脑性共济失调，对侧痛温觉减退，听力减退。

⑥椎动脉：此处闭塞为小脑后下动脉损害，典型为延髓外侧综合征或 Wallenberg syndrome 综合征。临床表现为突然眩晕、恶心、呕吐、眼球震颤（前庭外侧核及内侧纵束受刺激），病灶侧软腭及声带麻痹（舌咽、迷走神经疑核受损），共济失调（前庭小脑纤维

受损），面部痛觉、温觉障碍（三叉神经脊束核受损），Horner 综合征（延髓网状结构下行交感神经下行纤维受损），对侧半身偏身痛、温觉障碍（脊髓丘脑束受损）。偶或表现为对侧延髓综合征，因锥体梗死而发生对侧上下肢瘫痪，可有病侧吞咽肌麻痹和对侧身体的深感觉障碍。

⑦小脑梗死：表现为眩晕、恶心、呕吐、头痛、共济失调。患者有明显运动障碍而无肌力减退或锥体束征，大面积梗死可压迫脑干而出现外展麻痹、同向凝视、面瘫、锥体束征。严重颅压增高可引起呼吸麻痹，昏迷。

3. 脑栓塞

①任何年龄均可发病，但以青壮年多见。多在活动中突然发病，常无前驱症状，局限性神经缺失症状多在数秒至数分钟内发展到高峰，是发病最急的脑卒中，且多表现为完全性卒中。个别病例因栓塞反复发生或继发出血，于发病后数天内呈进行性加重，或局限性神经功能缺失症状，一度好转或稳定后又加重。

②大多数患者意识清楚或仅有轻度意识模糊，颈内动脉或大脑中动脉主干的大面积脑栓塞可发生严重脑水肿、颅内压增高、昏迷及抽搐发作，病情危重；椎-基底动脉系统栓塞也可发生昏迷。

③局限性神经缺失症状与栓塞动脉供血区的功能相对应。约 4/5 脑栓塞累及 Villis 环部，多为大脑中动脉主干及其分支，出现失语、偏瘫、单瘫、偏身感觉障碍和局限性癫痫发作等，偏瘫多以面部和上肢为主，下肢较轻；约 1/5 发生在 Villis 环后部，即椎-基底动脉系统，表现眩晕、复视、共济失调、交叉瘫、四肢瘫、发音与吞咽困难等；栓子进入一侧或两侧大脑后动脉可导致同性偏盲或皮层盲；较大栓子偶可栓塞在基底动脉主干，造成突然昏迷、四肢瘫或基底动脉尖综合征。

④大多数患者有栓子来源的原发疾病，如风湿性心脏病、冠心病和严重心律失常等；部分病例有心脏手术、长骨骨折、血管内治疗史等；部分病例有脑外多处栓塞证据，如皮肤、球结膜、肺、肾、脾、肠系膜等栓塞和相应的临床症状和体征，肺栓塞常有气急、发绀、胸痛、咯血和胸膜摩擦音等，肾栓塞常有腰痛、血尿等，其他如皮肤出血或成瘀斑、球结膜出血、腹痛、便血等。

4. 腔隙性脑梗死

老年人多见，60 岁左右。常有高血压、高血脂和糖尿病。症状突然或隐袭发生，约30%患者症状可在 36h 内逐渐加重。也有部分患者可以没有任何症状，仅在影像学检查时发现，所以有人又将其归类为无症状性脑梗死。临床上常见的腔隙综合征有纯运动卒中、纯感觉卒中、感觉运动卒中、构音障碍、手笨拙综合征、共济失调轻偏瘫综合征。

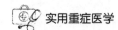

此外，腔隙脑梗死还可引起许多其他临床综合征，如偏侧舞蹈性综合征、半身舞动性综合征、闭锁综合征、中脑丘脑综合征、丘脑性痴呆等。

5. 基底动脉尖综合征（TOB 综合征）

本病以老年人发病为多，发病年龄 23~82 岁，平均为 59~76 岁。症状可有眩晕、恶心、呕吐、头痛、耳鸣、视物不清、复视、肢体无力、嗜睡、意识障碍、尿失禁等。

（三）诊断

缺血性脑血管疾病要根据病史、起病形式、症状持续的时间与发作频率，神经系统查体以及辅助检查，进行综合分析，做出诊断。依据脑血管造影、经颅多普勒超声、MRA、CTA 及 PET 检查，不仅可对缺血性脑血管疾病做出定性、定量诊断，还可指导选择治疗方案与判断疗效。

诊断要点为：第一，年龄在 50 岁以上具在动脉硬化、糖尿病、高血脂者；第二，既往有短暂性脑缺血发作史；第三，多在安静状态下发病，起病缓慢；第四，意识多清楚，较少头痛、呕吐，有局限性神经系统体征；第五，神经影像学检查显示有脑缺血表现。

（四）治疗

1. TIA

应针对能引起 TIA 的病因与危险因素进行积极治疗，如高血压、高脂血症、糖尿病、心脏病等。

（1）抗血小板聚集治疗

研究表明，抗血小板聚集能有效地防止血栓形成和微栓子的形成，减少 TIA 发作，常用：①阿司匹林，可抑制环氧化酶，抑制血小板质内花生四烯酸转化为血栓素 A2，故能抑制血小板的释放和聚集。但使用阿司匹林剂量不宜过大，否则同时亦抑制血管内皮细胞中的前列环素的合成，不利于对血栓素 A2 作用的对抗与平衡。阿司匹林的剂量为每日口服 50~300mg 为益，有消化道溃疡病及出血性疾患者慎用。②潘生丁可抑制磷酸二酯酶，阻止环磷酸腺苷（CAMP）的降解，抑制 ADP 诱发血小板聚集的敏感性，而有抗血小板聚集作用。常用剂量 25~50g，3 次/天，可与阿司匹林合用。急性心梗时忌用。③抵克力得是一种新型有效的抗血小板聚集药物，疗效优于阿司匹林，常用剂量为 125~250mg，1 次/天。

（2）抗凝治疗

对 TIA 发作频繁，程度严重，发作症状逐渐加重，或存在进展性卒中的可能性时，尤其是椎-基底动脉系统的 TIA，如无明显的抗凝禁忌证，应在明确诊断后及早进行抗凝治疗。

常用药物：①肝素：在体内外均有迅速抗凝作用，静脉注射 10min 即可延长血液的凝血时间。方法：用肝素 100mg（12500U）加入 10%GS1000mL 中，缓慢静脉滴注（20 滴/分）维持治疗 7～10d。定期监测凝血时间，并根据其凝血时间调整滴速，使凝血酶原时间保持在正常值的 2～2.5 倍，凝血酶原活动 20%～30%之间。维持 24～48h。②口服抗凝剂：病情较轻或肝素治疗控制病情后可用此法，华法林片首剂 4～6mg，以后 2～4mg/d 维持。新抗凝疗片首剂为 8mg，以后 7～2mg/d 维持。新双香豆素片，首剂 300mg，维持量为 150g/d。口服抗凝药一般要连用半年至 1 年，用药期间应及时查出凝血时间。抗凝治疗的禁忌证：70 岁以上者出血性疾病、血液病创口未愈，消化道溃疡活动期、严重肝肾疾病及颅内出血，妊娠者等。③低分子肝素：这是通过化学解聚或酶解聚生成的肝素片等，其大小相当于普通肝素的 1/3，其出血不良反应小，同时有促纤溶作用，增强血管内皮细胞的抗血栓作用而不干扰血管内皮细胞的其他功能。因此，低分子肝素比其他肝素更安全，用法：低分子肝素 5000u，腹部皮下垂直注射，1～2 次/天，7～10d 为一疗程。

（3）手术治疗

经检查，短暂性脑缺血发作是由于该部大动脉病变如动脉粥样硬化斑块致严重动脉狭窄致闭塞所引起时，为了消除微栓子来源，恢复和改善脑血流，建立侧支循环，对颈动脉粥样硬化颈动脉狭窄大于 70%者，可考虑手术治疗。常用方法有：颈动脉内膜剥离术，颅外-颅内血管吻合术，及近年来发展起来的颈动脉支架成形术。

（4）血管扩张药物

能增加全脑的血流量，扩张脑血管，促进侧支循环。引用罂粟碱 30～60mg 加入 5%GS 液体中滴或川芎嗪 80～160mg 加入 5%GS 液体滴，14d 为一疗程，其他如丹参、烟酸等。

2. 脑血栓形成

（1）一般治疗

是急性缺血性脑血管病的基础治疗，不可忽视，否则可发生并发症导致死亡。意识障碍患者应予气道支持及辅助呼吸，定期监测 PaO_2 和 $PaCO_2$。注意防治压疮及呼吸道或泌尿系感染，维持水、电解质平衡及心肾功能，预防肺栓塞、下肢深静脉血栓形成等并发症。

（2）调整血压

急性脑梗死后高血压的治疗一直存在争论，应慎用降血压药。急性脑卒中时血管自主调节功能受损，脑血流很大程度取决于动脉压，明显降低平均动脉压可能对缺血脑组织产生不利影响。急性缺血性脑血管病患者很少有低血压。如血压过低，应查明原因，及时给予补液或给予适当的升压药物如多巴胺、间羟胺等以升高血压。

（3）防治脑水肿

脑血栓形成后，因脑缺血、缺氧而出现脑水肿，在半小时即可出现细胞毒性水肿，继而在3~5d出现血管源性水肿，7~10d后水肿开始消退，2~3周时水肿消失。大面积脑梗死或小脑梗死者可致广泛而严重的脑水肿，如不及时处理，可并发脑疝死亡。常用有效降颅内压药物为甘露醇、速尿、甘油果糖和清蛋白。甘露醇快速静脉注射后，因它不易从毛细血管外渗入组织，从而能迅速提高血浆渗透压，使组织间液水分向血管内转移，达到脱水作用，同时增加尿量及尿 Na^+、K^+ 的排出，尚有清除自由基的作用。通常选用20%甘露醇125mL静脉快速滴注，1次/6~12h，直至脑水肿减轻。主要不良反应有循环负担而致心力衰竭或急性肺水肿，剂量过大，应用时间长可出现肾脏损害。为减少上述不良反应，可配合速尿使用，速尿常用剂量为20~40mL/次静脉滴注，2~4次/天。用药过程中注意水电解质平衡。甘油果糖具有良好的降颅压作用，常用量250mL静脉滴注，1~2次/天；清蛋白具有提高血浆胶体渗透压作用，与甘露醇合用，取长补短，可明显提高脱水效果。用法2~10g/次，静脉滴注，1次/天或1次/2d，连用7~10d。

（4）溶栓治疗

适用于超早期（发病6h以内）及进展型卒中。应用溶栓治疗应严格掌握溶栓治疗的适应证与禁忌证。

①适应证：年龄小于75岁。对CA系梗死者无意识障碍，对VBA梗死者由于本身预后极差，对昏迷较深者也不必禁忌，而且治疗开始时间也可延长。头颅CT排除颅内出血和与神经功能缺损相应的低密度影者。可在发病6h内完成溶栓。患者或家属同意。

②禁忌证：溶栓治疗之前瘫痪肢体肌力已出现改善。活动性内出血和已知出血倾向。脑出血史，近6个月脑梗死史及颅内、脊柱手术外伤史。近半年内活动性消化溃疡或胃肠出血。严重心、肝、肾功能不全。正在使用抗凝剂。未控制的高血压，收缩压高于26.7kPa，或舒张压高于14.7kPa。收缩压低于13.3kPa（年龄小于60岁）。

③常用溶栓剂及作用机制：溶栓剂共3代。

a. 第一代：非选择性溶栓剂——链激酶（SK）、尿激酶（UK）。SK是国外应用最早、最广的一种溶栓剂，它通过与血中纤维蛋白原形成1：1复合物，再促进游离的纤溶酶原转化为纤溶酶，因此，它是间接的纤溶酶激活剂。链激酶由于抗原性较强，易引起变态反应，溶栓同时也易引起高纤溶血症，目前临床上较少使用。欧洲几项大规模临床研究结果证实，SK溶栓死亡率及出血发生率高，效果不明显，不推荐使用。UK是一种丝氨酸蛋白酶，它可使纤溶酶原中的精氨酸560-缬氨酸561化学键断裂，直接使纤溶酶原转变为纤溶酶，由于其无抗原性、无热源性、毒副反应小，且来源丰富等特点，至今仍是亚洲一些国家（如中国和日本）临床应用的主要药物。

b. 第二代：选择性溶栓剂——重组组织型纤溶酶原激活剂（rt-PA），重组单链尿激酶型纤溶酶原激活剂（rscu-PA）ort-PA分子上有一纤维蛋白结合点，故能选择性地和血栓表层的纤维蛋白结合，所形成的复合物对纤溶酶有很高的亲和力及触酶活性，使纤溶酶原在局部转变为纤溶酶，从而溶解血栓，而很少产生全身抗凝、纤溶状态。但它价格非常昂贵，大剂量使用也会增加出血的可能性，同时由于其半衰期更短，因此，有一定的血管再闭塞，使其临床应用受到一定的限制。Rscu-PA是人血、尿中天然存在的一种蛋白质，它激活与纤维蛋白结合的纤溶酶原比激活血循环中游离的纤溶酶原容易。

c. 第三代：试图用基因工程选择技术改良天然溶栓药物的结构，以提高选择性溶栓剂效果，延长半衰期，减少剂量，这类药物有嵌合型溶栓剂（将t-PA、scu-PA二级结构进行基因工程杂交而得）单克隆抗体导向溶栓。

④溶栓剂量：脑梗死溶栓治疗剂量尚无统一标准，由于人体差异、给药途径的不同，剂量波动范围也较大。通常静脉溶栓剂量大，SK15万~50万U，UK100万~150万U，rt-PA10~100mg；动脉用药SK0.6万~25万U，UK10万~30万U，rt-PA20~100mg。

（5）抗凝治疗

临床表现为进展型卒中的患者，可有选择地应用抗凝治疗。但有引起颅内和全身出血的危险性，必须严格掌握适应证和禁忌证。抗凝治疗包括肝素和口服抗凝剂。肝素：12500U加入10%葡萄糖1000mL中，缓慢静脉滴注（每分钟20滴），仅用1~2d，凝血酶原时间保持在正常值的2~2.5倍，凝血酶原活动度在20%~30%之间。但有关其疗效及安全性的确切资料有限，结果互有分歧。低分子肝素安全性增加，但其治疗急性缺血性脑血管病的疗效尚待评估，目前已有的资料难以做出肯定结论。用法：速避凝3000~5000U，腹部皮下垂直注射，1~2次/天。口服抗凝剂：新双香豆素300mg，双香豆素100~200mg或华法林4~6mg，刚开始时每天检查凝血酶原时间及活动度，待稳定后可每周查1次，以便调整口服药物剂量。治疗期间应注意出血并发症，如有出血情况立即停用。

（6）降纤治疗

降解血栓纤维蛋白原、增加纤溶系统活性及抑制血栓形成或帮助溶解血栓。适用于脑血栓形成早期，特别是合并高纤维蛋白血症患者。常用药物有巴曲酶、蛇毒降纤酶及ancrod等。

（7）抗血小板凝集药物

抗血小板凝集药物能降低血小板聚集和血黏度。目前常用有阿司匹林和盐酸噻氯匹定。阿司匹林以小剂量为宜，一般50~100mg/d，盐酸噻氯匹定125~250mg/d。

（8）血液稀释疗法

稀释血液和扩充血容量可以降低血液黏稠度，改善局部微循环。常用低分子右旋糖酐

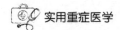

或 706 代血浆 500mL，静脉滴注，1 次/天，10~14d 为 1 个疗程。心肾功能不全者慎用。

（9）脑保护剂

目前临床上常用的制剂有以下几种：

①钙离子拮抗剂：能阻止脑缺血、缺氧后神经细胞内钙超载，解除血管痉挛，增加血流量，改善微循环。常用的药物有尼莫地平、尼莫通、盐酸氟桂嗪（西比灵）等。

②胞二磷胆碱：它是合成磷脂胆碱的前体，胆碱在磷脂酰胆碱生物合成中具有重要作用，而磷脂酰胆碱是神经膜的重要组成部分，因此具有稳定神经细胞膜的作用。胞二磷胆碱还参与细胞核酸、蛋白质和糖的代谢，促进葡萄糖合成乙酰胆碱，防治脑水肿。用法：500~750mg 加入 5% 葡萄糖液 250mL。静脉滴注，1 次/天，10~15d 为 1 个疗程。

③脑活素：主要成分为精制的必需和非必需氨基酸、单胺类神经介质、肽类激素和酶前体，它能通过血脑屏障，直接进入神经细胞，影响细胞呼吸链，调节细胞神经递质，激活腺苷酸环化酶，参与细胞内蛋白质合成等。用法：20~50mL 加入生理盐水 250mL，静脉滴注，1 次/天，10~15d 为 1 个疗程。

（10）外科治疗和介入治疗

半球大面积脑梗死压迫脑干，危及生命时，若应用甘露醇无效时，应积极进行去骨瓣手术减压和坏死脑组织吸出术。对急性大面积小脑梗死产生明显肿胀及脑积水者，可行脑室引流术或祛除坏死组织以挽救生命。对颈动脉粥样硬化颈动脉狭窄大于 70% 者，可考虑手术治疗。常用的手术方法有颈动脉内膜剥离修补术，颅外-颅内血管吻合术及近年来发展起来的颈动脉支架成形术。

（11）康复治疗

主张早期进行系统、规范及个体化的康复治疗。急性期一旦病情平稳，应立即进行肢体功能锻炼和语言康复训练，降低致残率。

3. 脑栓塞

①发生在颈内动脉前端或大脑中动脉主干的大面积脑栓塞，以及小脑梗死可发生严重的脑水肿，继发脑疝，应积极进行脱水、降颅压治疗，必要时需要进行大颅瓣切除减压。大脑中动脉主干栓塞可立即施行栓子摘除术，据报道 70% 可取得较好疗效，亦应争取在时间窗内实验溶栓治疗，但由于出血性梗死更多见，溶栓适应证更应严格掌握。

②由于脑栓塞有很高的复发率，有效的预防很重要。房颤患者可采用抗心律失常药物或电复律，如果复律失败，应采取预防性抗凝治疗。由于个体对抗凝药物敏感性和耐受性有很大差异，治疗中要定期监测凝血功能，并随时调整剂量。在严格掌握适应证并进行严格监测的条件下，适宜的抗凝治疗能显著改善脑栓塞患者的长期预后。

③部分心源性脑栓塞患者发病后 2~3h 内，用较强的血管扩张剂如罂粟碱点滴或吸入

亚硝酸异戊酯，可收到较满意疗效，亦可用烟酸羟丙茶碱（脉栓通、烟酸占替诺）治疗发病1周内的轻中度脑梗死病例收到较满意疗效者。

④对于气栓的处理应采取头低位，左侧卧位。如系减压病应立即行高压氧治疗，可使气栓减少，脑含氧量增加，气栓常引起癫痫发作，应严密观察，及时进行抗癫痫治疗。脂肪栓的处理可用血管扩张剂，5%硫酸氢钠注射液250mL静脉滴注，2次/天。感染性栓塞须选用有效足量的抗生素抗感染治疗。

4. 腔隙性脑梗死

该病无特异治疗，其关键在于防治高血压动脉粥样硬化和糖尿病等。急性期适当的康复措施是必要的。纯感觉性卒中主要病理是血管脂肪透明变性，巨噬细胞内充满含铁血黄素，提示红细胞外渗，因此，禁用肝素等抗凝剂，但仍可试用阿司匹林、潘生丁；纯运动型较少发生血管脂肪变性，可以应用肝素、东菱精纯克栓酶及蝮蛇抗栓酶，但应警惕出血倾向。腔隙梗死后常有器质性重症抑郁，抗抑郁药物患者常不易耐受，最近有人推荐选择性5-羟色胺重摄取抑制剂Ciralopram 10~14mg/d，治疗卒中后重症抑郁安全有效，无明显不良反应。无症状型腔隙性脑梗死主要针对其危险因素：高血压、糖尿病、心律失常、高脂、高黏血症及颈动脉狭窄等，进行积极有效的治疗，对降低其复发率至关重要，对本病的预防也有极其重要的意义。

二、癫痫持续状态

癫痫持续状态是神经科急危症，包括小发作持续状态、部分性癫痫发作持续状态，而以大发作持续状态最为多见和严重。大发作持续状态是指强直-阵挛发作的持续和频繁发作，发作间期意识不恢复；或者指一次癫痫发作持续30min以上。如不及时治疗，可因生命功能衰竭而死亡，或造成持久性脑损害后遗症。

（一）病因

长期服用抗癫痫药物过程中突然停药是引起癫痫持续状态的最常见原因，约占本症的30%。其次为脑炎、脑膜炎。脑血管意外如脑出血、蛛网膜下腔出血、脑栓塞、动脉硬化性脑梗死，头颅外伤引起的颅内血肿、脑挫伤等，颅内肿瘤、脑囊虫病等颅内疾病也是常见的原因。此外，颅外感染的高热感染中毒状态、低血糖、低血钙、高钠血症、药物、食物中毒等也可引起癫痫持续状态。

（二）诊断

癫痫大发作的特点为意识丧失及全身抽搐。患者突然意识丧失，跌倒在地，全身肌肉发生持续性收缩、头向后仰、上肢屈曲或伸直、两手握拳、拇指内收、下肢伸直、足内翻，称强直性抽搐期，持续约 20s。随后患者的肌肉呈强烈的屈伸运动，称阵挛性抽搐期，约 40s。在强直期至阵挛期间，可出现下列情况：开始时多有尖叫一声，是呼吸肌和声带肌同时收缩，肺内空气从变窄的声门挤出所致。由于呼吸肌强烈收缩，呼吸暂停，皮肤自苍白转为青紫；由于咀嚼肌收缩而咬破舌头，口吐带血泡沫。膀胱及腹壁肌肉强烈收缩可发生尿失禁。同时，在惊厥期中出现心率增快，血压升高，汗液、唾液和支气管分泌物增多，瞳孔散大、对光反射消失和深浅反射消失。此后由昏迷转为睡眠渐清醒，或先有短暂意识模糊后才清醒。自发作开始至意识恢复历时 5~15min。如有延长性睡眠，可以数小时才清醒。

全面性强直-阵挛发作（generalized tonic-clonic seizure，GTCS）在短时间内频繁发生，发作间期意识不清者，称为癫痫大发作持续状态。大发作持续状态超过 20min，可使大脑皮质氧分压（PO_2）降低，也可引起脑水肿和选择性脑区细胞死亡。如果大发作持续状态超过 60min，则可出现继发性代谢障碍并发症，乳酸增高，高血糖后的低血糖，脑脊液压力升高，高热、大汗、失水，继高血压后出现低血压，终至休克。由于肌肉极度抽搐引起肌细胞溶解，肌球蛋白尿，导致下肾单位变性，最后发生心血管、呼吸与肾衰竭。癫痫大发作持续状态的病死率为 10%~33%。发作持续时间在 60min 以内者，可望免于造成严重、持久的脑损害或死亡；发作持续时间达 10h 者常留有神经系统后遗症，达 13h 以上者可能致死。

（三）治疗

1. 一般治疗

①使患者平卧，头偏向一侧，让分泌物流出，以免窒息；松解衣领、腰带，适当扶持而不是按压抽搐肢体，以免发生骨折或脱臼。

②用裹上纱布的压舌板或毛巾、手帕塞入齿间，以防咬伤舌头。应取出义齿。

③供给氧气，保持呼吸道通畅。

2. 药物治疗

在选用药物时，应考虑患者的年龄、全身情况、抽搐的严重程度以及引起持续状态的原因，以求尽快控制发作。

（1）安定

①地西泮（安定）：首剂 10~20mg，注射速度<2mg/min，以免抑制呼吸。1 次静脉注射剂量不得超过 20mg，地西泮静脉注射后数分钟即达有效浓度，在 30~60min 内血药浓度

降低 50%。如发作未能控制，半小时后可重复 1 次。如仍控制不好，可将 100～200mg 地西泮溶于 5% 葡萄糖氯化钠液 500mL 中，于 12～24h 内缓慢静脉滴注，根据发作的情况调整滴速，如发作已控制，剩余药液不必继续滴入。24h 内地西泮总入量不得超过 200mg。

②氯硝西泮：一般用量为每次 1～4mg，肌内注射或静脉注射。本药起效快，常可控制发作达数小时。也可将氯硝西泮 4～8mg，加入生理盐水 500mL 中缓慢静脉滴注。本药注射可使脑电图的癫痫放电立即停止。本药可出现嗜睡或肌弛缓的不良反应，要注意观察呼吸及循环的改变。24h 内总入量不超过 10mg。

（2）联合用药

应用地西泮 2～3 次后症状不缓解者，可合并使用苯巴比妥或水合氯醛，常可奏效。

①巴比妥类：较安定类易产生呼吸抑制和血压下降。

苯巴比妥钠：本药起效慢，但作用持久，常于地西泮控制发作后作为长效药物起维持作用。常用量 0.1～0.2g 肌内注射，4～6h 后可重复使用，24h 总量不超过 0.4g，使用中要注意观察呼吸改变。

硫喷妥钠及异戊巴比妥（阿米妥钠）：为快效作用的巴比妥类药物，其呼吸抑制作用较明显，在地西泮及其他药物无效时可谨慎试用。并事先准备好气管插管及人工呼吸机，注射过程须严密观察呼吸情况，如出现呼吸抑制须马上停药，并进行人工辅助呼吸。常用量：异戊巴比妥 0.3～0.5g，溶于 10mL 注射用水中，以 0.1g/min 的速度静脉注射，直至发作停止，剩余药液不再推入。儿童用量，1 岁为 0.1g，5 岁为 0.2g。

②苯妥英钠（大仑丁）：作用持久，多与其他药物配合。本药为脂溶性，静脉用药后 15min 即可在脑内达高峰浓度。由于苯妥英钠 70%～95% 与蛋白质结合，只有 10% 有抗惊厥作用，所以须用较大剂量，首剂负荷量为 15～20mg/kg，溶于生理盐水 500mL 中缓慢静脉滴注，12h 后给维持量，按每日 5mg/kg 计算，24h 给维持量 1 次。静脉用药速度要慢，不宜超过 50mg/min，若注射太快可使血压下降、呼吸减慢、心率变慢，甚至心跳停止。注射时要有心电监护，观察心率及血压变化。糖尿病患者忌用。

③水合氯醛：作为辅助抗癫痫持续状态药物，成人用 10% 水合氯醛，每次 10～20mL，保留灌肠或鼻饲。儿童用量为 0.4～0.5mL/kg。大剂量使用可引起呼吸抑制或血压下降，可抑制心肌收缩力。

④丙戊酸钠注射液：常用剂量每日 600～2000mg0 首剂 400～800mg，3～5min 内缓慢静脉注射，30min 左右继以 1mg/（kg·h）静脉滴注维持，并根据临床效果调整剂量。

（3）全身麻醉

经上述药物治疗仍不能控制发作且危及生命者，可考虑全身麻醉控制抽搐。

抽搐停止后，若患者未清醒，可予苯巴比妥钠 0.1～0.2g 肌内注射，每 8～12 小时 1

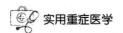

次维持，或鼻饲抗癫痫药，以后应进行长期抗癫痫治疗

第三节　重症肌无力危象与原发性脑出血

一、重症肌无力危象

重症肌无力（MG）是一种自身免疫性疾病，是神经肌肉接头处传递发生障碍所引起的一组临床症候，主要表现为受累骨骼肌极易疲劳，经休息或服用抗胆碱药物后症状可获缓解。

重症肌无力危象是指重症肌无力患者因各种因素所致病情加重（如机体感染、过度劳累、妊娠分娩、手术、外伤、治疗不当、精神创伤等）而出现的严重呼吸困难、吞咽障碍状态。重症肌无力危象的发生率占重症肌无力患者总数的 9.8%~26%。重症肌无力患者是否发生了危象，主要依据是否出现了严重的呼吸困难的临床表现。危象通常分为 3 种，即因胆碱酯酶抑制剂用量不足所致的肌无力性危象；因胆碱酯酶抑制剂用量过大所致的胆碱能性危象以及与胆碱酯酶抑制剂用量无关的反拗性危象。不同性质的危象处理方法不同，因此，尽快鉴别危象性质很有必要。

（一）病因

重症肌无力病程中，常因以下诱因发生肌无力危象：

1. 感染，尤以呼吸道感染最常见。
2. 突然停用抗胆碱酯酶类药物或用药过量。
3. 精神紧张、劳累过度、月经、妊娠和分娩。
4. 阻滞神经-肌肉传递的药物的应用如氨基概念类、多肽类抗生素等。
5. 大剂量皮质类固醇药物应用的初期。
6. 外伤，包括外科手术的创伤以及脱水、电解质紊乱等。

（二）诊断

1. 肌无力性危象

大多是疾病本身的发展所致。常发生于没有用过或仅用小剂量胆碱酯酶抑制剂的全身型重症患者，特别是 m 型和 n 型患者更易发生。有时患者尽管按以前用的剂量服用了胆碱酯酶抑制剂，但当存在某些危象诱发因素时，如合并感染、过度疲劳、精神刺激、月经、分娩、手术、外伤或应用了对神经肌肉传导有阻滞作用的药物，而未能相应适当增加胆碱酯酶抑制剂的剂量，也诱发危象。此时患者的肌无力症状突然变得极为严重，由于咽喉肌和呼吸肌无力，患者不能吞咽和咳痰，呼吸极为困难，常端坐呼吸，呼吸次数增多，呼吸动度变小，可见三凹征，严重时烦躁不安，大汗淋漓，甚至有窒息感，口唇和指甲发绀等。

2. 胆碱能性危象

见于长期服用较大剂量的胆碱酯酶抑制剂的患者。胆碱能性危象在发生严重的呼吸困难和窒息感之前常先表现出明显的胆碱酯酶抑制剂的不良反应。

（1）毒蕈碱样不良反应

①平滑肌症状：上腹部不适、食欲不振、恶心、呕吐、腹痛、腹泻、肠鸣音亢进、尿频、大小便失禁、里急后重、瞳孔缩小及支气管痉挛等。②腺体症状：多汗、流泪、皮肤湿冷、唾液及气管分泌物明显增多。

（2）烟碱样不良反应

表现骨骼肌症状，如肌束震颤、肌肉痉挛和肌肉无力（过多的 Ach 与终板受体长时间结合，即过度去极化而不能复极化，使肌肉暂时不能接受神经冲动，无法产生适当的动作电位所致）。

（3）中枢神经的不良反应

激动、焦虑、失眠、噩梦、眩晕、头痛、精神错乱、晕厥、惊厥、昏迷等。

长期服用胆碱酯酶抑制剂的患者，特别是服用较大剂量者，在出现了上述不良反应的前提下，若突然出现全身极度无力，吞咽及咳痰不能，呼吸极度困难，唾液明显增多，全身大汗淋漓，瞳孔缩小，口唇发绀，甚至严重窒息者应考虑到胆碱能危象的可能。

但发生危象的患者大多是长期服用胆碱酯酶抑制剂的患者，即使是肌无力危象，因其毒蕈碱样不良反应也很明显，有时就好像是胆碱能危象；相反，有的患者由于并用了阿托品，其毒蕈碱样不良反应常被掩盖或削弱，尽管是胆碱能性危象，有时却看成是肌无力性危象。因此，不能仅根据临床表现鉴别，而应进一步做药物试验。

3. 反拗性危象

胆碱酯酶抑制剂的剂量未变，但突然对该药失效而出现了严重的呼吸困难。常见于急性暴发型（Ⅲ型）的患者，或发生于胸腺切除术后数天，也可由感染、电解质紊乱或其他不明原因所致。通常无胆碱能不良反应。

以上三种危象中，肌无力性危象最常见，其次为反拗性危象，真正的胆碱能性危象甚为罕见。

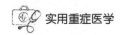

（三）治疗

在危象的早期经腾喜龙试验或新斯的明试验证实为肌无力性危象时应增加胆碱酯酶抑制剂的用量，可立即给予硫酸新斯的明 1mg 肌注，必要时每 20~30 分钟重复一次。为减少毒蕈碱样不良反应，可合用少量阿托品，但不应常规地大剂量应用，因为它可以使支气管分泌物黏稠，容易堵塞支气管而造成肺不张的危险。当临床症状好转后可逐渐改为口服胆碱酯酶抑制剂。早期的肌无力危象经过上述处理有时可以解除。如果是胆碱能危象则应停用胆碱酯酶抑制剂，并立即给予阿托品 1~2mg 静注。若经上述药物处理不见好转，无论是肌无力危象还是胆碱能危象，以及难以判断的反拗危象，特别是当已经有发绀甚至已经发生窒息不允许再做试验时，均必须立即采取下列紧急抢救措施。

1. 确保呼吸功能

果断、迅速地行气管插管或气管切开，及时吸痰，确保呼吸道通畅最为重要。对呼吸微弱的患者必须给予正压人工呼吸，以保持足够的通气量，纠正缺氧状态。无论是胆碱能危象，还是反拗危象，此项措施必须当机立断，不可稍微迟延，更不应该待昏迷以后再做。是否需要气管插管主要依赖临床表现，亦可参考下列实验室指标：①肺活量小于小于 15mL/kg。②最大吸力（peakinspiratoryforce）小于 20cmH$_2$O。③最大呼力（peakexspiratoryforce）小于 40cmH$_2$O。④血 PaO$_2$<50mmHg（在不吸 O$_2$ 的情况下）。⑤血 PaCO$_2$>50mmHg。⑥血 pH<7.25，应立即气管插管。

2. 暂停胆碱酯酶抑制剂

在做好气管插管或切开，装上人工呼吸器，建立适当的呼吸之后，在严密监护下应停用胆碱酯酶抑制剂 24~72h，待终板的 AChR 感受性恢复时，再从小剂量慢慢增加胆碱酯酶抑制剂。这样不仅对胆碱能危象和反拗危象有效，而且对肌无力危象也有益。因停用几天胆碱酯酶抑制剂可明显减少唾液和气管分泌物的分泌量，亦不必使用能引起分泌物黏稠的阿托品。文献报道使用胆碱酯酶抑制剂能使肺部阻力增加两倍，危象时的呼吸困难除因呼吸无力外，有时可能与使用了大剂量胆碱酯酶抑制剂使分泌物增多，支气管痉挛和肺阻力增加有关。停药 2~3d 后再重做腾喜龙或新斯的明试验，若明显改善，则重新开始给予适量的新斯的明肌注。当患者能吞咽时尽快改为口服，口服溴吡斯的明应从小剂量开始，逐渐增至最佳剂量，在该药的帮助下力争早日解除吞咽困难和呼吸困难，早日停用人工呼吸器。

3. 积极控制感染

肺部感染或上呼吸道感染常常是肌无力危象的诱因或并发症，若不控制感染则危象难以解除。在尚未做气管插管或切开的患者，应尽量避免使用能引起神经肌肉传导障碍而使危象进一步加重的抗生素，如氨基苷类抗生素、洁霉素等。当已行气管插管或切开，使用人工呼吸器后，则应该根据药敏试验结果，采用最有效的广谱抗生素，而且剂量和疗程均要足。对高热持续不退的顽固性肺炎，可采用抗生素气管内滴入的方法；对合并肺不张的危象患者可采用支气管肺泡灌洗，常可获得显著效果。

4. 迅速降温

发热可缩短突触后膜去极化时间和增加抗胆碱酯酶活力，而使神经肌肉传导障碍加重。短暂性的体温升高本身对危象的诱发和危象的持续时间均起重要作用。因此，在对病因治疗的基础上，应迅速采用冰袋、50%酒精擦澡、冰盐水洗胃和冰毯等物理降温措施。

5. 大剂量糖皮质激素疗法

许多危象是 AchR 抗体增多所致，抓紧时机用大剂量糖皮质激素疗法，迅速抑制体液免疫反应，减少抗体的产生，是治疗危象的积极措施。但是，由于大剂量激素引起症状一过性加重，故在尚未做气管插管或切开的危象患者，暂时先不采用大剂量冲击疗法，若已经做了气管插管或切开，大多主张采用较大剂量。一般可用泼尼松 $60 \sim 80mg/d$，晨顿服，或地塞米松 $10 \sim 20mg/d$，静滴。待呼吸困难恢复后再逐渐减量。用特大剂量甲泼尼龙（每次 2000mg，静滴，每隔 5d 一次，可用 $2 \sim 3$ 次）治疗 MG 危象均获迅速改善。亦可每天用甲泼尼龙 1000mg 静滴，连用 3d 为一个疗程，若无效，1 周后可冲击第二疗程。每一个疗程后可用较小剂量泼尼松或地塞米松维持。每日的甲泼尼龙稀释于生理盐水 500mL，缓慢静滴 12h 以上，点滴太快可引起不良反应。经冲击疗法使危象缓解后则改为较小剂量的泼尼松口服。

6. 血浆置换疗法

本法可将 AchR 抗体除掉，使 AchR 的功能恢复。有人发现，在治疗 MG 危象中一次交换 4.5L 的血液可除去 71% 的 AchR 抗体，第 1 天危象明显改善。解除危象是血浆交换疗法的第一个适应证。通常每次交换 $2000 \sim 3000mL$ 新鲜冰冻血浆，隔日 1 次，$3 \sim 4$ 次为一个疗程。危象缓解后仍应口服泼尼松以维持疗效，因为血浆交换的有效期较短，仅为 1 至 2 个月。研究发现，抢救肌无力危象患者时血浆置换优于静脉注射丙种球蛋白。用丙种球蛋白治疗无效的患者用血浆置换仍可有效。本疗法不仅能迅速清除 AchR 抗体，而且能调节 T 细胞的功能，为治疗 MG 危象的一线疗法。

7. 换血疗法

当使用大剂量糖皮质激素疗法未能使危象迅速缓解时，可并用换血疗法。每次先放血

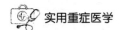

200~300mL，然后输新鲜血200~300mL，每周1~2次，常可使危象期明显缩短，呼吸困难早日改善。最近试验研究发现，MG患者的血中添加健康人的T细胞可抑制AchR抗体的产生，说明健康人血中的Ts细胞具有良好的抑制功能，而MG患者的Ts的功能不足。还有人用试验证明，若把健康人T细胞培养液的上清液加入MG患者的血中也有抑制患者产生AchR抗体的作用，说明这种上清液中有抑制因子存在。放血可放出一部分抗体以及产生抗体的淋巴细胞；输血可输入对免疫反应有抑制作用的Ts细胞及抑制因子。该方法简便，价格便宜，在基层医院容易开展。

8. 大剂量免疫球蛋白疗法

免疫球蛋白每日400mg/kg，静脉注射，共5d。一般用于老年患者无法进行血浆交换者，或没有血浆交换设备时选用。

二、原发性脑出血

脑出血（ICH）是指原发性非外伤性脑实质和脑室内出血，占全部脑卒中的20%~30%。从受损破裂的血管可分为动脉、静脉及毛细血管出血，但以深部穿通支小动脉出血为最多见。常见者为高血压伴发的脑小动脉病变在血压骤升时破裂所致，称为高血压性脑出血。

（一）临床表现

1. 脑出血共有的临床表现

①高血压性脑出血多见于50~70岁的高血压患者，男性略多见，冬春季发病较多。多有高血压病史。

②多在动态下发病，如情绪激动、过度兴奋、排便用力过猛时等。

③发病多突然急骤，一般均无明显的前驱症状表现。常在数分钟或数小时内致使患者病情发展到高峰。

④发病时常突然感到头痛剧烈，并伴频繁呕吐，重症者呕吐物呈咖啡色，继而表现意识模糊不清，很快出现昏迷。

⑤呼吸不规则或呈潮式呼吸，伴有鼾声、面色潮红、脉搏缓慢有力、血压升高、大汗淋漓、大小便失禁，偶见抽搐发作。

⑥若患者昏迷加深、脉搏快、体温升高、血压下降，则表示病情危重，生命危险。

2. 基底节区出血

约占全部脑出血的70%，壳核出血最常见。由于出血常累及内囊，并以内囊损害体征为突出表现，又称内囊区出血；壳核出血又称为内囊外侧型，丘脑出血又称内囊内侧型。本征除具有以上脑出血的一般表现外，患者的头和眼转向病灶侧凝视和偏瘫、偏身感觉障碍及偏盲。病损如在主侧半球可有运动性失语。个别患者可有癫痫发作。三偏的体征多见于发病早期或轻型患者，如病情严重意识呈深昏迷状，则无法测得偏盲，仔细检查可能发现偏瘫及偏身感觉障碍。因此，临床一定要结合其他症状与体征，切不可拘泥于三偏的表现。

3. 脑桥出血

约占脑出血的 10%，多是基底动脉脑桥支破裂所致。出血灶多位于脑桥基底与被盖部之间。大量出血（血肿大于 5mL）累及双侧被盖和基底部，常破入第四脑室。

①若开始于一侧脑桥出血，则表现交叉性瘫痪，即病变侧面瘫和对侧偏瘫。头和双眼同向凝视病变对侧。

②脑桥出血常迅速波及双侧，四肢弛缓性瘫痪（休克期）和双侧面瘫。个别病例有去脑强直的表现。

③因双侧脑桥出血，头和双眼回到正中位置，双侧瞳孔极度缩小，呈针尖状，是脑桥出血的特征之一。此系脑桥内交感神经纤维受损所致。

④脑桥出血因阻断丘脑下部的正常体温调节功能，而使体温明显升高，呈持续高热状态，此是脑桥出血的又一特征。

⑤双侧脑桥出血由于破坏或阻断上行网状结构激活系统，常在数分钟内进入深昏迷。

⑥由于脑干呼吸中枢受到影响，表现呼吸不规则或呼吸困难。

⑦脑桥出血后，如出现两侧瞳孔散大、对光反射消失、脉搏血压失调、体温不断上升或突然下降、呼吸不规则等为病情危重的表现。

4. 小脑出血

小脑出血的临床表现较复杂，临床症状和体征多种多样，因此，常依其出血部位、出血量、出血速度，以及对邻近脑组织的影响来判断。小脑出血的临床特点如下：

①患者多有高血压、动脉硬化史，部分患者有卒中史。

②起病凶猛，首发症状多为眩晕、头痛、呕吐、步态不稳等小脑共济失调的表现，可有垂直性或水平性眼球震颤。

③早期患者四肢常无明显的瘫痪，或有的患者仅感到肢体软弱无力，可有一侧或双侧肢体肌张力低下。

④双侧瞳孔缩小或不等大，双侧眼球不同轴，角膜反射早期消失，展神经和面神经麻痹。

⑤脑脊液可为血性，脑膜刺激征较明显。

⑥多数患者发病初期并无明显的意识障碍，随着病情的加重而出现不同程度的意识障碍，甚至迅速昏迷、瞳孔散大、眼-前庭反射消失、呼吸功能障碍、高热、强直性或痉挛性抽搐。

根据小脑出血的临床表现将其分为 3 型。①暴发型（闪电型或突然死亡型）：约占 20%，患者暴发起病，呈闪电样经过，常为小脑蚓部出血破入第四脑室，并以手抓头或颈部，表示头痛严重剧烈，意识随即丧失而昏迷，亦常出现双侧脑干受压的表现，如出现四肢瘫、肌张力低下、双侧周围性面瘫、发绀、脉细、呼吸节律失调、瞳孔散大、对光反射消失。由于昏迷深，不易发现其他体征。可于数分钟至 1~2h 内死亡，病程最长不超过 24h。②恶化型（渐进型或逐渐恶化型或昏迷型）：此型约占 60%，是发病最多的一型。常以严重头痛、不易控制的呕吐、眩晕等症状开始，一般均不能站立行走，逐渐出现脑干受压三联征：瞳孔明显缩小，时而又呈不等大，对光反射存在；双眼偏向病灶对侧凝视；周期性异常呼吸。更有临床意义的三联征：肢体共济失调；双眼向病灶侧凝视麻痹；周围性面瘫。迅速发生不同程度的意识障碍，直至昏迷。此时患者瞳孔散大、去大脑强直，常在 48h 或数日内死亡。③良性型（缓慢进展型）：此型约占 20%，多数为小脑半球中心部小量出血，病情进展缓慢，早期小脑体征表现突出，如头痛、眩晕、呕吐、共济失调、眼震、角膜反射早期消失，如出血停止，血液可逐渐被吸收，使之完全恢复，或遗留一定程度的后遗症；如继续出血病情发展转化为恶化型。

自从 CT 和 MRI 检查技术问世以来该病的病死率明显下降，尤其以上前二型如能及时就诊并做影像学检查经手术治疗常能挽救生命。

5. 脑室出血

一般为脑实质内的出血灶破入脑室，引起继发性脑室出血。由于脑室内脉络丛血管破裂引起原发性脑室出血非常罕见。较常见的是由内囊、基底节出血破入侧脑室或第三脑室。脑干或小脑出血则可破入第四脑室。出血可限于一侧脑室，但以双侧侧脑室及第三、第四脑室即整个脑室系统都充满了血液者多见。脑室出血的临床表现通常是在原发出血的基础上突然昏迷加深，阵发性四肢强直，脑膜刺激征阳性，高热、呕吐、呼吸不规则，或呈潮式呼吸，脉弱且速，眼球固定，四肢瘫，肌张力增高或减低，腱反射亢进或引不出，浅反射消失，双侧病理反射阳性，脑脊液为血性。如仅一侧脑室出血，临床症状缓慢或较轻。

（二）诊断

典型的脑出血诊断并不困难。一般发病在 50 岁以上，有高血压、动脉硬化史，在活动状态时急骤发病，病情迅速进展，早期有头痛、呕吐、意识障碍等颅内压增高症状，短时内即出现严重的神经系统症状，如偏瘫、失语及脑膜刺激征等，应考虑为脑出血。

如果腰椎穿刺脊液呈血性或经颅脑 CT 检查即可确诊。当小量脑出血时，特别是出血位置未累及运动与感觉传导束时，症状轻微，常需要进行颅脑 CT 检查方能明确诊断。

（三）治疗

在急性期，特别是已昏迷的危重患者应采取积极的抢救措施，其中主要是控制脑水肿，调整血压，防止内脏综合征及考虑是否采取手术消除血肿。采取积极合理的治疗，以挽救患者的生命，减少神经功能残疾程度和降低复发率。

1. 稳妥运送

发病后应绝对休息，保持安静，避免频繁搬运。在送往医院途中，可轻搬动，头部适当抬高 15°，有利于缓解脑水肿及保持呼吸道通畅，并利于口腔和呼吸道分泌物的流出。患者可仰卧在担架上，也可视情况使患者头稍偏一侧，使呕吐物及分泌物易于流出，途中避免颠簸，并注意观察患者的一般状态包括呼吸、脉搏、血压及瞳孔等变化，视病情采取应急处理。

2. 控制脑水肿，常为抢救能否成功的主要环节

由于血肿在颅内占一定的空间，其周围脑组织又因受压及缺氧而迅速发生水肿，致颅内压急剧升高，甚至引起脑疝，因此，在治疗上控制脑水肿成为关键。常用的脱水药为甘露醇、呋塞米及皮质激素等。临床上为加强脱水效果，减少药物的不良反应，一般均采取上述药物联合应用。常用者为"甘露醇+激素""甘露醇+呋塞米"或"甘露醇+呋塞米+激素"等方式，但用量及用药间隔时间均应视病情轻重及全身情况，尤其是心脏功能及有否高血糖等而定。20%甘露醇为高渗脱水药，体内不易代谢且不能进入细胞，其降颅内压作用迅速，一般用量成人为 1g/kg 体重，每 6h 静脉快速滴注 1 次。呋塞米有渗透性利尿作用，可减少循环血容量，对心功能不全者可改善后负荷，用量 20~40mg/次，每日静脉注射 1 或 2 次。皮质激素多采用地塞米松，用量 15~20mg 静脉滴注，每日 1 次。有糖尿病史或高血糖反应和严重胃出血者不宜使用激素。激素除能协助脱水外，并可改善血管通透性，防止受压组织在缺氧下自由基的连锁反应，免使细胞膜受到过氧化损害。在发病最初几天脱水过程中，因颅内压力可急速波动上升，密切观察瞳孔变化及昏迷深度非常重要，遇有脑疝前期表现如一侧瞳孔散大或角膜反射突然消失，或因脑干受压症状明显加剧，可及时静脉滴注 1 次甘露醇，一般滴后 20min 左右即可见效，故初期不可拘泥于常规时间用。一般水肿于 3~7d 内达高峰，多持续 2 周至 1 个月之久方能完全消散，故脱水药的应

用要根据病情逐渐减量，再减少用药次数，最后终止，由于高渗葡萄糖溶液静脉注射的降颅内压时间短，反跳现象重，注入高渗糖对缺血的脑组织有害，故目前已不再使用。

3. 调整血压

脑出血后，常发生血压骤升或降低的表现，这是直接或间接损害丘脑下部等处所致。此外，低氧血症也可引起脑血管自动调节障碍，导致脑血流减少，使症状加重。临床上观察血压，常采用平均动脉压，即收缩压加舒张压之和的半数（或舒张压加 1/3 脉压差）来计算。正常人平均动脉压的上限是 20.0~26.9kPa（150~200mmHg），下限为 8.00kPa（60mmHg），只要在这个范围内波动，脑血管的自动调节功能正常，脑血流量基本稳定。如果平均动脉压降到 6.67kPa（50mmHg），脑血流就降至正常时的 60%，出现脑缺血缺氧的症状。对高血压患者来讲，如果平均动脉压降到平常的 30%，就会引起脑血流的减少；如血压太高，上限虽可上移，但同样破坏自动调节，引起血管收缩，出现缺血现象。发病后血压过高或过低，均提示预后不良，故调整血压甚为重要。一般可将发病后的血压控制在发病前血压数值略高一些的水平。如原有高血压，发病后血压又上升至更高水平者，所降低的数值也可按上升数值的 30% 左右控制。常用的降压药物如利血平 0.5~1mg/次肌肉注射或 25% 硫酸镁 10~20mg/次，肌肉注射。注意不应使血压降得太快和过低。血压过低者可适量用阿拉明或多巴胺静脉滴注，使之缓慢回升。

4. 肾上腺皮质激素的应用

脑出血患者应用激素治疗，其价值除前述可有改善脑水肿作用外，还可增加脑脊液的吸收，减少脑脊液的生成，对细胞内溶酶体有稳定作用，能抑制抗利尿激素的分泌，促进利尿作用，具有抗脂过氧化反应，而减少自由基的生成，此外，尚有改善细胞内外离子通透性的作用，故激素已普遍用于临床治疗脑出血。但也有认为激素不利于破裂血管的修复，可诱发感染，加重消化道出血及引起血糖升高，而这些因素均可促使病情加重或延误恢复时间。故激素应用与否，应视患者具体情况而定。如无显著消化道出血、高血糖及血压过高，可在急性期及早应用。常用的激素有地塞米松静脉滴注 10~20mg，1 次/天；或氢化可的松静脉滴注 100~200mg，1 次/天。一般应用两周左右，视病情好转程度而逐渐减量和终止。

5. 关于止血药的应用

由于脑出血是血管破裂，凝血机制并无障碍，且多种止血药可以诱发心肌梗死，甚至弥散性血管内凝血。另外，实验室研究发现高血压性脑出血患者凝血、抗凝及纤溶系统的变化与脑梗死患者无差异，均呈高凝状态；再者，高血压性脑出血血管破裂出血一般在 4~6h 内停止，几乎没有超过 24h 者；还有研究发现应用止血药者，血肿吸收比不用者慢，故目前多数学者不同意用止血药。

6. 急性脑出血致内脏综合征的处理

包括脑心综合征、急性消化道出血、中枢性呼吸形式异常、中枢性肺水肿及中枢性呃逆等。这些综合征的出现，常常直接影响预后，严重者导致患者死亡。综合征的发生原因，主要是脑干或丘脑下部发生原发性或继发性损害。脑出血后急性脑水肿而使颅压迅速增高，压力经小脑幕中央游离所形成的"孔道"而向颅后窝传导，此时，脑干背部被迫向尾椎推移，但脑干腹侧，由于基底动脉上端的两侧大脑后动脉和 Willis 动脉环相互联结而难以移动，致使脑干向后呈弯曲状态。如果同时还有颞叶钩回疝存在，则将脑干上部的丘脑下部向对侧推移。继而中脑水管也被挤压变窄，引起脑脊液循环受阻，加重了脑积水，使颅内压进一步增高，这样颅压升高形成恶性循环，脑干也随之扭曲不断加重而受到严重损害。可导致脑干内继发性出血或梗死，引起一系列严重的内脏综合征。

（1）脑心综合征

发病后一周内做心电图检查，常发现字 T 段延长或下移，T 波低平倒置，以及 Q-T 间期延长等缺血性变化。此外，也可出现室性期前收缩，窦性心动过缓、过速或心律不齐以及房室传导阻滞等改变。这种异常可以持续数周之久，有人称作"脑源性"心电图变化。其性质是功能性的还是器质性的，尚有不同的认识，临床上最好按器质性病变处理，应根据心电图变化，给予氧气吸入，服用异山梨酯（消心痛）、门冬酸钾镁，甚至毛花苷 C（西地兰）及利多卡因等治疗，同时密切随访观察心电图的变化，以便及时处理。

（2）急性消化道出血

经胃镜检查，半数以上出血来自胃部，其次为食管，少数为十二指肠或小肠。胃部病变呈急性溃疡，多发性糜烂及黏膜下点状出血。损害多见于胃窦部、胃底腺区或幽门腺区。临床上出血多见于发病后 1 周之内，重者可在发病后数小时内就发生大量呕血，呈咖啡样液体。为了解胃内情况，对昏迷患者应在发病后 24~48h 置胃管，每日定时观察胃液酸碱度及有否潜血。若胃液酸碱度在 5 以下，即给予氢氧铝胶凝胶 15~20mL，使酸碱度保持在 6~7，此外，给予西咪替丁（甲氰咪胍）鼻饲或静脉滴注，以减少胃酸分泌。如已发生胃出血，应局部止血，可给予卡巴克洛（安络血）每次 20～30mL 与氯化钠溶液 50～80mL，3 次/天，此外，也可应用云南白药。大量出血者应及时输血或补液，以防发生贫血及休克。

（3）中枢性呼吸异常

多见于昏迷患者。呼吸快、浅、弱及呼吸节律不规则，潮式呼吸，中枢性过度换气和呼吸暂停。应及时给予氧气吸入，人工呼吸器进行辅助呼吸。可适量给予呼吸兴奋药，如洛贝林或二甲弗林（回苏灵）等，一般从小剂量开始静脉滴注。为观察有否酸碱平衡及电

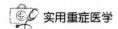

解质紊乱，应及时送检血气分析，若有异常，即应纠正。

（4）中枢性肺水肿

多见于严重患者的急性期，在发病后 36h 即可出现，少数发生较晚。肺水肿常随脑部变化加重或减轻，又常为病情轻重的重要标志。应及时吸出呼吸道中的分泌物，甚至行气管切开，以便给氧和保持呼吸通畅。部分患者可酌情给予强心药物。此类患者呼吸道颇易继发感染，故可给予抗生素，并注意呼吸道的雾化和湿化。

（5）中枢性呃逆

呃逆可见于病程的急性期或慢性期，轻者偶尔发生几次，并可自行缓解；重者可呈顽固持续性发作，后者干扰患者的呼吸节律，消耗体力，以致影响预后。一般可采用针灸处理，药物可肌内注射哌甲酯（利他林），每次 10~20mg，也可试服奋乃静，氯硝西泮 1~2mg/次也有一定的作用，但可使睡眠加深或影响对昏迷患者的观察。膈神经刺激常对顽固性呃逆有缓解作用。部分患者可试用中药治疗如柿蒂、丁香及代硝石等。

近来又发现脑出血患者可引起肾脏损害，多表现为血中尿素氮升高等症状，甚至可引起肾衰竭。脑出血患者出现两种以上内脏功能衰竭又称为多器官功能衰竭，常为导致死亡的重要原因。

7. 手术治疗

当确诊为脑出血后，应根据血肿的大小、部位及患者的全身情况，尽早考虑是否需要外科手术治疗。如需要手术治疗，又应考虑采用何种手术方法为宜，常用的手术方法有开颅血肿清除术、立体定向血肿清除术以及脑室血液引流术等。关于手术的适应证、手术时机及选用的手术方式目前尚无统一意见，但在下述情况，多考虑清除血肿：①发病之初病情尚轻，但逐步恶化，并有显著的颅压升高症状，几乎出现脑疝，如壳核出血、血肿向内囊后肢及丘脑进展者。②血肿较大，估计应用内科治疗难以奏效者，如小脑半球出血，血肿直径大于 3cm；或小脑中线血肿，估计将压迫脑干者。③患者全身状况能耐受脑部手术操作者。

第四节　颅脑损伤与颅内血肿

一、颅脑损伤

脑损伤是指暴力作用于头部造成的脑组织器质性损伤。根据致伤物、受力程度等因素不同，将伤后脑组织是否与外界相通而分为开放性和闭合性脑损伤；前者多由锐器或火器直接造成，均伴有头皮裂伤，颅骨骨折、硬脑膜破裂和脑脊液漏；后者为头部受到钝性物体或间接暴力所致，往往头皮颅骨完整，或即便头皮、颅骨损伤，但硬脑膜完整，无脑脊液漏，为闭合性脑损伤。

根据脑损伤发生的时间，可将颅脑损伤分为原发性和继发性脑损伤，前者主要是指暴力作用在脑组织的一瞬间所造成损伤，即神经组织和脑血管的损伤，表现为神经纤维的断裂和传出功能障碍，不同类型的神经细胞功能障碍甚至细胞的死亡，包括脑震荡、脑挫裂伤等；后者是指受伤一定时间后出现的脑损伤，包括脑缺血、颅内血肿、脑肿胀、脑水肿和颅内压升高等。

（一）脑震荡

脑震荡又称轻度创伤性脑损害，头部受力后在临床上观察到有短暂性脑功能障碍，系由轻度脑损伤所引起的临床综合征，其特点是头部外伤后短暂意识丧失，旋即清醒，除有近事遗忘外，无任何神经系统缺损表现。脑的大体标本上无肉眼可见到的神经病理改变，显微病理可有毛细血管充血、神经元胞体肿大、线粒体和轴索肿胀。

1. 临床表现

①意识改变：受伤当时立即出现短暂的意识障碍，对刺激无反应，可完全昏迷，常为数秒或数分钟，大多不超过半个小时。个别出现为期较长的昏迷，甚至死亡。

②短暂性脑干症状：伤情较重者在意识改变期间可有面色苍白、出汗、四肢肌张力降低、血压下降、心动徐缓、呼吸浅慢和各生理反射消失。

③无意识凝视或语言表达不清。

④语言和运动反应迟钝：回答问题或遵嘱运动减慢。

⑤注意力易分散：不能集中精力，无法进行正常的活动。

⑥定向力障碍：不能判断方向、日期、时间和地点。

⑦语言改变：急促不清或语无伦次，内容脱节或陈述无法理解。

⑧动作失调：步态不稳，不能保持连贯的行走。

⑨情感夸张：不适当的哭泣，表情烦躁。

⑩记忆缺损：逆行性遗忘，反复问已经回答过的同一问题，不能在 5min 之后回忆起刚提到的 3 个物体的名称。

⑪恢复期表现：头痛、头昏、恶心、呕吐、耳鸣、失眠等症状。通常在数周至数月内逐渐消失，有的患者症状持续数月甚至数年，即称脑震荡后综合征或脑外伤后综合征。

⑫神经系统检查：可无阳性体征。

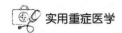

2. 诊断

诊断主要以受伤史、伤后短暂意识障碍、近事遗忘，无神经系统阳性体征作为依据。目前尚缺乏客观诊断标准，常须参考各种辅助方法，如腰穿测压、颅骨平片。

3. 治疗

（1）观察病情变化

伤后短时间内可在急诊科观察，密切注意意识、瞳孔、肢体运动和生命体征的变化。对于离院患者，嘱其家属在当日密切注意头痛、恶心、呕吐和意识障碍，如症状加重即来院检查。

（2）无须特殊治疗

卧床休息，急性期头痛、头晕较重时，嘱其卧床休息，症状减轻后可离床活动。多数患者在两周内恢复正常，预后良好。

（3）对症治疗

头痛时可给予罗通定等镇痛剂。对有烦躁、忧虑、失眠者可给予地西泮、三溴合剂等药物。

（二）弥漫性轴索损伤

弥漫性轴索损伤（DAI）是指头部遭受加速性旋转暴力时，在剪应力的作用下，脑白质发生的以神经轴索断裂为特征的一系列病理生理变化。

病理改变主要以位于脑的中轴部（胼胝体、脑白质、脑干上端背外侧及小脑上脚等处）的挫伤、出血或水肿为主。大体改变：组织间裂隙及血管撕裂性出血灶。镜下检查可见神经轴索断裂、轴浆溢出，并可见轴索断裂形成的圆形轴缩球及血细胞溶解后的含铁血黄素。

1. 临床表现

（1）意识障碍

意识障碍是其典型的表现，通常 DAI 均有脑干损伤表现，且无颅内压增高。受伤当时立即出现昏迷，且昏迷时间较长。神志好转后，可因继发性脑水肿而再次昏迷。

（2）瞳孔变化

如累及脑干，可有一侧或双侧瞳孔散大。对光反应消失，或同向性凝视。

2. 诊断

①创伤后持续昏迷 6h 以上。

②CT 扫描显示脑白质、第三脑室、胼胝体、脑干及脑室内出血。

③颅内压正常但临床状况差。

④无颅脑明确结构异常的创伤后持续植物状态。

⑤创伤后弥漫性脑萎缩。

⑥尸检 DAI 可见的病理征象。

3. 治疗及预后

①对 DAI 的治疗仍沿用传统的综合治疗方式，无突破性进展。此病预后差，占颅脑损伤早期死亡的 33%。

②脱水治疗。

③昏迷期间加强护理，防止继发感染。

（三）脑挫裂伤

暴力作用于头部时，着力点处颅骨变形或发生骨折，同时脑组织在颅腔内大幅度运动，导致脑组织着力点或冲击点损伤，均可造成脑挫伤和脑裂伤，由于两种改变往往同时存在，故又统称脑挫裂伤。前者为脑皮质和软脑膜仍保持完整；而后者，有脑实质及血管破损、断裂，软脑膜撕裂。脑挫裂伤的显微病理表现为脑实质点片状出血，水肿和坏死。脑皮质分层结构不清或消失，灰质与白质分界不清。脑挫裂伤常伴有邻近的局限性血管源性脑水肿和弥漫性脑肿胀。

外伤性急性脑肿胀又称弥漫性脑肿胀（DBS），是指发生在严重的脑挫裂伤和广泛脑损伤之后的急性继发性脑损伤，以青少年多见。治疗以内科为主。

1. 临床表现

（1）意识障碍

受伤当时立即出现，一般意识障碍时间均较长，短者半小时、数小时或数日，长者数周、数月，有的为持续昏迷或植物状态。

（2）生命体征改变

常较明显，体温多在38℃左右，脉搏和呼吸增快，血压正常或偏高。如出现休克，应注意全身检查。

（3）局灶症状与体征

受伤当时立即出现与伤灶相应的神经功能障碍或体征，如运动区损伤的锥体束征、肢体抽搐或瘫痪，语言中枢损伤后的失语及昏迷患者脑干反应消失等。颅内压增高为继发脑水肿或颅内血肿所致。尚可有脑膜刺激征。

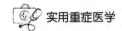

（4）头痛、呕吐

患者清醒后有头痛、头晕、恶心呕吐、记忆力减退和定向力障碍。

2. 常规治疗

①轻型脑挫裂伤患者，通过急性期观察后，治疗与弥漫性轴索损伤相同。

②抗休克治疗：如合并有休克的患者首先寻找原因，积极抗休克治疗。

③重型脑挫裂伤患者，应送重症监护病房。

④对昏迷患者，应注意维持呼吸道通畅。

⑤对来院患者呼吸困难者，立即行气管插管连接人工呼吸机进行辅助呼吸。对呼吸道内分泌物多，影响气体交换，且估计昏迷时间较长者（3~5d以上），应尽早行气管切开术。

⑥对伴有脑水肿的患者，应适当限制液体入量，并结合脱水治疗。

⑦脱水治疗颅内压仍在40~60mmHg（5.32~7.98kPa）会导致严重脑缺血或诱发脑疝，可考虑行开颅去骨瓣减压和（或）脑损伤灶清除术。

⑧手术指征：对于脑挫裂伤严重，局部脑组织坏死伴有脑水肿和颅内压增高的患者，经各种药物治疗无效，症状进行性加重者。具体方法：清除挫伤坏死的脑组织及小的出血灶，再根据脑水肿、脑肿胀的情况进行颞肌下减压或局部去骨瓣减压。

3. 其他治疗

①亚低温治疗，维持体温33℃~34℃，多针对重型或特重型脑外伤患者。

②药物治疗：糖皮质激素、改善脑细胞代谢、止血剂等。

③高压氧疗法（HBO）。

（四）脑干损伤

脑干原发损伤在头、颈部受到暴力后可以立即出现，多不伴有颅内压增高表现。病理变化有脑干神经组织结构紊乱、轴索断裂、挫伤和软化。由于脑干内除脑神经核团、躯体感觉运动传导束外，还有网状结构和呼吸、循环等生命中枢，故其致残率和死亡率均较高。

原发性脑干损伤的病理变化常为脑挫伤伴灶性出血和水肿，多见于中脑被盖区，脑桥及延髓被盖区次之。继发性脑干损伤常严重颅内高压致脑疝形成，脑干受压移位，变形使血管断裂可引起出血和软化等继发病变。

1. 临床表现

（1）典型表现

多为伤后立即陷入持续昏迷状态，生命体征多有早期紊乱，表现为呼吸节律紊乱，心跳及血压波动，双瞳大小多变，眼球斜视，四肢肌张力增高，去皮质强直状态，伴有锥体束征。多有高热、消化道出血、顽固性呃逆甚至脑性肺水肿。

（2）中脑损伤表现

意识障碍突出，瞳孔可时大时小双侧交替变化，去皮质强直。

（3）脑桥损伤表现

除持久意识障碍外，双瞳常极度缩小，角膜反射及嚼肌反射消失，呼吸节律不整，呈现潮式呼吸或抽泣样呼吸。

（4）延髓损伤表现

主要为呼吸抑制和循环紊乱，呼吸缓慢、间断，脉搏快弱、血压下降，心眼反射消失。

2. 治疗

①一般治疗措施同脑挫裂伤。

②对一部分合并有颅内血肿者，应及时诊断和手术。对合并有脑水肿或弥漫性轴索损伤及脑肿胀者，应用脱水药物和激素等予以控制。

③伤后一周，病情较为稳定时，为保持患者营养，应由胃管进食。

④对昏迷时间较长的患者，应加强护理，防止各种并发症。

⑤有条件者，可行高压氧治疗，以助康复。

（五）下丘脑损伤

单纯下丘脑损伤少见，多伴有严重脑干损伤和（或）脑挫裂伤，可引起神经-内分泌紊乱和机体代谢障碍。其损伤病理多为灶性出血、水肿、缺血、软化及神经细胞坏死，偶可见垂体柄断裂和垂体内出血。

1. 临床表现

①意识与睡眠障碍。

②循环及呼吸紊乱。

③体温调节障碍，中枢性高热，高达41℃甚至42℃。

④水电解质代谢紊乱，尿崩。

⑤糖代谢紊乱。

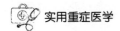

⑥消化系统障碍。

⑦间脑发作。

2. 治疗

与原发性脑干损伤基本相同。须加强监测。

二、颅内血肿

颅内血肿属颅脑损伤严重的继发性病变，在闭合性颅脑损伤中约占 10%；在重型颅脑损伤中占 40%~50%。颅内血肿继续发展，容易导致脑疝。因此，颅内血肿的早期诊断和及时手术治疗非常重要。

（一）临床表现

1. 头痛、恶心、呕吐

血液对脑膜的刺激或颅内血肿引起颅内压增高可引起症状。一般情况下，脑膜刺激所引起的头痛、恶心和呕吐较轻。在观察中若症状加重，出现剧烈头痛、恶心和频繁呕吐时，可能有颅内血肿，应结合其他症状或必要时采用辅助检查加以确诊。

2. 意识改变

进行性意识障碍为颅内血肿的主要症状之一。颅内血肿出现意识变化过程，与原发性脑损伤的轻重有密切关系，通常有三种情况：原发性脑损伤较轻，可见到典型的"中间清醒期"（昏迷-清醒-再昏迷），昏迷出现的早晚与损伤血管的大小或出血的急缓有关，短者仅 20~30min，长者可达数日，但一般多在 24h 内。有的伤后无昏迷，经过一段时间后出现昏迷（清醒-昏迷），多见于小儿，容易导致漏诊；若原发性脑损伤较重，则常表现为昏迷程度进行性加深（浅昏迷-昏迷），或一度稍有好转后又很快恶化（昏迷-好转-昏迷）；若原发性脑损伤过于严重，可表现为持续性昏迷。一般认为，原发性昏迷时间的长短取决于原发性脑损伤的轻重，而继发性昏迷出现的迟早主要取决于血肿形成的速度。所谓的中间清醒期或中间好转期，实质上就是血肿逐渐长大，脑受压不断加重的过程，因而，在此期内，伤员常有躁动、嗜睡、头痛和呕吐加重等症状。在排除了由于药物引起的嗜睡或由于尿潴留等引起的躁动后，即应警惕有并发颅内血肿的可能。

3. 瞳孔改变

对于颅内血肿者，阳性体征的出现极为重要。一侧瞳孔进行性散大，光反应消失，是小脑幕切迹疝的重要征象之一。在瞳孔散大之前，常有短暂的瞳孔缩小，这是动眼神经受刺激的表现。瞳孔散大多出现在血肿的同侧，但约10%的伤员发生在对侧。若脑疝继续发展，则脑干受压更加严重，中脑动眼神经核受损，可出现两侧瞳孔均散大，表明病情已进入垂危阶段。

一般情况下，出现两侧瞳孔散大，可迅速注入脱水药物，如一侧缩小而另一侧仍然散大，则散大侧多为脑疝或血肿侧；如两侧瞳孔仍然散大，则表示脑疝未能复位，或由于病程已近晚期，脑干已发生缺血性软化。若术前两侧瞳孔均散大，将血肿清除后，通常总是对侧瞳孔先缩小，然后血肿侧缩小；如术后血肿侧瞳孔已缩小，而对侧瞳孔仍然散大，或术后两侧瞳孔均已缩小，但经过一段时间后对侧瞳孔又再次散大，多表示对侧尚有血肿；如术后两侧瞳孔均已缩小，病情一度好转，但经一段时间后手术侧的瞳孔再度散大，应考虑有复发性血肿或术后脑水肿的可能，还应及时处理。瞳孔散大出现的早晚，也与血肿部位有密切关系。颞区血肿，瞳孔散大通常出现较早，额极区血肿则出现较晚。

4. 生命体征变化

颅内血肿者多有生命体征的变化。血肿引起颅内压增高时，可出现 Cushing 反应，血压出现代偿性增高，脉压增大，脉搏徐缓、充实有力，呼吸减慢、加深。血压升高和脉搏减慢常较早出现。颅后窝血肿时，则呼吸减慢较多见。随着颅内压力的不断增高，延髓代偿功能衰竭，出现潮式呼吸乃至呼吸停止，随后血压亦逐渐下降，并在呼吸停止后，经过一段时间心跳亦停止。如经复苏措施，心跳可恢复，但如血肿未能很快清除，则呼吸恢复困难。一般而言，如果血压、脉搏和呼吸三项中有两项的变化比较肯定，对颅内血肿的诊断有一定的参考价值。但当并发胸腹腔脏器损伤并发休克时，常常出现血压偏低、脉搏增快，此时颅内血肿的生命体征变化容易被掩盖，必须提高警惕。

5. 躁动

常见于颅内血肿伤员，容易被临床医师所忽视，或不做原因分析即给予镇静剂，以致延误早期诊断。躁动通常发生在中间清醒期的后一阶段，即在脑疝发生（继发性昏迷）前出现。

6. 偏瘫

幕上血肿形成小脑幕切迹疝后，疝出的脑组织压迫同侧大脑脚，引起对侧中枢性面瘫和对侧上下肢瘫痪，同时伴有同侧瞳孔散大和意识障碍，也有少数伤员的偏瘫发生在血肿的同侧，这是因为血肿将脑干推移至对侧，使对侧大脑脚与小脑幕游离缘相互挤压，这时偏瘫与瞳孔散大均发生在同一侧，多见于硬脑膜下血肿；血肿直接压迫大脑运动区，由于血肿的位置多偏低或比较局限，故瘫痪的范围也多较局限，如额叶血肿和额颞叶血肿仅出

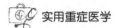

现中枢性面瘫或中枢性面瘫与上肢瘫，范围较广泛的血肿亦可出现偏瘫，但一般瘫痪的程度多较轻，有时随着血肿的发展，先出现中枢性面瘫，而后出现上肢瘫，最后出现下肢瘫。矢状窦旁的血肿可出现对侧下肢单瘫，跨矢状窦的血肿可出现截瘫。左侧半球血肿还可伴有失语；由伴发的脑挫裂伤直接引起，这种偏瘫多在伤后立即出现。

7. 去脑强直

在伤后立即出现此症状，应考虑为原发性脑干损伤。如在伤后观察过程中出现此症状时，则为颅内血肿或脑水肿继发性脑损害所致。

8. 其他症状

婴幼儿颅内血肿可出现前囟凸出。此外，由于婴幼儿的血容量少，当颅内出血量达100mL左右即可产生贫血的临床表现，甚至发生休克。小儿的慢性血肿可出现头颅增大等。

（二）手术技术

1. 早期手术

对有颅内血肿可能的伤员，应在观察过程先把头发剃光，并做好手术器械的消毒和人员组织的准备，诊断一经确定，即应很快施行手术。对已有一侧瞳孔散大的脑疝伤员，应在静脉滴注强力脱水药物的同时，做好各项术前准备，伤员一经送到手术室，立即进行手术。对双侧瞳孔散大、病理呼吸，甚至呼吸已经停止的伤员，抢救更应争分夺秒，立即在气管插管辅助呼吸下进行手术。为了争取时间，术者可戴上双层手套（不必刷手），迅速进行血肿部位钻孔，排出部分积血，使脑受压得以暂时缓解，随后再扩大切口或采用骨瓣开颅，彻底清除血肿。

2. 钻孔检查

当病情危急，又未做 CT 扫描，血肿部位不明确者，可先做钻颅探查。在选择钻孔部位时，应注意分析损伤的机制，参考瞳孔散大的侧别、头部着力点、颅骨骨折的部位、损伤的性质及可能发生的血肿类型等安排钻孔探查的先后顺序。

①瞳孔散大的侧别：因多数的幕上血肿发生在瞳孔散大的同侧，故首先应选择瞳孔散大侧进行钻孔。如双侧瞳孔均散大，应探查最先散大的一侧。如不知何侧首先散大，可在迅速静脉滴入强力脱水药物过程中观察，如一侧缩小而另侧仍散大或变化较少，则首先在瞳孔仍然散大侧钻孔。

②头部着力部位：可借头皮损伤的部位来推断头部着力点。如着力点在额区，血肿多

在着力点处或其附近，很少发生在对冲部位，应先探查颞区和额区。如着力点在颞区，则血肿多发生在着力部位，但也可能发生在对冲的颞区，探查时宜先探查同侧额区，然后再探查对侧额区。如着力点在枕区，则以对冲部位的血肿为多见，探查应先在对侧额叶底区和额极区，然后同侧的额叶底区和颞极区，最后在着力侧的颅后窝和枕区。

③有无骨折和骨折部位：骨折线通过血管沟，并与着力部位和瞳孔散大的侧别相一致时，以硬脑膜外血肿的可能性为大，应首先在骨折线经过血管沟处钻孔探查。若骨折线经过上矢状窦，则应在矢状窦的两侧钻孔探查，并先从瞳孔散大侧开始。如无骨折，则以硬脑膜下血肿的可能性为大，应参考上述的头部着力部位确定钻孔探查顺序。

④损伤的性质：减速性损伤的血肿，既可发生在着力部位，也可发生在对冲部位，例如枕部着力时，发生对冲部位的硬脑膜下血肿机会较多，故应先探查对冲部位，根据情况再探查着力部位。前额区着力时，应探查着力部位。头一侧着力时，应先探查着力部位，然后再探查对冲部位。加速性损伤，血肿主要发生在着力部位，故应在着力部位探查。

3. 应注意多发血肿存在的可能

颅内血肿中约有15%为多发性血肿。在清除一个血肿后，如颅内压仍很高，或血肿量少不足以解释临床症状时，应注意寻找是否还有其他部位的血肿，如对冲血肿、深部的脑内血肿和邻近部位的血肿等。怀疑多发血肿，情况容许时，应立即进行CT检查，诊断证实后再行血肿清除。

4. 减压术

清除血肿后脑迅速肿胀，无搏动，且突出于骨窗处，经注入脱水药物无效者，在排除多发性血肿后，应同时进行减压术。术中脑膨出严重，缝合困难者，预后多不良。

5. 注意合并伤的处理

闭合性颅脑伤伤员在观察过程中出现血压过低时，除注意头皮伤的大量失血或婴幼儿颅内血肿所引起外，应首先考虑有其他脏器损伤，而未被发现，必须仔细进行全身检查，根据脏器出血和颅内血肿的急缓，决定先后处理顺序。一般应先处理脏器出血，然后行颅内血肿清除手术。如已出现脑疝，可同时进行手术。

6. 复发血肿或遗漏血肿的处理

术后病情一度好转，不久症状又加重者，应考虑有复发性血肿或多发性血肿被遗漏的可能。如及时再次进行手术清除血肿，仍能取得良好效果。如无血肿，则行一侧或双侧颞肌下减压术，也可使伤员转危为安。

第六章　泌尿系统重症

第一节　急性肾衰竭

急性肾衰竭（acute renal failure，ARF）是各种病因引起肾功能急骤、进行性减退而出现的临床综合征。临床主要表现为肾小球滤过率明显降低所致的氮质血症，以及肾小管重吸收和分泌功能障碍所致的水、电解质和酸碱平衡失调。根据尿量减少与否分为少尿型和非少尿型。

一、病因及发病机制

导致急性肾衰的原发疾病涉及临床多个学科；肾毒物质亦有药物及毒物之分。为便于诊断、治疗，常将急性肾衰的病因分为三类：肾前性、肾实质性、肾后性（梗阻性）。

（一）肾前性

多种疾病引起的血容量不足或心脏排出量减少，导致肾血流量减少，灌注不足，肾小球滤过率下降，出现少尿。这方面的原发病有：胃肠道疾病（吐、泻）、大面积创伤（渗出液）、严重感染性休克（如败血症）、重症心脏病（如心肌梗死、心律失常、心力衰竭）等。

此型肾衰有可逆性，如能及时识别，经积极处理，肾缺血得到及时改善，肾脏功能恢复，则少尿症状随之消失；反之，可因病情恶化，演变成肾实质性肾衰。

（二）肾实质性

本病中的急性肾小管坏死占全部肾衰的75%以上，其原发病因有严重感染性休克（如败血症）、大面积创伤、挤压伤、大手术、妊娠毒血症等；肾毒物质有抗生素类（如庆大霉素、头孢菌素）、金属类（如铜、汞）、生物毒类（如鱼胆、蕈类）等。上述病因引起肾脏急性缺血、灌注不足、肾小球滤过率下降；同时肾小管上皮细胞因缺血、缺氧、或肾毒物质的直接作用，发生变性坏死，管腔堵塞、溃破，肾间质广泛炎症、水肿，从而导致肾功能急剧下降,临床出现少尿、氮质潴留和水盐、酸碱代谢紊乱等急性肾衰竭的典型表现。此外,引起本型肾衰的疾病还有重症急性肾炎、急进性肾炎、恶性高血压、肾血管栓塞等。

(三)肾后性(梗阻性)

主要由于下尿路梗阻致肾盂积水、肾间质损害,久之肾小球滤过率亦下降。此类原发病有尿路结石、肿瘤、肾外压迫如前列腺肥大等。患者常突然无尿为本型特点,如能及时解除梗死常可迅速恢复排尿功能。反之也可演变成肾实质性肾衰。

关于急性肾衰的发病机制有如下几方面的理论:肾血流动力学改变(主要指急性肾衰早期肾内血管痉挛,继之缺血损伤),肾小管堵塞、反漏,肾小管上皮细胞的黏附改变、能量代谢紊乱、钙离子内流,以及表皮生长因子对急性肾衰修复的重要作用,等等。

为便于理解和指导临床诊疗,以下简述肾小管坏死所致急性肾衰。在发病的初期(初发期)和持续进展期(持续期)其发病机制与病理改变各有其特点。当原发病因(如肾缺血)作用于肾脏后 6h 以内,主要病理改变是肾血管收缩(特别是入球小动脉)、肾血流量减少,肾小球滤过率下降,临床出现少尿,此时肾小管上皮细胞虽有损伤,但尚无严重器质性病变。如原始病因未消除,肾血管持续收缩的结果,导致严重缺血、缺氧,肾小球滤过率进一步下降的同时肾小管上皮细胞发生变性、坏死、脱落,管腔被堵塞、管壁溃破、尿液回漏、溢流于外、间质炎症、淤血,形成尿流障碍。此发病机制对临床诊断治疗及预后均有重要意义。为防止器质性肾损害。保护肾功能,从而改善预后,关键是及早发现肾内血流动力学变化,及早进行有效处理。

二、临床表现

起病急骤,常在各种原发病的基础上或肾毒物质的作用下出现少尿、血尿素氮及血肌酐升高。临床症状包括原发病的表现、急性肾衰竭的表现及并发症三方面。根据本病病情的演变规律,分为三期,即少尿期、多尿期、恢复期。

部分患者发生急性肾衰时,其尿量并无减少,24h 尿量可超过 500mL 以上,称之为"非少尿型急性肾衰"。

(一)少尿期

1. 尿量减少

尿量明显减少,24h 少于 400mL 者为少尿,少于 100mL 者为无尿。一般少尿期持续时

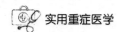

间平均 10d 左右，短则 2d，长则 4 周；如超过 4 周提示肾实质损害严重。

2. 氮质血症

由于代谢产物在体内滞留，血液中尿素氮（BUN）和肌酐（Scr）逐渐升高，其升高速度与患者体内蛋白质分解状态有关。一般情况下，每日 BUN 上升为 3.6～7.1mmol/L、肌酐 44.2～88.4μmol/L；如有继发感染发热、广泛组织创伤、胃肠道出血等，则蛋白质分解加速，每日 BUN 上升 10.1～17.9mmol/L、肌酐 176.8μmol/L，此为高分解代谢型肾衰，提示病情严重。同时出现各系统器官受损症状：消化系统可有厌食、恶心、呕吐，严重时不同程度消化道出血、黄疸等；心血管系统可有血压升高、心律失常、心衰、心包积液等；神经系统表现为定向障碍、淡漠，严重者嗜睡、抽搐、昏迷；血液系统可有轻度贫血，皮肤黏膜出血，严重者可发生弥散性血管内凝血（DIC）。

3. 水、电解质紊乱及酸碱平衡失调

①水潴留过多由于肾缺血，肾小球滤过率下降，肾小管损害等排尿减少，水在体内积聚，如此时进液未予控制可发生"高血容量"危象，并由此导致脑水肿、肺水肿及充血性心力衰竭等严重并发症，为死亡原因之一。

②高钾血症由于肾排钾减少、感染、创伤、出血、输入库存血液、进食含钾丰富的食物以及酸中毒等，血钾浓度可在短期内迅速升高，且临床症状不明显。高血钾对心脏有毒性作用，如不及时发现，进行有效处理（透析等），常可因心室颤动或心搏骤停而迅速导致死亡。

③代谢性酸中毒由于酸性代谢产物在体内滞留所致。

4. 继发感染

常见有肺部及尿路感染、皮肤感染等。

5. 急性肾衰并发其他脏器衰竭，或多脏器衰竭中存在急性肾衰竭

此等重症常发生于严重败血症（最多见于革兰阴性杆菌败血症）、感染性休克、创伤、战伤、手术后、病理性妊娠等。临床除具备急性肾衰竭表现外，同时并存其他脏器衰竭危象，如呼吸衰竭、循环衰竭、肝功能衰竭、弥散性血管内凝血、广泛小血管栓塞等，预后恶劣。

（二）多尿期

经过少尿期后，排尿逐渐增加，当每日排尿量超过 400mL 时，进入多尿期。平均持续 10d 左右，此期尿量逐日增加，一般 3000mL/d 左右，也可高达 5000mL/d 以上。如补液不及时，可发生脱水、电解质丢失。此期尿素氮、肌酐经过短时间上升后，随之下降到正常范围。此时患者虚弱，抵抗力差，容易并发感染和发生水盐代谢紊乱等，不及时处理，也可引起严重后果。

（三）恢复期

排尿量进入正常，尿素氮、肌酐正常，患者症状改善，一般情况好转。此期长期因病情及肾损害程度而异，一般半年至一年肾功能可完全恢复，损害严重者，恢复期可超过一年，个别可遗留永久性损害。

非少尿型肾衰：排尿量每日超过400mL，甚至如常人，但其尿素氨和肌酐仍随病情进展而升高。其病因多与肾毒物质有关，其中又以庆大霉素的不合理使用最为常见，其发病与该类抗生素使用剂量过大或使用后抗体产生变态反应等有关。由于此型，肾衰症状不典型，容易为临床忽略或为原发病掩盖而延误诊断。非少尿型肾衰经及时发现，正确处理，一般预后较好，病死率比少尿型低。

三、鉴别诊断

（一）肾前性氮质血症

肾脏本身无器质性病变，有循环衰竭和血容量不足病史，尿诊断指标可资鉴别。偶有休克患者收集不到尿标本，可测定中心静脉压，肾前性氮质血症常小于0.49kPa（50mmH$_2$O）。而急性肾小管坏死则正常或偏高。对难于鉴别的患者，可行补液试验，用5%葡萄糖液或生理盐水500mL，在30~40min内输入，若血压升高，尿量增多，血尿素氮下降，提示为肾前性氮质血症。如果血容量已纠正，血压恢复正常，而尿量仍少，可予20%甘露醇200~500mL，20min内静脉滴注，或呋塞米200~300mg静脉注射；如尿量增加，提示为肾前性氮质血症；如尿量不增加，则支持肾小管坏死的诊断。

（二）肾后性氮质血症

尿路梗阻多有原发病史（如结石、盆腔肿瘤、前列腺肥大等），膀胱触诊和叩诊可发现膀胱因积尿而膨胀。直肠指诊和妇科检查也有助于发现梗阻原因。腹部平片对诊断阳性尿路结石有帮助，B超和静脉肾盂造影可发现双肾增大，有肾盏、输尿管扩张。同位素肾图示梗阻图形。CT、磁共振检查对诊断肾盂积水和发现结石、肿瘤均有帮助。

（三）肾实质疾病

急进性肾炎、重症链球菌感染后肾炎、肾病综合征大量蛋白尿期、系统性红斑狼疮肾

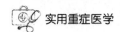
实用重症医学

炎、过敏性紫癜肾炎等均可引起急性肾衰。患者均有原发病的病史、症状和体征，尿蛋白多超过 2g/d，多伴血尿、红细胞管裂、高血压及水肿。鉴别诊断有困难时，应行肾活检。

急性间质性肾炎多由药物过敏引起，突然发生少尿和急剧，肾功能减退，伴发热、皮疹、淋巴结肿大，血嗜酸性细胞及 IgE 增高，尿沉渣中有较多嗜酸性细胞，轻度蛋白尿，血尿及红细胞管型少见。

四、治疗

（一）少尿期的治疗

1. 饮食与维持水平衡

应严格限制蛋白质，可给优质蛋白 0.5g/kg，大量补充氨基酸，补充足够热卡，大于 8368kJ/d（2000kcal/d），以减轻高分解代谢状态。控制液体入量，每日液体入量应小于前一日排尿量+大便、呕吐、引流液量及创面渗液+500mL（为不显性失水量−内生水量）。一般认为体温每升高 1℃，每小时不显性失水量增多 0.1mg/kg。少尿期应严密监测体重、液体出入量、血钠、血钾、中心静脉压、心率、血压、血尿素氮和肌酐。

2. 早期解除肾血管痉挛

①小剂量多巴胺每 1～4μg/kg 能扩张肾血管，其单用或与呋塞米合用能有效增加尿量。

②静脉滴注甘露醇亦能扩张血管，增加肾血流量和肾小球静脉压，并有助于维持肾小管液流量，防止细胞和蛋白质碎片堵塞肾小管。20%甘露醇 60mL 于 3min 内静脉注射或 20%甘露醇 200mL 于 15min 内静脉滴注。

③应用利尿合剂：普鲁卡因 0.5g、维生素 C3g、咖啡因 0.25g、氨茶碱 0.25g 加入 20%葡萄糖 200mL 中静脉滴注，也可在此基础上加用罂粟碱 0.03g 或甘露醇 20～30g，加强其解痉利尿作用。

④苄胺唑噻（phentolamine）20～40mg 加入 5%葡萄糖 500mL 中静脉滴注，滴速以 0.1～0.3mg/min 为宜。

3. 防止和治疗高钾血症

应严格限制摄入含钾过高的食物，包括橘子、香蕉、海带、紫菜、巧克力、豆类制品等。禁用含钾的药物（如青霉素钾盐、潘南金等）和保钾利尿剂。避免输注陈旧库存血液和清除体内感染病灶和坏死组织。当血钾高于 6mmol/L 时，可应用高渗葡萄糖和胰岛素滴注维持，每 3~5g 葡萄糖加 1U 胰岛素；伴有酸中毒者给予碳酸氢钠溶液；钙剂可拮抗高血钾对心肌的毒性；同时可予钠型离子交换树脂口服或灌肠。血钾>7mmol/L，应采用透析治疗，以血透为宜。

4. 纠正酸中毒

轻度酸中毒（血 HCOIV15mmol/L）不必特殊治疗。高分解代谢者酸中毒程度严重，并加重高钾血症，应及时治疗，常予 5% 碳酸氢钠 100~250mL 静脉滴注，并动态监测血气分析，以调节碳酸氢钠用量，如有心功能不全，不能耐受碳酸氢钠者，则应进行透析治疗。

5. 抗感染治疗

感染是急性肾衰竭的常见并发症，多见于血液、肺部、尿路、胆管等部位感染，应根据细菌培养和药物敏感试验，选用那些对肾无毒性或毒性低的抗生素，并按肌酐清除率调整药物剂量。

6. 透析疗法

为抢救急性肾衰的最有效措施，可迅速清除体内过多代谢产物，维持水、电解质和酸碱平衡，防止发生各种严重并发症，使患者度过少尿期。透析指征为：①少尿或无尿 2d 以上。②血钾大于 6.5mmol/L（6.5mg/L），内科处理无效者。③血尿素氮大于 21~28.7mmol/L（60~80mg/dL）或血 Cr>530.4/μmol/L（6mg/dL）。④体液过多，有急性肺水肿、难控制的高血压、脑水肿和充血性心力衰竭征兆。⑤严重代谢性酸中毒，血 HCO_3^- <12mmol/L（12mEq/L）。

血液透析适用于：高分解代谢型危重患者，心功能尚稳定，腹膜脏器损伤或近期腹部手术者。腹膜透析适用于：非高分解代谢型，心功能欠佳，有心律失常和血压偏低，血管通道建立有困难，有活动性出血或创伤，老年或儿童患者。连续性动（静）脉-静脉血液滤过对心血管系统影响小，脱水效果好，可有效防止少尿期体液潴留导致肺水肿，并可保证静脉内高营养疗法进行。

（二）多尿期治疗

治疗重点仍为维持水、电解质和酸碱平衡，防止各种并发症。须注意防止脱水、低血钾和低血钙。患者每日尿量多在 4L 以上，补充液体量应比出量少 500~1000mL，尽可能经胃肠道补充。在多尿期 4~7d 后，患者可逐渐恢复正常饮食，仍适当地限制蛋白质，直至血尿素氮和肌酐恢复正常。

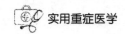

（三）恢复期治疗

可增加活动量，补充营养，服用中药调治以促进肾功能恢复，避免使用对肾脏有害药物，定期随访肾功能。一般经 3~6 个月可恢复到原来的健康水平。个别患者遗留下永久性肾小球或肾小管功能损害，极少数患者可发展为慢性肾衰。

第二节　慢性肾衰竭

慢性肾衰竭（chroic renal failure，简称 CRF）是发生在各种慢性肾脏疾病基础上缓慢出现的肾功能减退直至衰竭的一种临床综合征。主要表现为肾功能减退，代谢产物潴留，水、电解质及酸碱平衡失调，以至于不能维持内环境的稳定。GRF 临床较常见，病情严重，病死率极高，治疗效果差。

一、分期

按照肾小球滤过功能降低的进程，可将慢性肾功能不全分为三个阶段。

（一）肾功能不全代偿期

肾小球滤过率（GFR）降低，内生肌酐清除率（CCr）>50mL/min；血肌酐（Scr）并不升高，≤178μmol/L（2mg/dL）；血尿素（Urea）≤9mmol/L（25mg/dL）；一般无肾功能不全临床症状。

（二）肾功能不全失代偿（氮质血症期）

Ccr25~50mL/min；肌酐大于 178μmol/L；Urea>9mmol/L；出现轻微肾功能不全症状：乏力、恶心、食欲缺乏、贫血等。

（三）肾衰竭期（尿毒症期）

Ccr<25mL/min；肌酐大于 445/μmol/L（5mg/dL）；Urea>20mmol；L（55mg/d）；出现水、电解质、酸碱平衡紊乱和明显的各系统症状。当 GFRV10mL/min 时，则称为尿毒症终末期。

二、临床表现

(一) 各系统常见症状

1. 消化系统

食欲不振、口有尿味、恶心、呕吐等，少数情况下可有腹泻、腹胀、腹痛等。晚期患者可有弥漫性胃黏膜损伤、溃疡和出血，临床表现为柏油样便、呕血或呕吐物呈咖啡样。由于呕吐、食少、腹泻常可导致或加重水、电解质紊乱。

2. 血液系统

一般均有轻、中度贫血，如伴缺铁、营养不良、出血等因素；也可有重度贫血。晚期患者可有出血倾向，出现皮下出血点、瘀斑、内脏（主要为胃肠道）出血、脑出血等。

3. 心血管系统

随着肾衰程度的加重，高血压发生率逐渐增高（50%～80%或更高）。部分患者可伴有胸闷、憋气、心前区痛、阵发性呼吸困难、不能平卧等症状；体检时可发现心界增大、心率增快、心律失常等，个别患者可闻及心包摩擦音。心包积液较多时，则可有心音低钝、遥远。

4. 呼吸系统

常有气短，重者可因尿毒症性肺水肿或心源性肺水肿而出现呼吸困难，前者症状相对较轻，而后者则症状严重，表现为端坐呼吸、双肺哮鸣音或（和）中大水泡音。合并肺部感染者，则可有咳嗽、咳痰、胸痛、发热等症状。部分患者可发生尿毒症状性胸膜炎或（和）胸腔积液。

5. 神经系统

可出现尿毒症性周围神经病变（手足麻木感，传导速度减慢）和（或）尿毒症脑病。伴尿毒症脑病时，轻者仅有反应迟钝、淡漠等，以后可出现不同程度的意识障碍（嗜睡、昏睡、昏迷），也可有扑翼样震颤、癫痫样发作、精神异常等表现。个别情况下可有视、听觉障碍，甚至发生失明、耳聋等。

6. 免疫系统

多数患者抵抗力下降，易于感染。目前已发现，慢性肾衰竭患者主要表现为细胞免疫功能下降。某些免疫细胞（T细胞、单核细胞等）功能降低，白细胞介素-2活性下降等，

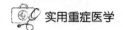

均影响细胞免疫功能。

7. 皮肤表现

皮肤苍白、干燥。由于尿毒从汗腺排出，在皮肤凝结成"尿素霜"及钙在皮肤的异位沉着，常造成皮肤奇痒难忍。

（二）水、电解质及酸碱平衡紊乱

1. 水代谢紊乱

早期由于肾小管的浓缩功能减退，出现多尿可达 2500mL/d，有的可超过 3000mL/d。夜尿增多，甚至超过日尿量，加上厌食，呕吐或腹泻，常引起失水。晚期由于肾功能进一步恶化，排尿减少，出现少尿（小于 400mL/d），无尿（小于 100mL/d），如不控制液体入量，则出现水肿。

2. 电解质代谢紊乱

由于肾脏丧失对电解质的调节功能，早期由于排尿增多常出现低钠、低钾、低钙。当肾功能进一步恶化，排泄功能丧失，发生电解质在体内潴留，则可出现高钠、高钾、高磷血症、低钙血症（小于 1.5mmol/L），常可引起低钙抽搐，一旦补碱纠正酸中毒后，由于血钙下降，便会发生抽搐。高血钾症可并发严重心律紊乱、心搏骤停，且多数患者常无先兆症状，处理不及时，易造成死亡。

3. 代谢性酸中毒

由于肾功能恶化，酸性代谢产物潴留体内而发生酸中毒。患者常表现为乏力、反应迟钝、呼吸深大，甚至昏迷。

（三）继发感染

由于患者免疫功能低下易诱发感染，但临床症状不典型，如肺炎、肠炎、尿路感染等，应密切观察病情变化，及时诊断治疗。

三、鉴别诊断

慢性肾衰竭的诊断主要包括两个方面的内容，首先必须鉴别是否存在 CRF。由于 CRF 的早期表现不典型，而且可出现任何一个系统的症状，因而容易误诊为某一系统的疾病，特别对那些没有明显慢性肾脏病史的患者更应注意，如以无力、疲乏、体力下降、腹痛、腹泻、呕吐甚至消化道出血就诊者，易被误诊为消化道疾病或肿瘤；以全身衰弱、面色苍白、贫血等就诊者易因抗贫血治疗效果不佳而误诊为再生障碍性贫血；以神经末梢症状表现如肢体麻木、瘙痒等就诊者易被误诊为末梢神经炎；以呕吐、嗜睡、酸中毒、蛋白尿甚至昏迷等症状就诊者易被考虑为尿病酮症酸中毒。此外，对那些慢性肾脏病患者呈隐匿经过，由于肾负荷突然加重，病情恶化显示尿毒症症状者，很易误诊为急性肾衰竭。

因此，凡遇以上这些情况，应警惕有无慢性肾衰竭，尿检查及肾病史短、无明显贫血、超声检查肾脏不缩小为急性肾衰之特点，可与慢性肾衰竭相鉴别。肾病综合征有明显浮肿及少尿时，血尿素氮亦可升高，并出现恶心、呕吐、纳差等症状，但经治疗而利尿消肿后，尿素氮亦随之下降，胃肠症状亦消失，此乃一过性氮质血症。

CRF 的诊断一旦确定后，还须进一步鉴别引起 CRF 的各种原发病，因为不同的原发病其治疗、预后都可能不同。须经考虑的慢性肾脏疾病很多，常见的有慢性肾炎、慢性间质性肾炎（主要是慢性肾盂肾炎）、高血压性肾动脉硬化、先天性多囊肾、系统性红斑狼疮、梗阻性肾脏病、糖尿病性肾病、镇痛性肾病、肾结核、痛风性肾脏病、结节性多动脉炎等，针对这些原发病进行治疗，常能延缓病情进展。

四、治疗

（一）一般治疗

积极治疗原发病，延缓疾病进展为尿毒症，消除可使慢性肾功能不全急性加重的危险因素，如血容量不足、肾毒性药物和毒素、泌尿道梗阻、各种感染、重度高血压、充血性心力衰竭、高凝和高黏滞状态、高钙和高磷血症等。

（二）饮食疗法

当发现患者 Cr>221.0μmol/L 时，就应给予优质低蛋白和低磷饮食，每日补充 0.5～0.6mg/kg，体重的优质蛋白质，如鸡蛋、瘦肉和奶类等，适当补充必需氨基酸或酮酸，可给肾灵（开同 Ketosterile）3～4 片，每日 3 次服。严格限制植物蛋白的摄入，同时保证足够的高热量饮食，每天提供 126～147kJ/kg 体重，可促进蛋白质的合成，显著减少机体蛋白质分解，避免营养不良，减轻慢性肾衰患者的高滤过状态。对于大量蛋白尿患者丢失的每克尿蛋白，应增加摄入 1.3g 蛋白质予以补偿。饮食中应补充多种维生素和叶酸。除伴有高血压和水肿外，一般无须严格限钠。饮水量根据尿量、有无水肿或脱水来决定。对尿量每日>1000mL 且无水肿者，无须严格限水。每日尿量<1000mL 者，每日饮水量＝显性失水量+500mL。

由于结肠成为非透析尿毒症患者排泄钾的主要器官，便秘也能加重高钾血症。增加高纤维素食物的摄入，可减少便秘、憩室炎和结肠癌的发生率，改善糖耐量和降低血浆胆固醇浓度。

（三）尿毒症并发症的治疗

1. 水、电解质和酸碱失衡的治疗

①高钾血症：某些因素可引起的加重高钾血症，如血容量不足、组织坏死、酸中毒急剧加重，药物（安体舒通、氨苯喋啶、口服补钾剂、转换酶抑制剂、非类固醇抗炎剂等）、发热或高钾饮食。高钾血症患者须祛除诱因，停服换酶抑制剂、非类固醇抗炎剂等、发热或高钾饮食。当血钾大于 6.5mmol/L，出现骨骼肌无力和心电图高钾表现时，必须紧急处理，促使钾直接向细胞内转移和迅速从体内排钾。胰岛素加入 10%~25% 葡萄糖静脉滴注，胰岛素与葡萄糖比例为 1U：5g；5% 碳酸氢钠 100~200mL 静脉注射；10% 葡萄糖酸钙 20mL，缓慢静脉注射；钙型降钾树脂 15~30g，用 100mL 水调匀服，每日 1~2 次；排钾利尿剂呋塞米、丁脲胺口服或静脉注射；透析治疗是最有效的降低高钾血症的措施。

②水、钠潴留：可给予呋塞米或丁脲胺等强利尿剂。当 GFR<30mL/min 时，噻嗪类和潴钾型利尿剂一般无效。每日入水量应补足前一日尿量，并外加 500mL 左右。钠摄入量须根据血压、体重、水肿和 24h 尿量而定。多数慢性肾衰竭患者每日食盐可在 3g 左右，血清钠应维持在正常水平，根据病情调整钠摄入量。

③钙、磷失调：当 GFR<40mL/min 时，血钙开始降低。磷酸盐在体内潴留，血磷浓度升高，随着肾衰竭进展，发生继发性甲状旁腺功能亢进。高血磷时，补充钙剂可引起钙、磷乘积升高，当钙、磷乘积大于等于 70，易发生异位软组织和血管内膜钙化及肾功能恶化。因此，除限制饮食中磷的摄入外，在服用钙以前，可服结合肠道磷的抗酸剂氢氧化铝凝胶 10~20mL，每日 3 次，因其潜在的铝中毒作用（如痴呆、贫血、骨病），故不宜长期服用。碳酸钙每日 3~10g，分 3 次服，能有效地结合食物中的磷，从粪便中排出。且碳酸钙含元素钙 40%，明显高于乳酸钙（含元素钙 12%）和葡萄糖酸钙（含元素钙 8%），可用以补钙，同时提供碱基，有利于纠正酸中毒。在血磷控制在 1.78mmol/L（5.5mg/dL）以下，钙、磷乘积保持在 30~40 之间，可服阿法 $D_3$0.25~0.5g 每日 1 次。钙三醇（罗钙全 Calcitriol）0.25~0.5μg，每日 1 次，可促进空肠和回肠对钙的重吸收，血钙水平升高，继发性甲状旁腺功能亢进和肾性骨病好转。

④代谢性酸中毒：多数慢性肾衰竭患者须常规给予碳酸氢钠口服 3~10g/d，分 3~4 次服。并根据血气分析或 CO_2CP 测定调整剂量，如 CO_2CP<13.5mmol/L，尤其伴昏迷或深大呼吸时，应静脉补碳酸氢钠，一般只纠正到 CO_2CP17.1mmol/L 便可。提高 CO_2CP1mmol/L，须给 5% 碳酸氢钠 0.5mL/kg。纠正酸中毒过程中，要注意防治低钾和低钙，若发生手足抽

搐，可给 10% 葡萄糖酸钙 10~20mL 缓慢静脉注射。

2. 心血管并发症的治疗

①高脂血症：部分患者空腹血甘油三酯和胆固醇升高，应限制饮食中饱和脂肪酸和胆固醇入量。进行适当的体力活动，有助于康复和提高高密度脂蛋白的水平。根据肾功能减退程度，调整降脂药物剂量，以免出现毒副作用。

②高血压：主要为容量依赖性高血压，少数患者为肾素依赖性高血压。对大部分患者来说，限制水钠摄入，减少血容量是控制血压的最基本措施。应首选对慢性肾衰有效的利尿剂，如呋塞米和丁脲胺。当血 Cr>265.2μmol/L 而未透析时，慎用血管紧张素转换酶抑制剂，以免发生肾功能急剧恶化、少尿和高血钾。而迅速和过度地降低血压，可降低肾灌注压，造成肾功能进一步恶化。透析患者经超滤可排出过多的液体。极少数恶性高血压患者对任何药物均无反应，切除双肾后血压可得到控制。

③心功能不全：首先应确定病因，针对病因处理，治疗原则同一般心力衰竭。应有效控制高血压，纠正严重贫血，限制水钠摄入量。可使用大剂量呋塞米和丁脲胺，减轻心脏前负荷。洋地黄类药物宜选快速短效的制剂，并调整剂量，避免蓄积中毒。降低心脏后负荷的扩血管药也须调整剂量，以防止低血压。药物治疗不能奏效者，应尽早透析超滤，清除水钠潴留。

④尿毒症性心包炎：透析是有效的治疗措施——增加透析次数和延长透析时间，心包积液可望改善。透析过程中应严格控制肝素用量和监测出、凝血时间，使用小分子量肝素（速避凝）可减少出血倾向，必要时做无肝素透析或体外肝素化法，以避免心包出血。出现心脏填塞征象时，应急做心包切开引流术。

3. 贫血的治疗

重组人类红细胞生成素（r-HuEPO，简称 EPO）能有效治疗肾性贫血，血红蛋白和红细胞压积升高，体力增强，食欲增加，许多贫血患者无须继续输血。有效剂量为 50~100U/kg，常用量 EPO1500~3000U，每周 2~3 次，皮下或静脉注射。与此同时，应补充铁剂，可服硫酸亚铁 0.3g，每天 3 次。福乃得 1 片，每天 1 次。速力菲 0.1g，每天 3 次。或肌内注射右旋糖酐铁 50mg，每日或隔日 1 次。此外还应补充其他造血原料，如叶酸 10mg，每天 3 次。腺苷辅酶维生素 B_{12} 250μg，每日 3 次服。或维生素 B_{12} 500μg，隔日肌内注射 1 次。应用 EPO 的主要不良反应有高血压、癫痫、头痛、血液凝固增加等。

雄性激素可促进红细胞生成素的分泌，而改善贫血，一般剂量为苯丙酸诺龙或丙酸睾丸酮 25~50mg，每周两次肌内注射。严重贫血患者应小量多次输新鲜血或红细胞悬液。

4. 其他治疗

①糖尿病肾衰患者因胰岛素在肾脏的分解代谢减少，进食不足和肝糖原储存耗竭等多

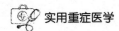

种因素，易发生低血糖，因此，胰岛素和口服降糖药物剂量应逐渐减少。

②高尿酸血症：无症状者无须治疗，发生痛风时可选用别嘌呤醇，在尿毒症期用量应
<100mg/d。

③瘙痒：部分患者局部应用油性乳剂、口服抗组织胺制剂和碳酸钙、限制磷摄入和充
分透析后可缓解症状。甲状旁腺次全切除有时可纠正难治性皮肤瘙痒。

第三节　肝肾综合征

肝肾综合征（hepatorenalsyndrome，HRS）是严重肝病并发的无其他原因可解释的进
行性肾功能衰竭，以肾功能不全、内源性血管性物质异常和血流动力学异常为特征。患者
可突然出现少尿或无尿、氮质血症、稀释性低钠血症和低尿钠。常继发于胃肠道出血、感
染、电解质紊乱、大量放腹水、剧烈呕吐、严重腹泻。

在肝功能衰竭患者中，HRS 发生率为 60%～80%。一旦发生，治疗相当困难，预后
差，3 个月病死率高达 80%～100%。

一、发病机制

HRS 发生的基本过程：通常认为，肝硬化合并腹水的患者存在典型的"高动力型血液
循环"，即外周及内脏动脉系统的广泛舒张，从而造成动脉血压和系统血管阻力下降。这
种血流动力学改变的直接后果就是有效血容量的不足。作为代偿，机体增强内源性血管收
缩反应，如激活肾素-血管紧张素-醛固酮系统（RAS）和交感神经系统，分泌抗利尿激素
和各种血管活性因子等，以代偿外周阻力及动脉压下降趋势；机体增强心输出量以代偿中
心血容量下降。肾脏血管对这种代偿机制尤为敏感，从而引起肾血管的广泛收缩和钠水潴
留，引起肾功能障碍。上述过程可以在肝硬化腹水的患者中自然发生，也可以在某种
（些）诱因（所谓的"二次打击"）的作用下出现（尤其是 I 型 HRS），如自发性细菌性
腹膜炎、上消化道出血和大量放腹水后未扩容等。参与这种功能改变的因素主要包括以下
几方面：

（一）代偿机制

肝硬化初期，全身血管阻力下降，心率增快，心输出量增加。当疾病进展、内脏小动
脉进一步扩张时，有效血容量的下降和动脉低血压状态刺激压力感受器，激活 RAS 和交
感神经系统，刺激抗利尿激素的分泌以尽量维持血流动力学的稳定，但同时也造成水钠潴
留、稀释性低钠血症，成为 HRS 典型的临床特征。除此之外，机体也通过分泌一些其他

的缩血管因子来代偿有效血容量的下降，如内皮素-1（ET-1）。但由于内脏循环局部产生大量的扩血管因子如 NO 等，通过旁分泌方式加重内脏小动脉的扩张及局部高浓度的扩血管因子使内脏血管对代偿性缩血管机制的"反应迟钝"，上述代偿性反应并不能很好地纠正内脏循环小动脉的广泛性扩张，形成从内脏小动脉扩张到代偿性缩血管及钠水潴留的一种恶性循环，从而造成肾脏、脑及肝脏等脏器的血管床进一步收缩，诱发相应器官的功能障碍。在失代偿期肝硬化早期，由于肾内局部产生扩血管因子（主要是前列腺素），使肾脏灌注得以勉强维持。但随着疾病的进展，肾脏灌注进一步减少，肾脏内部代偿性分泌大量缩血管因子，促使肾灌注明显减少和肾小球滤过率的下降。

（二）内脏小动脉的舒张状态

在严重肝病时，内脏血管局部扩血管因子，包括一氧化氮、一氧化碳、胰高血糖素、前列环素、心房利钠钛等产生过多；同时，肝脏对这些因子的灭活减弱或摄取减少，引发扩血管的效应增大。内脏血管缩血管因子的产量也相对不足，并在各种扩血管因子的作用下，对缩血管因子的敏感性明显下降。以上两方面作用的结果最终使内脏小动脉广泛舒张。

（三）HRS 时心输出量的改变

血容量减少可能是心输出量下降的主要原因。当患者并发感染、出血或经历大量放腹水而没有及时补液时，血容量进一步减少，结果使心输出量的下降更为显著。心肌本身的损伤也可能是造成心输出量下降的另一个原因。此外，如患者合并感染，则感染本身也可以影响到心肌的收缩功能使心输出量下降。

二、诊断

其诊断的主要依据为：第一，肝硬化合并腹腔积液。第二，肌酐大于 133μmol/L。第三，排除休克。第四，停利尿剂至少 2d 以上，并经清蛋白扩容后肌酐值没有改善（未降至 133μmol/L 以下），清蛋白推荐剂星为 1g/（kg·d），最大量可达 100g/d。第五，目前或近期没有应用肾毒性药物。第六，排除肾实质性疾病：尿蛋白小于 0.5g/d。尿红细胞小于 50 个/HP 和（或）超声下无肾实质病变。

三、鉴别诊断

（一）急性肾小管坏死

肝硬化患者合并低血容量性或感染性休克、大手术、使用肾毒性药物时可发生急性肾

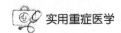

小管坏死。特征为突发的肾功能损害，表现为高尿钠浓度、尿/血浆渗透压比小于1、异常尿沉淀等。

（二）肾小球疾病

如有明显的蛋白尿、镜下血尿或经超声证实肾脏大小异常，则应怀疑器质性肾脏疾病。肾脏活组织检查有助于拟订进一步治疗方案，包括评价肝肾联合移植的潜在需要。

（三）肾前性氮质血症

肾前性氮质血症的原因包括应用利尿剂、呕吐、腹泻、放腹水等，充分扩容后能改善肾功能，对扩容缺乏反应是 HRS 的一个主要诊断依据。

（四）药物诱发的肾衰竭

氨基糖苷类抗生素和非类固醇类抗炎药物是导致肝硬化患者主要因素。

四、治疗

（一）一般支持疗法

食用低蛋白、高糖和高热量饮食，以降低血氨、减轻氮质血症，并使机体组织蛋白分解降至最低限度。肝性脑病患者应严格限制蛋白摄入，并给予泻剂、清洁灌肠以清洁肠道内含氮物质。积极治疗肝脏原发病及其他并发症如上消化道出血、肝性脑病，维持水、电解质、酸碱平衡。如继发感染，应积极控制感染，宜选用第三代头孢菌素，避免使用氨基糖苷类等肾毒性较大的抗生素。应密切监测尿量、液体平衡、动脉压以及生命体征。

（二）药物治疗

1. 特利加压素

2010 年欧洲肝病学会关于腹水、自发腹膜炎以及肝肾综合征的指南建议把特利加压素（1mg/4~6h，静脉推注）联合清蛋白作为 I 型 HRS 的一线用药，对于改善患者的短期生存率有较好疗效。其治疗目标是：充分改善肾功能至肌酐小于 $133\mu mol/L$（1.5mg/dL）（完全应答）。如治疗 3d 后肌酐未能下降 25%，则应将特利加压素的剂量逐步增加，直至最大剂量（2mg/4~6h）。对于部分应答患者（肌酐未降至 $133\mu mol/L$ 以下）或肌酐未降低的患者，应在 14d 内终止治疗。特利加压素联合清蛋白治疗对 II 型 HRS 患者的有效率达 60%~70%，但尚无足够数据评价该治疗对临床转归的影响。特利加压素治疗的禁忌证包括缺血性心血管疾病。对于应用特利加压素治疗的患者应密切监测心律失常的发生、内脏或肢端缺血体征以及液体超负荷。治疗后复发的 I 型 HRS 相对少见，可再次给予特利加压素治疗，且通常仍有效。

2. 米多君、去甲肾上腺素、奥曲肽

米多君初始剂量为 2.5~7.5mg/8h，口服，可增大至 12.5mg/8h。去甲肾上腺素使用剂量为 0.5~3mg/h 持续静脉滴注。奥曲肽初始剂量为 100μg/8h，皮下注射，剂量可增大至 200μg/8h。

3. 其他药物

持续应用小剂量多巴胺 3~5μg／（kg·min）可直接兴奋肾小球多巴胺受体，扩张肾血管，增加肾血流灌注，使尿量增多，单独应用多巴胺并不能使肾小球滤过率显著改善，与清蛋白和缩血管药物联合应用才可使肾功能得到一定改善。

（三）控制腹水

支持 I 型 HRS 患者应用腹腔穿刺放液的数据尚少，但如果存在张力性腹水，腹腔穿刺放液联合清蛋白输注有助于缓解患者症状。对于 II 型 HRS 患者，适度腹腔穿刺放液可减轻腹内压、肾静脉压力和暂时改善肾血流动力学。但大量放腹水，特别是不补充清蛋白或血浆扩容，可诱发或加重肾衰。

（四）经颈静脉肝内门体分流术

经颈静脉肝内门体分流术（TIPS）是应用介入放射技术建立门静脉-肝静脉分流，对于提高肾小球滤过率，改善肾功能有肯定疗效。虽然 TIPS 支架置入可改善部分患者的肾功能，但目前尚无足够证据支持 TIPS 用于 I 型 HRS 的治疗。而有研究表明在 II 型 HRS 患者中 TIPS 可改善肾功能并控制腹水。由于 TIPS 可使肝窦血流减少、诱发肝性脑病、并发门静脉和肝静脉狭窄或栓塞等严重并发症，限制了其在临床的应用。

（五）连续性肾脏替代治疗

连续性肾脏替代治疗（continuous renal replacement therapy，CRRT）是近年在血液透析基础上发展起来的一种新型血液净化技术。CRRT 具有稳定血流动力学，精确控制容量，维持水、电解质酸碱平衡，改善氮质血症作用的血液净化技术，是治疗急、慢性肾功能衰竭的有效方法。CRRT 对 HRS 可能有一定疗效，但它仅起到血液净化作用，不能改善肝脏

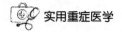

的合成和代谢功能。

（六）分子吸附再循环系统

分子吸附再循环系统（molecular adsorbent recirculating system，MARS）是改良的血液透析系统，含有清蛋白的透析液和活性炭–离子交换柱，可选择性清除与清蛋白结合的各种毒素及过多水分和水溶性毒素。目前认为，MARS 可以清除肿瘤坏死因子、白细胞介素–6 等细胞因子，对减轻炎性反应和改善肾内血液循环有益。一些患者经 MARS 治疗可改善肝肾功能，提高短期生存率。由于 MARS 只是一种过渡性治疗，多用于等待肝移植的患者。

（七）肝移植

肝移植是 Ⅰ 型和 Ⅱ 型 HRS 最有效的治疗方法。2009 年美国肝病学会成人肝硬化腹水处理指南推荐存在肝硬化、腹水、Ⅰ 型 HRS 患者应尽快转诊行肝移植。HRS 患者的肝移植效果比无 HRS 的患者差。因此，在肝移植前应采用前述手段治疗，尽量恢复肾功能，以达到无 HRS 患者的疗效。对血管收缩剂有应答的 HRS 患者，可仅给予肝移植治疗；对血管收缩剂无应答且需要肾脏支持治疗的 HRS 患者，一般亦可仅给予肝移植治疗，因为大多数患者的肾功能在肝移植后可完全恢复。须长期肾脏支持治疗（大于 12 周）的患者，应考虑肝肾联合移植。随着器官移植术的发展和术后抗排斥措施的完善，目前肝移植术已趋向成熟，但因供体肝源不足，使其应用受到限制。

第七章 儿科重症

第一节 弥散性血管内凝血

弥散性血管内凝血（disseminated intravascular coagulation，DIC）是一种多种病因引起的、继发性的、以全身止凝血功能障碍、纤维蛋白沉积、多器官内微血栓形成等病理综合征。其主要特征是在某些致病因素如感染、外伤、休克等作用下，血液凝固机制被激活，凝血功能亢进，引起微血管内大量纤维蛋白沉积和血小板凝集，形成广泛的微血栓。由于凝血过程加速，消耗了大量的血浆凝血因子和血小板，并激活纤维蛋白溶解系统，引起继发性纤维蛋白溶解亢进，从而导致广泛性出血、循环障碍、栓塞和溶血等一系列临床表现。患者最终多出现广泛出血和多器官衰竭（MOF）而死亡。DIC 全身病理性纤维蛋白沉积的机制比较明了，并被认为是多器官衰竭发生的原因之一，其中许多细胞因子在凝血和纤溶紊乱中起重要作用。

一、病因

诱发小儿 DIC 的主要原因有感染性疾病、严重组织损伤、产科并发症、免疫性疾病、新生儿疾病和肿瘤等。其中感染性疾病包括细菌、病毒和真菌等引起的败血症、内毒素血症等，严重组织损伤包括严重外伤、挤压伤、大面积烧伤、大手术创伤等，产科并发症包括胎盘损伤、羊水栓塞等，免疫性疾病包括溶血性输血反应、系统性红斑狼疮、暴发性紫癜和移植排斥反应等，新生儿疾病包括新生儿硬肿症、新生儿窒息、呼吸窘迫综合征和新生儿溶血症等，肿瘤包括白血病、恶性淋巴瘤、神经母细胞瘤和巨大血管瘤等。其他原因还有动脉瘤、急性出血性坏死性肠炎、急性坏死性胰腺炎、重症肝炎、溶血尿毒综合征等。

二、诊断

（一）临床表现

DIC 是多种原因及不同途径引起，除了原发病的基本表现外，主要表现为出血、休

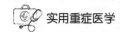

克、栓塞和溶血。

出血最为常见，可轻可重，轻者仅见皮肤出血点或大便隐血试验阳性，重者则为自发性多部位出血。皮肤出血表现为出血点、瘀点或片状瘀斑，多见于躯干或四肢；鼻黏膜、牙龈、胃肠道出血亦较常见；穿刺部位或伤口渗血不止，且渗出血液往往不凝固；严重者泌尿道出血或颅内出血。出血量多者可致休克，甚至死亡。

休克表现为一时性或持久性血压下降。幼婴常表现为面色青灰或苍白、黏膜青紫、肢端冰冷和青紫、精神萎靡和尿少等。休克使血流进一步缓慢，缺氧和酸中毒加重，从而加重 DIC。故 DIC 与休克互为因果，呈恶性循环，甚至产生不可逆休克。

栓塞常表现为组织和脏器的微血栓形成，使血流阻滞导致受累器官缺血、缺氧，代谢紊乱和功能障碍，甚至组织或器官坏死。最常受累的器官为肾、脑、肺、肝、心、胃肠、肾上腺、胰腺、垂体及皮肤。临床表现随受累器官及其受累程度的不同而异。肾脏受累时表现为尿少、血尿、尿毒症，甚至肾衰竭；脑栓塞时可出现昏迷、惊厥等；肺受累时可出现呼吸困难、发绀、咯血、呼吸衰竭，也可因肺动脉高压而引起右心衰竭；胃肠道受累时出现恶心、呕吐、腹痛和胃肠道出血等；其他如肝功能之障碍，四肢末端坏死，皮肤坏疽等。在高凝状态一般无出血，提示已进入消耗性低凝状态。溶血以急性溶血表现为主。常见发热、黄疸、苍白、乏力、腰背酸痛、血红蛋白尿等。如溶血严重超过骨髓代偿能力时出现贫血，称为微血管病性溶血性贫血。

（二）诊断

DIC 是在一些原发病的基础上发生的。因此，在诊治有可能发生 DIC 的疾病中要提高警惕，以免漏诊。依据临床表现和实验室检查结果进行综合性分析，才能明确诊断。从临床的症状中，急性的症状以大量出血为主；慢性的以栓塞为主，而可无明显的大量出血。特别要注意到突然出现在原发疾病中难以解释的大量或广泛的出血、血液凝固障碍、难以纠正的顽固性休克，血管内栓塞及器官功能衰竭。应根据病情及实验室条件选择检查项目，对化验结果的分析应结合原发病性质、DIC 不同病程、新生儿日龄等特点做出判断，动态观察其结果变化对确立诊断的意义更大。

实验室检查是诊断 DIC 的重要依据。如在血小板计数减少、凝血酶原时间延长、纤维蛋白原含量降低、3P 试验阳性这 4 项中有 3 项阳性，结合临床特点即可做出诊断；如仅有两项阳性，则须加测血清 FDP 含量、优球蛋白溶解时间和凝血酶时间，如其中有 1 项阳性，结合临床特点也可做出诊断。

三、治疗

由于 DIC 患者存在血小板或凝血因子减少引起的广泛血栓形成和出血的危险，临床医生不容易直接选择适合的治疗。目前很多有关 DIC 最佳治疗还有争论。一般认为治疗 DIC 的关键是治疗引起 DIC 的基础疾病、祛除诱发因素和改善微循环。根据 DIC 发病机制而进行支持治疗，这些治疗包括血浆或血小板的替代治疗、抗凝治疗及使用生理性凝血抑制剂等。早期诊断、及时治疗是提高 DIC 治愈率的关键。主要治疗措施介绍如下：

（一）病因和支持治疗

第一，治疗原发病和祛除诱发因素是终止 DIC 病理过程的重要措施：如果原发病及诱因没有消除，凝血异常则继续进行。有严重创伤病例必须彻底清理创口。有严重感染的病例须用大量抗生素控制感染。病因不能控制或祛除往往是 DIC 治疗失败的主要原因。支持疗法在 DIC 的治疗过程中发挥重要作用。需要与病因治疗同时进行才能提高疗效。

第二，血浆和血小板替代疗法。患者出现活动性出血、需要侵入性操作、不治疗就会出现严重出血等情况时进行替代治疗。不能只根据实验室检查结果进行血浆和血小板替代治疗。血小板和血浆治疗效果在随机对照试验中尚未得到证实。但这种治疗在出血患者及因这些成分降低而有出血危险的患者中似乎是合理的选择。要纠正凝血障碍可能需要大量血浆，尽管提高血浆中凝血因子的浓度可以减少这种需要量，但大量补充血浆仍不可取。因为补充的血浆中可能含有微量对 DIC 患者有害的活化凝血因子。另外，提高凝血因子浓度的血浆中只包含了有限的几种凝血因子，而在 DIC 中，所有凝血因子都会减少。

（二）抗凝治疗

治疗 DIC 最合理的抗凝剂应该直接针对组织因子活性。抗凝治疗可以阻断或减缓血管内凝血过程的发展。常用的抗凝药物有肝素、阿司匹林、双嘧达莫（潘生丁），其他有脉酸酯（甲磺酸肌己苯酯，Foy）、MD-850 和刺参酸性黏多糖等。但在临床对照研究中，还没有证实肝素治疗可以减少 DIC 患者严重并发症的发生。肝素对恶性肿瘤引起的慢性 DIC 有肯定疗效外，其他原因引起的 DIC 是否应用肝素尚有争论。实验显示，肝素至少可部分抑制全身感染等引起的 DIC 的凝血系统激活。最近有报道认为，低分子量肝素可用于 DIC 患者，DIC 患者对低分子肝素有良好耐受性，并可以取得有益的治疗效果。肝素多在 DIC 早期应用。由于 DIC 患者抗凝血酶Ⅲ水平较低，肝素抗凝血酶Ⅲ复合物不能抑制已经结合的凝血酶，不依赖抗凝血酶Ⅲ的凝血酶抑制剂水蛭素就可能对治疗 DIC 有效，这在动物实验研究中已得到证实。但使用水蛭素出血风险较高，限制了其用于 DIC 的治疗。

（三）抗纤溶药物的应用

抗纤溶制剂常用于出血的治疗，但 DIC 引起的出血一般不用抗纤溶制剂，特别是在早期高凝状态应禁用。DIC 时继发性纤溶亢进有防止血管内凝血的作用，可能有助于防止或消除血管内纤维蛋白栓塞。若病情发展并出现以纤溶为主时，最好在肝素化的基础上，慎用纤溶抑制剂，可能有助于 DIC 后期的治疗。可选用 6-氨基己酸，每次剂量为 0.1g/kg，缓慢静注或稀释后静滴。亦可用氨甲环酸，每次 250~500mg，静脉滴注，每日两次。此类药物的主要作用是阻碍纤溶酶原转变为纤溶酶、抑制纤维蛋白的分解，从而防止纤维蛋白溶解亢进的出血。

(四) 肾上腺皮质激素的应用

有关 DIC 时是否应用激素尚未取得一致意见。一般认为如果原发病须用激素治疗，可在肝素化的基础上慎用。激素可封闭网状内皮系统，不利于控制 DIC，它还有降低纤溶作用，不利于血栓清除。

(五) 其他治疗药物

临床也有临床应用的报道：第一，乙酮可可碱 (pertoxifylline)，能抑制细胞因子 (TNF、IL-6、TF) 的基因活性；第二，血小板活化因子拮抗剂 (PAFantagonist)，可阻止内毒素诱发 PAF 水平升高。

(六) 改善微循环的药物治疗

解除血管痉挛，改善微循环是配合 DIC 治疗的一项措施。常用改善微循环的药物有低分子右旋糖酐、654-2、异丙肾上腺素和多巴胺。低分子右旋糖酐能扩充血容量、降低血液黏稠度、减低血小板黏附、抑制红细胞凝集，改善微循环。首次剂量为 10mL/kg 快速静脉注射，以后每次 5mL/kg，每 6 小时 1 次，全日量不超过 30mL/kg。

总之，治疗 DIC 的关键是特异有效地治疗引起 DIC 的基础疾病，以抑制凝血系统激活为主要目标的治疗方法。大部分治疗措施还没有随机对照临床试验的结果做确定的证据。目前，基于对 DIC 的病理生理认识的新的方法还正在研究之中。

第二节　溶血尿毒综合征与婴儿猝死综合征

一、溶血尿毒综合征

溶血尿毒综合征 (hemolytic uremic syndrome，HUS) 是一种累及多系统、以 Grasser 三联症 (微血管病性溶血、急性肾衰竭和血小板减少) 为主要特征的临床综合征，是小儿急性肾衰竭常见的病因之一。根据其发病有无前驱症状（腹泻），分为典型 HUS 和非典型 HUS。1/3 以上的 HUS 患儿可有神经系统受累的表现。由于 HUS 与血栓性血小板减少性紫癜（thrombotic thrombocytopenic purpura，TTP）在病因、发病机制、病理改变和临床表现方面难以精确区分，目前越来越多的学者认为两者是同一疾病不同的临床表现，可统称为 HUS/TTP 或血栓性微血管病（thrombotic microangiopathy，TMA）。HUS 为病变以肾脏累及为主的肾限性 TMA，肾衰竭是其主要特征；TTP 则为系统性 TMA，表现以神经系统症状为主。随着诊疗技术的日趋完善，HUS/TTP 的预后已有所改观。

（一）病因

病因尚不明确，下列外源或内源性因素可能与 HUS 的发病有关。

1. 感染

是诱发儿童 HUS 的首要因素，根据诱因可以分为志贺样毒素相关 HUS 和非志贺样毒素相关 HUS。细菌感染（如大肠埃希菌、志贺痢疾杆菌、肺炎链球菌和沙门菌）及病毒感染［包括柯萨奇病毒、埃可病毒、流感病毒、人类免疫缺陷病毒（HIV）］均可诱发 HUS。有资料表明，出血性大肠埃希菌（EHEC）0157：H7 是引起一些地区流行性感染性腹泻相关的 HUS 的主要病原，0157：H7 主要存在于家畜肠道、未煮熟透的肉类和未经消毒的牛奶。儿童暴发流行的（EHEC）0157：H7 感染中，可有高达 53%的患者发生 HUS。

2. 药物

长春新碱、丝裂霉素、顺铂、氟尿嘧啶、柔红霉素、阿糖胞苷等抗肿瘤药物可引起化疗相关性 HUS，环孢霉素等免疫抑制剂也可诱发 HUS，偶见奎宁引起 HUS 的报道。

3. 器官移植

骨髓移植及肾移植后均可发生 HUS，发生率分别为 3.4%和 6%～9%。一旦发生骨髓移植后 HUS，预后凶险，可能与大剂量化疗、放疗、排异反应、感染等有关。

4. 免疫缺陷病

如先天性无丙种球蛋白血症和胸腺无淋巴细胞增生症。

5. 其他

一些自身免疫相关性疾病如系统性红斑狼疮、类风湿性关节炎、抗磷脂抗体综合征、恶性肿瘤及妊娠，均可引起 HUS，成人多见。

（二）临床表现

临床表现典型者常有前驱症状，以胃肠道表现为主，多有腹痛、腹泻和呕吐，可有发

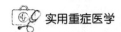

热、嗜睡、乏力、食欲缺乏等非特异性表现。腹痛严重者伴腹肌紧张，酷似急腹症；腹泻可为水样便，多见血便和黏液便。此期多持续数天至一周，偶有达两个月者。

前驱期后经数天无症状期进入急性期，出现溶血性贫血、急性肾衰竭和血小板减少。患儿明显苍白，临床所见黄疸不显著或仅面部呈柠檬黄色。初期可屡有溶血危象发生，于数小时内血色素下降 30~50g/L；急性肾功能减退临床表现轻重不一，轻者仅短暂尿量减少，肾功能轻度减退，但多数患儿呈少尿性急性肾衰竭，少尿可持续达两周甚至两周以上，同时有氮质血症、代谢性酸中毒、高血钾等其他急性肾衰竭的表现，并可由于贫血、高血容量和电解质紊乱等引发充血性心力衰竭；血小板减少致出血倾向，以消化道出血为主，可见皮肤瘀斑，偶见硬脑膜下或视网膜出血。

由于 HUS 存在广泛的微血管血栓形成，可导致多系统损害，除胃肠道和肾脏外，尤以中枢神经系统受累多见，是最常见的死因。神经系统症状表现有激惹、嗜睡、焦虑、紧张、幻觉、定向障碍、惊厥和昏迷，部分留有神经系统后遗症，如学习困难、行为异常，严重者可见智力低下或癫痫。心血管系统受损表现为高血压、心律失常和心功能不全；胰腺受损者可出现暂时性或永久性胰腺内分泌功能不全；可有短暂的肝损害，偶见胆汁郁积性黄疸；肺、肌肉、皮肤及视网膜损害少见。

临床依病情轻重分为轻型和重型，重型标准包括：血红蛋白小于 60g/L、BUNN17.9mmol/L 及有少尿或无尿和（或）严重并发症（如高血压脑病、肺水肿等）。

（三）诊断

患儿有前驱胃肠症状史，临床见急性溶血性贫血、血小板减少和肾功能急性减退，表现为苍白、尿量减少，尿检红细胞、蛋白及管型，血常规呈贫血状，血小板下降，涂片见异型红细胞和碎片，血生化示急性肾衰竭改变，即可诊断本症。婴儿期应注意与中毒性或缺血性肾小管坏死区别，年长儿则应与结缔组织病所致肾脏病变鉴别。

（四）治疗

对 HUS 的治疗强调加强支持、早期透析和积极对症处理的原则。

1. 支持疗法

及早加强营养支持、维持水和电解质平衡及控制高血压。

2. 透析疗法

早期透析可明显改善急性期症状，降低病死率。适应证为无尿大于 12 小时、氮质血症伴脑病或 BUN>53.55mmol/L、血钾大于 6mmol/L 和（或）心功能衰竭、顽固性高血压者。目前，在儿科较为广泛使用的是腹膜透析，也可采用血液透析。

3. 血浆置换疗法

传统采用血浆输入技术，近年来血浆置换技术被广泛采用。由于除了补充血浆成分，血浆置换可以清除血液中的有害毒素和炎症因子，已经证实，血浆置换比血浆输入效果显著。血浆补充或置换能补充刺激 PGL 生成的血浆因子，去除 PGL 合成的抑制物。当出现肾功能不全或者心力衰竭时，血浆交换更是第一选择，或合用血液透析技术。血浆处理应在征兆出现的 24 小时内，通常血浆交换量每次 40mL/kg，每天或隔天置换 1 次，3~4 次后逐渐减少，增加血浆置换量能提高治疗效果；不耐受患儿，可以每天分两次进行置换，以减少输入的循环血浆，血浆的置换量第一天 30~40mL/kg，此后 10~20mL/kg，每天或隔天置换 1 次，3~4 次后逐渐减少，直至完全缓解。

4. 甲基泼尼松龙冲击治疗

能控制溶血的发展，促进肾损伤的恢复。

5. 其他疗法

抗生素、肝素及链激酶、抗血栓制剂（阿司匹林、双嘧达莫）、纤溶药物和维生素 E 等疗效不确切，一般并不提倡。对疑有免疫因素参与发病机制者，可静脉输注丙种球蛋白。对有血小板聚集者，可用 PGL 静滴，其机制可能为抑制肾小球内血栓形成，利于肾功能恢复。初始剂量为每分钟 $2.5\mu g/kg$，1 周内逐渐加量，疗程 8~12 天；也可用前列腺素 $E_1 10\mu g/$次，1~2 次/天，用 7~10 天。剂量大时可致低血压及心律改变。

关于急性期后治疗：急性期后指患儿溶血停止，以乳酸脱氢酶下降、血红蛋白和血小板开始回升为标志。此时，患儿仍有持续尿检异常、反复高血压和肾功能不全。此阶段须注重延缓肾损害进展，控制血压，改善预后。有国内学者建议参照中华医学会儿科学分会肾脏病学组制订的 "小儿肾小球疾病的临床分类、诊断及治疗方案" 中关于紫癜性肾炎和狼疮性肾炎的 "临床分型" 和 "根据临床表现参照病理类型制订治疗方案" 的内容进行用药，可明显改善预后。具体为：①急性期后临床表现为肾小球肾炎或蛋白尿、血尿者用雷公藤多干治疗；②急性期后表现为肾病综合征者用泼尼松治疗；③有条件者行肾活检检查，根据病理改变调整治疗方案，如有新月体形成或局灶节段性肾小球硬化者加用甲基泼尼松龙和（或）环磷酰胺冲击治疗；④对治疗无反应、仍呈肾功能进行性减退者停用激素和免疫抑制剂，以对症和肾替代疗法为主。

有高血压者可长期用 ACEI 控制。对急性期过后暂时无高血压者须进行长期随访，必要时行 24 小时血压监测或踏步车试验，以便早期发现和治疗高血压，延缓肾损害。

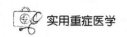

二、婴儿猝死综合征

婴儿猝死综合征（sudden infant death syndrome, SIDS）是指婴儿时期突然死亡，死亡前后均不能从病史、症状体征甚至死亡后尸检等各种检查中得到相关疾病的诊断。在临床上，仅依靠病史和常规检查不足以排除导致小儿突然死亡的其他疾病（如先天性心脏病、先天性脑畸形、儿童虐待等），故在怀疑死者为婴儿猝死综合征时，通常须进行尸检鉴别。

（一）病因与发病机制

本征于 20 世纪 40 年代初期开始引起重视。据近年来的大量研究认为，SIDS 并非由单一因素所致，而是由小儿发育、周围环境及多种病理生理因素造成。目前研究仍未能揭示整个发病过程，仅在一些解剖和生理方面发现这些患儿存在一些问题，主要集中在肺部、脑干及一些神经功能方面。

尽管常规病理解剖不能发现明显的致死原因，但从死者解剖研究仍可发现 SIDS 患者存在一些病理征象，如轻度肺水肿、肺淤血和皮肤瘀点、瘀斑。研究证实有 2/3 死者存在慢性窒息，这些患者脑脊液中内皮细胞生长因子低于正常婴儿。

SIDS 患者被发现存在脑干神经结构和神经递质异常。异常包括局灶性星形胶质细胞增生、树突状棘突及髓鞘发育不良、髓内星形细胞反应性增多。位于延髓心血管呼吸中枢，与唤醒、自主神经及化学感受神经有关的反射弧发育不良，该部位的神经受体亦存在功能低下和受体量减少，如钾通道受体、毒蕈碱胆碱能受体等，二氧化碳、血压等其他神经感受器亦受累及。此外，脑干区域、迷走神经核及脑干网状结构的酪氨酸羟化酶改变亦提示肾上腺素和去甲肾上腺素神经功能异常。

（二）临床表现

本病发病年龄高峰为生后第 2~4 个月，早产儿为 1~2 个月，以后发病率减少。好发季节为冬春寒冷时期。前驱可有呼吸道感染和发热病史。本病一般于午夜至清晨时段发病，患儿起病前常无明显、烦躁不适症状，在睡眠中呼吸、心跳突然停止。大多数患儿均在家中发病，在死前无任何预兆，直至清晨父母起床时才被发现。极少数婴儿死亡时呈紧握双拳或手抓着衣被角，提示死前可能有挣扎现象。少数患儿经及时发现抢救得以复苏，但部分可因再次复发而死亡。

SIDS 的发病与发病前两周所患的疾病、就诊次数增加、伴有消化道疾病以及精神不振有关。患儿常有反复喂养困难和睡眠时多汗，但这些症状较难用已知的疾病来解释。过度出汗提示存在发热、过度约束或存在自主神经功能缺陷。

（三）诊断及鉴别诊断

主要根据患儿突然死亡特点和死亡后尸检结果获得。由于目前尚无可靠的诊断方法在生前给患者做出诊断，现大多应用危险因素评估方法对可疑患者进行预测性诊断。即使发现高度疑似的病例，也没有有效规范的应对处理。很难在制定 SIDS 检测表时，其内容和项目除应尽可能精确鉴别和找出那些最终会死于 SIDS 的患儿，也应考虑到表格的有效性和实用性，必须忽略假阴性和允许存在一定程度的假阳性率。此外，呼吸描记图（pneumogram）和多导睡眠图（polysomnogram）可用于持续观察呼吸形态和心跳异常情况，但目前研究未证实其有足够的敏感度和特异性，临床上尚不能作为 SIDS 的筛查方法。目前仍不知道 95% 可信限以外心跳呼吸形式是否具有临床价值。亦未证实有早产儿呼吸暂停史婴儿的 SIDS 危险度高于无呼吸暂停的适于胎龄儿。

（四）治疗

关于 S1DS 的防治，至今尚无可行的有效干预方法和用于初生婴儿生后 SIDS 的发病的预测方法。心电节律、呼吸类型以及自主神经系统的异常变化至今未能找出可用于临床观察的敏感监测指标，因而无法对 SIDS 病情做出即时和准确的判断，也无法制定相应的针对性干预措施。虽然部分患者在电子监护中发现存在 QT 延长性心律失常，但对婴儿患者尚未建立统一的安全治疗规范。咖啡因和茶碱已用于治疗早产儿呼吸暂停。这类药物能增强呼吸，降低临床呼吸暂停症状的发生频率和严重程度。在成年人中，咖啡因可降低听觉唤醒阈值，但在婴儿尚无相应研究报道。亦无该药会增加 SIDS 危险度的有关报道。

第三节　心搏呼吸骤停与心肺复苏术

一、心搏呼吸骤停与心肺复苏术

心肺复苏（cardiopulmonary resuscitation，CPR）是指采用急救医学手段，恢复已中断的呼吸及循环功能，为急救技术中最重要而关键的抢救措施。心搏与呼吸骤停往往互为因果，伴随发生，因此救治工作须两者兼顾，同时进行，否则复苏难以成功。

心肺复苏的最终目标不仅是重建呼吸和循环，而且要维持脑细胞功能，尽量避免神经系统后遗症，保障生存质量。随着对保护脑功能和脑复苏重要性认识的深化，更宜将复苏全过程称为心肺脑复苏（cardiopulmonary cerebral resuscitation，CPCR）。小儿心肺脑复苏成功的标准为：心肺功能恢复至病前水平，无惊厥、喂养困难及肢体运动障碍，语言表达

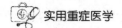

正常，智力无障碍。

(一) 病因

1. 心搏骤停的原因

①继发于呼吸功能衰竭或呼吸停止的疾患：如肺炎、窒息、溺水、气管异物等，是小儿心搏骤停最常见的原因。

②手术、治疗操作和麻醉意外：心导管检查、纤维支气管镜检查、气管插管或切开、心包穿刺、心脏手术和麻醉过程中均可发生心搏骤停，可能与缺氧、麻醉过深、心律失常和迷走反射等有关。

③外伤及意外：1岁以后的小儿多见，如颅脑或胸部外伤、烧伤、电击及药物过敏等。

④心脏疾病：病毒性或中毒性心肌炎，心律失常，尤其是阿-斯综合征。

⑤中毒：尤以氯化钾、洋地黄、奎尼丁、锑制剂、氟乙酰胺类灭鼠药等药物中毒多见。

⑥低血压：低血压会使冠状动脉灌注不足以及组织灌注不良，造成缺血、缺氧、酸中毒等均可导致心搏骤停。

⑦电解质平衡失调：如高血钾、严重酸中毒、低血钙等。

⑧婴儿猝死综合征。

⑨迷走神经张力过高：不是小儿心搏骤停的主要原因。但如果患儿因咽喉部炎症，处于严重缺氧状态时，用压舌板检查咽部，可致心搏、呼吸骤停。

2. 呼吸骤停的原因

①急性上、下气道梗阻：多见于肺炎、呼吸衰竭患儿痰堵，气管异物，胃食管反流，喉痉挛，喉水肿，严重哮喘持续状态，强酸、强碱所致气道烧伤，白喉假膜堵塞等。近年小婴儿呼吸道感染（如呼吸道合胞病毒等）所致气道高反应性诱发的呼吸暂停病例有增多趋势。

②严重肺组织疾患：如重症肺炎，呼吸窘迫综合征等。

③意外及中毒：如溺水、颈绞缢、药物中毒（安眠药、箭毒、氰化物中毒等）。

④中枢神经系统病变：颅脑损伤、炎症、肿瘤、脑水肿、脑疝等。

⑤胸廓损伤或双侧张力性气胸。

⑥肌肉神经疾患：如感染性多发性神经根炎、肌无力、进行性脊髓性肌营养不良、晚期皮肌炎等。

⑦继发于惊厥或心停搏后。

⑧代谢性疾患：如新生儿低血钙、低血糖、甲状腺功能低下等。

⑨婴儿猝死综合征（sudden infant death syndrome，SIDS）：SIDS 是发达国家新生儿期后婴儿死亡的常见原因。

（二）临床表现

①突然昏迷：一般心停搏 8~12s 后出现。部分病例可有一过性抽搐。

②瞳孔扩大：瞳孔大小反映脑细胞受损程度。心停搏后 30~40s 瞳孔开始扩大，对光反射消失。

③大动脉搏动消失：心搏、呼吸骤停后，颈动脉、股动脉搏动随之消失。若仍可触及血管搏动，表示体内重要器官尚有一定血液灌注。

④心音消失：心脏停搏时心音消失。若心率小于 60 次/分，心音极微弱，此时心脏虽未停搏，但心排血量已极低，不能满足机体所需，也要进行心脏按压。

⑤呼吸停止：心停搏 30~40s 后即出现呼吸停止。此时胸腹式呼吸运动消失，听诊无呼吸音，面色灰暗或发绀。应注意呼吸过于浅弱、缓慢或呈倒气样时，不能进行有效气体交换，所造成的病理生理改变与呼吸停止相同，亦须进行人工呼吸。

⑥心电图：常见等电位线、室颤、无脉性室速和无脉性电活动（pulsel esselectrical activity，PEA）。等电位线是儿童心搏骤停最常见的心电图表现，占 70% 以上；室颤占 10%~15%。无脉性室速时虽心电图呈室速波形，但心肌无有效收缩和排血，其病理生理状态与室颤相同。PEA 也称电机械分离（electromechanical dissociation，EMD），心电图常表现为各种不同程度的传导阻滞或室性逸搏，甚至正常波群的窦性节律，但心脏无有效收缩和排血，测不到血压和脉搏。其发生与冠状动脉供血不足、心肌广泛缺血、缺氧、低血容量、张力性气胸、肺栓塞、心肌破裂及心脏压塞等有关。

（三）诊断

凡突然昏迷伴大动脉搏动或心音消失者即可确诊。对可疑病例应先行复苏，不可因反复触摸动脉搏动或听心音而延误抢救治疗。

（四）儿童心肺复苏流程

立即现场实施 CPR 最重要，分秒必争开始人工循环与人工呼吸，以保证全身尤其是心、脑重要器官的血流灌注及氧供应，为心肺复苏成功与否的关键。复苏开始无须强调寻找病因，不同病因所致心搏呼吸骤停，其基础生命支持方法基本一致。待一期复苏成功后，再明确病因，治疗原发病。

现代复苏观点将复苏全过程视为三个阶段。第一，基础生命支持（basic life support，BLS），主要措施为，胸外心脏按压（人工循环）、开放气道、口对口人工呼吸；第二，高级生命支持（advanced life support，ALS），指在 BLS 基础上应用辅助器械与特殊技术、药物等建立有效的通气和血液循环；第三，延续生命支持（prolonged life support，PLS）即复苏后稳定（post resuscitation stabilization）处理，其目的是保护脑功能，防止继发性器官损害，寻找病因，力争患儿达到最好的存活状态。

二、儿童基础生命支持

（一）检查反应及呼吸

救护者通过轻拍和大声说话判断患儿的反应水平。发现患儿倒地后轻拍患儿双肩，并大声与患儿说话："喂！你怎么了？"如知道患儿姓名可大声唤其姓名。同时检查患儿是否有肢体活动或语言。对于婴儿，轻拍足底，检查其是否有反应。

如患儿有反应，包括回答问题或哭闹、肢体活动，则快速检查是否存在外伤，及是否需要其他医疗帮助。必要时，可离开患儿并拨打当地急救电话，但应快速回到患儿身边反复评估。对于呼吸窘迫的患儿，允许使其保持舒适的体位。

如患儿无反应，没有肢体活动或语言活动，同时快速检查患儿是否有呼吸。若评估过程中未看到患儿有呼吸动作或仅有叹息样呼吸，即须大声呼救，激活紧急反应系统，获得自动体外除颤仪（automatic external defibrillator，AED）并准备开始进行心肺复苏。

若患儿处于危险地域，如火灾现场、一氧化碳中毒现场等，必须将其强制性移动到安全区域。但搬动外伤患儿须小心，特别注意保护颈椎和脊柱，以防截瘫。

（二）启动紧急反应系统

在医院内复苏时或有多人在场时，应立即派人去启动紧急反应系统并获取除颤/监护仪或 AED。院外单人复苏时，应首先进行 5 个回合心肺复苏后，再去启动紧急反应系统。但对目击的心搏骤停（如：在参加体育活动时突然昏迷倒地），应高度怀疑是 VF 造成的心搏骤停，此时应首先启动紧急反应系统，并获得除颤仪，再回到患儿身边进行心肺复苏。

（三）评估脉搏

医疗人员可用 5~10 秒触摸脉搏（婴儿触摸肱动脉，儿童触摸颈动脉或股动脉），如10 秒内无法确认触摸到脉搏，或脉搏明显缓慢（小于 60 次/分），立即开始胸外按压。当患儿无自主呼吸或呼吸微弱，但存在大动脉搏动，且脉搏大于 60 次/分时，无须给予胸外按压，可给予每分钟 12~20 次人工呼吸。

（四）胸外按压

胸外按压是最简便易行的复苏措施，但只有快速有力地按压才能产生效果。胸内心脏按压临床实践中极少采用，主要用于手术过程中发生心搏骤停的患儿。实施胸外按压（chest compression）时，将患儿仰卧于地面或硬板上，施救者通过向脊柱方向挤压胸骨，使心脏内血液被动排出而维持血液循环。新生儿胸廓组织菲薄，弹性大，按压时容易改变前后径，只要方法正确，可使心排血量达到正常的 30%~40%，而脑组织只需正常供血的 15%，即能避免永久性损害。具体方法包括：第一，双掌按压法：适用于 8 岁以上年长儿。施救者两手掌重叠置于患儿双乳头连线水平之胸骨上，亦即胸骨下半部，肘关节伸直，凭借体重、肩臂之力垂直向患儿脊柱方向挤压。挤压时手指不可触及胸壁以免肋骨骨折，放松时手掌不应离开患儿胸骨，以免按压部位变动。第二，单掌按压法：适用于幼儿。仅用一只手掌按压，方法及位置同上。第三，双指按压法：适用于婴儿，施救者一手放于患儿后背起支撑作用，另一手示指和中指置于两乳头连线正下方之胸骨上，向患儿脊柱方向按压，此方法适用于单人施救时，效果不及双手环抱法。第四，双手环抱按压法：用于婴儿和新生儿。施救者双拇指重叠或平放于两乳头连线正下方，两手其余四指环绕婴儿胸部置于后背，双拇指向背部按压胸骨的同时用其他手指挤压胸背部。

对儿童进行胸外按压时，使用单手或双手按压法；对婴儿进行胸外按压时，单人复苏可使用双指按压法，双人复苏使用双手环抱法。双手环抱法与双指按压法相比，能产生较高的动脉灌注压以及一致的按压深度及力度，是双人复苏时首选的胸外按压方法。

（五）打开气道

呼吸道梗阻是小儿呼吸心搏停止的重要原因，气道不通畅也影响复苏效果，在人工呼吸前须打开气道（openairway）。须首先清除患儿口咽分泌物、呕吐物及异物。保持头轻度后仰，使气道平直，并防止舌后坠堵塞气道。在无头、颈部损伤情况下，使用"仰头-提须"法打开气道，使其咽后壁、喉和气管成直线，维持气道通畅。颈部过度伸展或过度屈曲都会导致气道阻塞。如怀疑存在头颈部外伤，应使用"推举下颌"法打开气道，这种方法能尽可能减少移动患儿颈部或头部。当"推举下颌"法无法有效打开气道时，仍使用"仰头-提须"法。亦可放置口咽通气道，使口咽部处于开放状态，后鼻孔闭锁的新生儿须放置口咽通气道后再转院。

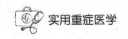

（六）人工呼吸

若患儿无自主呼吸或呼吸不正常时，予两次人工正压通气（positive pressure ventilation）。在院外，打开患儿气道后，采用口对口方式，捏紧患儿鼻子，张大嘴完全封闭患儿口腔，平静呼吸后给予通气，每次送气时间 1 秒钟，同时观察患儿胸部是否抬举。对于婴儿，可张口同时封闭患儿口、鼻进行通气。如果人工呼吸时胸廓无抬起，气道开放不恰当是气道堵塞最常见的原因，应再次尝试开放气道，若再次开放气道后人工呼吸仍不能使胸廓抬起，应考虑可能有异物堵塞气道，须予相应处理排除异物。

医疗人员在院内进行人工呼吸可使用气囊面罩通气。复苏器构造简单、携带方便，通过挤压呼吸囊进行正压通气。插管与非插管患儿皆可使用。非插管患儿首先选择大小合适的面罩，以覆盖鼻、口腔，但不应压迫双眼为宜。使用 E-C 钳技术扣紧面罩并打开气道，左手拇指与示指呈 C 状将面罩紧扣于患儿面部，左手中指、无名指及小指呈 E 状打开气道，注意不要在下颌软组织上施加过多压力，这样可能阻塞气道。右手挤压球囊给予通气，每次通气时应注意观察胸廓是否抬起。医疗人员充足的情况下，要考虑双人面罩加压通气。气囊面罩人工通气过程中，最好使用 100% 的氧气。

（七）按压与通气的协调

对儿童而言，理想的按压通气比例尚不清楚。必须在人工正压通气的益处（提高动脉血氧含量、清除 CO_2）和其负面作用（胸膜腔内压提高，抑制循环和静脉血回流）之间取得平衡。从生理学角度分析，CPR 期间心排血量和肺血流量仅相当于正常窦性心律时的 10%~25%，因而其所需的通气量应明显降低。在儿童 CPR 的人体模型中，心脏按压：人工通气比例为 15 : 2 可提供与比例为 5 : 2 时相同的分钟通气量，但心脏按压的频率较后者提高 48%。因此，目前推荐：未建立高级气道（气管插管）时，按压通气比单人复苏为 30 : 2，双人复苏为 15 : 2。建立高级气道后，负责按压者以 100 次/分的频率进行不间断按压，负责通气者以 8~10 次/分进行通气。若未接受过正规 CPR 培训或因特殊情况不能进行人工呼吸时，可只进行胸外按压。

（八）使用自动体外除颤仪

儿童大部分心搏骤停由呼吸衰竭引起，然而仍有部分患儿可能发生心室颤动。在这种情况下，单纯进行心肺复苏并不能挽救患儿生命。尤其是目击儿童突然心搏骤停时，发生 VF 或无脉性 VT 的可能较高，此时应快速激活紧急反应系统，取得并使用 AED。1 岁以下婴儿首选手动除颤仪，如无法获得可考虑使用能量衰减型 AED，如两者均无法获得，使用

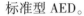

标准型 AED。

（九）　高质量心肺复苏

CPR 过程中，要达到理想的复苏效果，必须保证高质量心肺复苏。具体要求包括：第一，胸外按压频率至少 100 次/分；第二，按压幅度至少达到胸廓前后径的 1/3，婴儿不少于 4cm，儿童不少于 5cm；第三，每次按压后保证胸廓完全回弹复位；第四，尽量缩短中止按压的时间；第五，避免过度通气。

一定量的心肌血液灌注是自主循环恢复的前提，适当的冠状动脉和脑灌注是复苏成功的关键。心肌血液灌注取决于血液由主动脉进入冠状动脉的"驱动压"，或称冠状动脉灌注压（coronary perfusion pressure），即舒张期主动脉和右心房间的压力差。在 CPR 过程中，胸外心脏按压产生的血压是冠状动脉和脑血液灌注的唯一动力。因此，高质量基础生命支持特别强调给予持续有效的心脏按压。目前尚不清楚 CPR 期间主动脉压的恰当数值，动物实验数据和成人资料提示：主动脉舒张期（或胸外按压放松时）血压的合理目标是大于 20~30mmHg。与之相似，主动脉收缩期（或胸外按压时）血压的合理目标为：新生儿大于 50mmHg，婴儿大于 60mmHg，儿童大于 70~80mmHg，青春期大于 80~90mmHg。

对心搏停止的儿童，引起血液流动的主要机制是按压心脏。按压力量（深度）是每搏输出量的主要决定因素，心率则取决于按压频率，两者决定了 CPR 时的心排血量。胸外按压时婴儿胸廓压缩应达 4cm，儿童应达 5cm，才能使胸外按压时心脏产生足够的排出量来保证最低的有效灌注。尽管目前尚不能确定胸外按压的适当频率，但大样本的动物实验资料显示，与按压频率为 80 次/分相比，按压频率为 100 次/分时冠状动脉灌注压、心排血量和动物的生存率明显提高。因此，应尽可能缩短停止心脏按压的时间（小于 10s），以保持冠状动脉灌注，促进心脏复跳和自主循环恢复。

研究表明医务人员进行 CPR 时，约 1/2 胸外按压幅度太浅；CPR 过程中 24%~49% 的时间未进行按压；按压开始仅 1~2min 后，施救者虽并未感到疲劳，但按压效果已有下降。因此，双人在场时，按压 2min 左右即应换人，转换应在 5s 内完成。

过度通气可使胸膜腔内压增高，静脉回心血量减少，降低心搏出量，因此应该避免。

第八章　外界环境因素导致的急危重症

第一节　中毒

一、食物中毒

（一）概论

1. 定义

食物中毒，指食用被有毒有害物质污染的食品，或食入含有毒有害物质的食品后出现的急性、亚急性疾病。属于食源性疾病的范畴。食物中毒既不包括因暴饮暴食而引起的急性胃肠炎、食源性肠道传染病（如伤寒）和寄生虫病（如囊虫病），也不包括因一次大量或者长期少量摄入某些有毒有害物质而引起的以慢性毒性为主要特征（如致畸、致癌、致突变）的疾病。通常都是在不知情的情况下发生食物中毒。

2. 食物中毒的特点

①因无人与人之间的传染过程，所以导致发病呈暴发性，潜伏期短，来势急剧，短时间内可能有多数人发病，发病曲线呈突然上升的趋势。

②中毒病人一般具有相似的临床症状。如出现恶心、呕吐、腹痛、腹泻等消化道症状。

③发病与食物有关。患者在近期内食用过同样的食物，发病范围局限在食用该类有毒食物的人群，停止食用该食物后发病很快停止，发病曲线在突然上升之后呈突然下降趋势。

④食物中毒病人对健康人不具有传染性。

3. 食物中毒的分类

（1）细菌性食物中毒

是指人们摄入含有细菌或细菌毒素的食品而引起的中毒。引起食物中毒的原因很多，其中最主要、最常见的是食物被细菌污染。细菌性食物中毒的发生与不同区域人群的饮食习惯有密切关系。欧美国家多食肉、蛋和糕点，葡萄球菌食物中毒最多；日本多食生鱼片，副溶血性弧菌食物中毒最多；我国食用畜禽肉、禽蛋类较多，一直以沙门菌食物中毒居首位。引起细菌性食物中毒的始作俑者有沙门菌、葡萄球菌、大肠杆菌、肉毒杆菌、肝炎病毒等。这些细菌、病毒可直接生长在食物当中，也可经过食品操作人员的手或容器，污染其他食物。当人们食用这些被污染过的食物，有害菌所产生的毒素就可引起中毒。因夏天各种微生物生长繁殖旺盛，细菌数量较多，加速了其腐败变质；加之人们常食用未经充分加热的食物，因此夏季是细菌性食物中毒的高发季节。

（2）真菌毒素中毒

真菌在谷物或其他食品中生长繁殖产生有毒的代谢产物，人和动物食入这种毒性物质发生的中毒，称为真菌性食物中毒。中毒发生主要通过被真菌污染的食品，用一般的烹调方法加热处理不能破坏食品中的真菌毒素。真菌生长繁殖及产生毒素需要一定的温度和湿度，因此，中毒往往有比较明显的季节性和地区性。

（3）动物性食物中毒

食入动物性中毒食品引起的食物中毒即为动物性食物中毒。动物性食物中毒包括把含有毒成分的动物或动物的某一部分当作食品，误食引起中毒反应；在一定条件下产生了大量的有毒成分的可食动物性食品，如食用鲐鱼等可引起中毒。近年，我国发生的动物性食物中毒主要是河豚中毒，其次是鱼胆中毒。

（4）植物性食物中毒

主要包括：①将天然含有有毒成分的植物或其加工制品当作食品，如桐油、大麻油等引起的食物中毒；②在食品的加工过程中，将未能破坏或除去有毒成分的植物当作食品食用，如木薯、苦杏仁等；③在一定条件下，不当食用大量有毒成分的植物性食品，食用鲜黄花菜、发芽马铃薯、未腌制好的咸菜或未烧熟的扁豆等造成中毒。最常见的植物性食物中毒为菜豆中毒、毒蘑菇中毒、木薯中毒；可引起死亡的有毒蘑菇、马铃薯、曼陀罗、银杏、苦杏仁、桐油等。植物性食物中毒多数无特效疗法，对一些能引起死亡的严重中毒，尽早排除毒物对中毒者的预后非常重要。

（5）化学性食物中毒

主要包括：①误食或因投毒服用被有毒害的化学物质污染的食品，如有机磷、杀鼠剂等；②因添加非食品级的或伪造的或禁止使用的食品添加剂、营养强化剂的食品，以及超量使用食品添加剂而导致的食物中毒；③因贮藏不当等，造成营养素发生化学变化的食品，如油脂酸败造成中毒。食入化学性中毒食品引起的食物中毒即为化学性食物中毒。化学性食物中毒发病特点是：发病与进食时间、食用量有关。一般进食后不久发

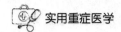

病，常有群体性，病人有相同的临床表现。剩余食品、呕吐物、血和尿等样品中可测出有关化学毒物。在处理化学性食物中毒时应突出一个"快"字！及时处理不但对挽救病人生命十分重要，同时对控制事态发展，特别是群体中毒和一时尚未查明化学毒物时更为重要。

4. 食物中毒的诊断

（1）食物中毒的检查

为查找病原菌，应根据实际情况从多方面采集标本：如排泄物、呕吐物、粪便、剩余食物、用具等。

（2）食物中毒的诊断机构

在《食物中毒诊断标准及技术处理总则》中明确规定，食物中毒患者的诊断由食品卫生医师以上（含食品卫生医师）诊断确定；食物中毒事件的确定由食品卫生监督检验机构根据食物中毒诊断标准及技术处理总则确定。

（3）食物中毒的诊断依据

食物中毒诊断要将食物中毒调查的资料进行整理，用流行病学的方法进行分析，结合各类各种食物中毒的特点进行综合判断。

5. 食物中毒的应急措施

食物中毒一般具有潜伏期短、时间集中、突然暴发、来势凶猛的特点。据统计，食物中毒绝大多数发生在 7—9 月三个月份。临床上表现为以上吐、下泻、腹痛为主的急性胃肠炎症状，严重者可因脱水、休克、循环衰竭而危及生命。因此，一旦发生食物中毒，千万不能惊慌失措，应冷静地分析发病的原因，针对引起中毒的食物及服用的时间长短，及时采取如下应急措施：

（1）催吐及洗胃

催吐简单易行，对神志清醒的患者只要胃内尚有毒物存留，就应催吐，催吐常在洗胃之前进行。催吐可用筷子、手指或羽毛等刺激咽喉，引发呕吐；或用口服吐根糖浆、阿扑吗啡等药物催吐。洗胃越早越好，只要胃内毒物尚未完全排空即须洗胃，一般 4~6h 内效果最好。

（2）导泻

如果病人服用食物时间较长，一般已超过 2~3h，而且精神较好，则可服用泻药，促使中毒食物尽快排出体外。常用的渗透性导泻剂有硫酸镁、硫酸钠、甘露醇、山梨醇等，在灌入活性炭后用甘露醇或山梨醇导泻，可减少活性炭引起的肠梗阻，并增加未吸收毒物的排泄效果。

（3）解毒

根据中毒情况应用解毒治疗，如果是吃了变质的鱼、虾、蟹等引起的食物中毒，可取食醋 100mL 加水 200mL，稀释后一次服下。此外，还可采用紫苏 30g、生甘草 10g，一次煎服。在毒物中毒或药物过量中毒时，使用解毒剂或抗毒剂进行治疗。中毒较重者，应尽快送医院治疗。

（4）对症支持治疗

在治疗过程中，注意护理使其安静，避免精神紧张，注意休息，防止受凉。重症患者易引起继发感染，要注意预防感染。保护重要脏器功能，促进受损器官恢复功能，并减轻各种症状，如出现脱水或饮食差，要补充足量液体及营养支持，提高患者机体免疫力，有利于减轻病情，恢复健康。

（二）有机磷中毒

1. 概述

有机磷农药是当今生产和使用最多的农药。对人畜的毒性主要是对乙酰胆碱酯酶的抑制，引起乙酰胆碱蓄积，使胆碱能神经受到持续冲动，导致先兴奋后衰竭的一系列毒蕈碱样、烟碱样和中枢神经系统等症状；严重患者可因昏迷和呼吸衰竭而死亡，有机磷杀虫药大都呈油状或结晶状，色泽由淡黄至棕色，稍有挥发性，且有蒜味。除美曲麟酯外，一般难溶于水，不易溶于多种有机溶剂，在碱性条件下易分解失效。

2. 临床表现

（1）急性中毒

急性中毒发病时间与毒物品种、剂量和侵入途径密切相关。经皮肤吸收中毒，一般在接触 2~6d 内发病，口服毒在 10min~2h 内出现症状。一旦中毒症状出现后，病情迅速发展。

①毒蕈碱样症状：这组症状出现最早，主要是副交感神经末梢兴奋所致，类似毒蕈碱作用，表现为平滑肌痉挛和腺体分泌增加。临床表现先有恶心、呕吐、腹痛、多汗，尚有流泪、流涕、流涎、腹泻、尿频、大小便失禁、心跳减慢和瞳孔缩小。支气管痉挛和分泌物增加、咳嗽、气急，严重患者出现肺水肿。

②烟碱样症状：乙酰胆碱在横纹肌神经肌肉接头处过度蓄积和刺激，使面、眼睑、舌、四肢和全身横纹肌发生肌纤维颤动，甚至全身肌肉强直性痉挛。患者常有全身紧束和压迫感，而后发生肌力减退和瘫痪。呼吸肌麻痹引起周围性呼吸衰竭。交感神经节受乙酰胆碱刺激，其节后交感神经纤维末梢释放儿茶酚胺使血管收缩，引起血压增高、心跳加快

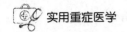
和心律失常。

③中枢神经系统症状：中枢神经系统受乙酰胆碱刺激后有头晕、头痛、疲乏、共济失调、烦躁不安、谵妄、抽搐和昏迷。

急性中毒一般无后遗症。个别患者在急性中毒症状消失后2~3周可发生退发性神经病，主要累及肢体末端，且可发生下肢瘫痪、四肢肌肉萎缩等神经系统症状。目前认为这种病变是由于有机磷杀虫药抑制神经靶酯酶（NTE，原称神经毒酯酶）并使其老化所致。

在急性中毒症状缓解后和迟发性神经病发病前，一般在急性中毒后24~96h突然出现病情加重，表现以肌无力最为突出，涉及颈肌、肢体近端肌、脑神经Ⅲ~Ⅶ和Ⅹ所支配的肌肉，重者可累及呼吸肌，出现进行性缺氧引起意识障碍、昏迷以致死亡，称"中间型综合征"。其发病机制与胆碱酯酶受到长期抑制，影响神经-肌肉接头处突触后的功能有关。累及颅神经者，也可出现睑下垂、眼外展障碍和面瘫。

（2）局部损害

敌敌畏、美曲膦酯、对硫磷、内吸磷接触皮肤后可引起过敏性皮炎，并可出现水疱和脱皮。有机磷杀虫药滴入眼部可引起结合膜充血和瞳孔缩小。

3. 诊断

急性中毒可分为轻、中、重三级。

（1）轻度中毒

短时间内接触有机磷农药后，24h内出现较轻的毒蕈碱样和中枢神经系统症状，如头晕、头痛、恶心、呕吐、多汗、胸闷、视力模糊、无力、瞳孔缩小等。胆碱酯酶活性一般在50%~70%。

（2）中度中毒

除上述症状外，还有肌纤维颤动、瞳孔明显缩小、轻度呼吸困难、流涎、腹痛、步态蹒跚，意识清楚。胆碱酯酶活性一般在30%~50%。

（3）重度中毒

除上述症状外，出现昏迷、肺水肿、呼吸麻痹、脑水肿等危象。胆碱酯酶活性一般在30%以下。

4. 治疗

（1）清除毒物

立刻离开现场，脱去污染的衣服，用肥皂水清洗污染的皮肤、毛发和指甲。口服中毒者用清水、2%碳酸氢钠溶液（美曲膦酯忌用）或1:5000高锰酸钾溶液（对硫磷忌用）反复洗胃，直至洗清为止。然后再给硫酸钠导泻。眼部污染可用2%碳酸氢钠溶液或生理盐水冲洗。在迅速清除毒物的同时，应争取时间及早用有机磷解毒药治疗，以挽救生命和缓解中毒症状。

（2）解毒药的使用

①胆碱酯酶复活药：肟类化合物能使被抑制的胆碱酯酶恢复活性。其原理是肟类化合物的吡啶环中的氮带正电荷，能被磷酰化胆碱酯酶的阴离子部位所吸引；而其肟基与磷原子有较强的亲和力，因而可与磷酰化胆碱酯酶中的磷形成结合物，使其与胆碱酯酶的酯解部位分离，从而恢复了乙酰胆碱酯酶活力。常用的药物有：解磷定（pymloxime methiodide，PAM-Ⅰ）和氯定（pyraloxime methylchloride，PAM-C1），此外还有双复磷（obidoxime chloride，DMO4）和双解磷（trimedoxime，TMB4）。

胆碱酯酮复活药对解除烟碱样毒作用较为明显，但对各种有机磷杀虫药中毒的疗效并不完全相同，碘解磷定和氯解磷定对内吸磷、对硫磷、甲胺磷、甲拌磷等中毒的疗效好，对美曲麟酯、敌敌畏等中毒疗效差，对乐果和马拉硫鳞中毒疗效可疑。双复磷对敌敌畏及美曲麟酯毒效果较解磷定为好。胆碱酯酶复活药对已老化的胆碱酯酶无复活作用，因此，对慢性胆碱酯酶抑制的疗效不理想。对胆碱酯酶复活药疗效不好的患者，应以阿托品治疗为主或二药合用。

胆碱酯酶复活药使用后的副作用有短暂的眩晕、视为模糊的复视、血压升高等。用量过大，可引起癫痫样发作和抑制胆碱酯前活力。解磷定在剂量较大时，尚有口苦、咽痛、恶心。注射速度过快可导致暂时性呼吸抑制。双复磷副作用较明显，有口周、四肢及全身灼热感，恶心、呕吐和颜面潮红。剂量过大可引起室性早搏和传导阻滞。个别患者发生中毒性肝病。

②抗胆碱药

阿托品：有阻断乙酰胆碱对副交感神经和中枢神经系统毒蕈碱受体的作用，对缓解毒蕈碱样症状和对抗呼吸中枢抑制有效，但对烟碱样症状和恢复胆碱酯酶活力没有作用。阿托品剂量可根据病情每 $10\sim30min$ 或 $1\sim2d$ 给药 1 次，直到毒蕈碱样症状明显好转或患者出现"阿托品化"表现为止。阿托品化即临床出现瞳孔较前扩大、口干、皮肤干燥和颜面潮红、肺湿啰音消失及心率加快，应减少阿托品剂量或停用。如出现瞳孔扩大、神志模糊、狂躁不安、抽搐、昏迷和尿潴留等，提示阿托品中毒，应停用阿托品。对有心动过速及高热患者，阿托品应慎用。在阿托品应用过程中应密切观察患者全身反应和瞳孔大小，并随时调整剂量。

长托宁（盐酸戊乙奎醚）：是新型抗胆碱药物。对毒蕈碱（M）受体亚型具有选择性：对 M_1、M_3 受体具有较强的选择性，对 1/12 受体选择性弱。主要作用于中枢神经（M_1）受体和平滑肌、腺体（M_3 受体）；对心脏和神经元突触前膜自身受体（M_2 受体）无明显作

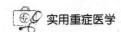

用；对中枢 M 受体和烟碱受体均有作用，能有效防治中枢性呼吸衰竭；以及外周抗 N 受体作用。不致心率加快和心肌耗氧增加，引起尿潴留的程度较轻。肌注后 10～15s 起效，T半衰期为 10.4h。与阿托品比较，长托宁用药量减少和给药间隔时间延长，并可显著减少中间综合征的发生。长托宁使用简便、安全、长效和疗效确实。特异性强、作用时间长和毒副作用小。轻度、中度和重度中毒，首次使用剂量分别为 1.0～2.0mg、2.0～4.0mg 和4.0～6.0mg，根据症状可重复半量。长托宁的应用剂量充足的标准主要以口干、皮肤干燥和气管分泌物消失为主，而与传统的"阿托品化"概念有所区别。

宾赛克嗪：是具有我国自主知识产权的Ⅰ类新药，其抗毒效价高，对 M/N 受体具有双重拮抗作用，对重度有机磷中毒所致呼吸衰竭、循环衰竭、肠功能衰竭等均有强效救治作用。宾赛克嗪对消化道黏膜的 M 受体亲和力较阿托品弱，故不会进一步加重由于胃肠道胆碱能神经功能过度痉挛导致的肠麻痹。并能通过血脑屏障，迅速分布到中枢神经系统，减轻脑损伤。

（3）血液净化

在治疗重度中毒中具有显著效果，包括血液灌流、血液透析及血浆置换等，早期应用可有效清除血液中和组织中释放入血的有机磷农药，提高治愈率。

（4）对症治疗

有机磷杀虫药中毒主要的死因是肺水肿、呼吸肌瘫痪或呼吸中枢衰竭，休克、急性脑水肿、心肌损害及心搏骤停等亦是重要死因。因此，对症治疗应以维持正常呼吸功能为重点，例如保持呼吸道通畅，给氧或应用人工呼吸器。肺水肿用阿托品，休克用升压药，脑水肿应用脱水剂和肾上腺糖皮质激素，以及按情况及时应用抗心律失常药物等。危重病人可用输血疗法。为了防止病情复发，重度中毒患者，中毒症状缓解后应逐步减少解毒药用量，直至症状消失后停药，一般至少观察 3～7d。

（三）百草枯中毒

1. 概述

百草枯（paraquat, paraquation），商品名为克无踪（gramoxone）、对草快等，是一种快速灭生性除草剂，能迅速被植物绿色组织吸收，使其枯死。对非绿色组织没有作用，正常使用对动物及环境不产生危害。因此在我国被日益广泛应用。但百草枯对人毒性极大，目前无特效药，有报道口服中毒死亡率可达 90% 以上。大多数中毒由于误服或自杀口服引起中毒，但也可经皮肤和呼吸吸收中毒。

2. 中毒机制

中毒作用机制不详。有人认为体内细胞有复杂的酶和其他防御机制来防护氧化还原反应中产生的"活性氧"的毒性。当存在高浓度百草枯时，细胞的防御机制被破坏，"活性氧"的毒性导致细胞死亡及组织损伤。另有人认为，百草枯分子直接对细胞起毒性作用。

百草枯口服后吸收快，主要蓄积在肺和肌肉中，排泄缓慢，因此，毒性作用可持续存在。病变主要发生于肺，称为百草枯肺（paraquetlung）。除莠剂能产生过氧化物离子，损害Ⅰ型和Ⅱ型肺泡上皮细胞，引起肿胀、变性和坏死。抑制肺表面活性物质的产生。基本病变为增殖性细支气管炎和肺泡炎。肺的形态学变化取决于摄入后生存期的长短。在1周内死亡者，示肺充血、水肿，肺脏重量增加，类似于氧中毒。生存期超过1周者，肺泡渗出物（含脱落的肺泡上皮碎屑、巨噬细胞、红细胞及透明膜）机化、单核细胞浸润、出血和间质成纤维细胞增生、肺泡间质增厚。其结果发生广泛的纤维化，形成蜂窝状肺及细支气管扩张。百草枯中毒可引起肾小管坏死，肝中央小叶细胞损害、坏死、心肌炎、肺动脉中层增厚，肾上腺皮质坏死等。

3. 临床表现

（1）中毒局部症状

百草枯的浓缩溶液被接触后，能引起组织损伤、手皮肤干裂和指甲脱落；长期接触皮肤出现水疱和溃疡；经皮大量吸收后会引起全身中毒；长期吸入喷雾微滴会引起鼻出血；眼睛被污染后会引起严重的结膜炎，可长期不愈而成永久性角膜混浊。

（2）百草枯中毒多波及多器官系统

除大量经口服较快出现肺水肿和出血外，大多呈现渐进式发展，一般分为以下三个阶段：

第一阶段：口咽、食管、胃、小肠等的黏膜层出现肿胀、水肿、溃疡。

第二阶段：中央区肝细胞受损伤，近端肾小管受损，心肌、骨骼出现局部坏死，有的还出现神经系统和胰腺受损。

第三阶段：一般在吞服后2~14d出现明显症状，百草枯主要集中在肺组织内，破坏肺的实质细胞，使肺出血、水肿，以及使白细胞浸入肺泡，肺细胞纤维化、细胞增殖，气体交换严重受损，致使血液和组织缺氧而导致死亡。

百草枯对肾小管细胞的损害作用有可逆的倾向，因正常的肾小管细胞能有效消除血液中的百草枯，将其分泌到尿中去。但毒物血浓度太高时，中毒能完全破坏肾细胞，引起肾衰竭，使百草枯停留在组织内（包括在肺部组织内）。这些病变可在吞服百草枯后头几个小时内发生，而且是在采取治疗措施生效前便在肺组织内形成致死浓度。

肝脏损伤严重时会引起黄疸，但肝脏毒性很少成为确定临床预后的因素。

4. 诊断

①百草枯服用史及服用的证据（自杀的遗书、空的百草枯包装、残留物、气味和颜色

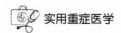

等)。

②临床征象，特别是有剧烈呕吐、黏膜红肿疼痛或溃疡形成（一般于口服后数小时出现）。

③毒物检测，百草枯在血液及尿液中代谢快，一般 3d 后很难查处，毒检应尽早进行（24h 内），对治疗及预后判断有重要价值。

5. 治疗

误服除草剂百草枯后，一定要尽早抢救。治疗原则是减少毒物的吸收、促进体内毒物排泄、加强支持治疗。

（1）尽早充分洗胃，加速排泄

目前尚无百草枯中毒的有效解毒剂。鉴于百草枯在胃肠道的吸收率仅为 5%~15%，且在酸性及中性环境中稳定，可在碱性溶液中水解。所以，抢救时应尽早使用碱性液体充分洗胃，如应用活性炭加柠檬酸洗胃；也可用漂白土（fuller searth）或经胃管每 2h 给活性炭 60g 做胃肠灌洗；为了加速排泄，可用硫酸镁、甘酸醇、大黄等。

（2）尽早应用保肺药物

百草枯中毒机理主要是在肺内产生氧自由基，破坏肺细胞，导致肺纤维化和呼吸衰竭。因此，尽早使用超氧化物歧化酶（SOD）及百草枯单克隆抗体、大剂量维生素 C 和维生素 E，以防止氧自由基形成过多过快，减轻其对细胞膜结构的破坏。

（3）尽早使用呼吸机

以增加气体交换，改善氧合功能，提高氧分压，减轻肺损伤。

（4）尽早进行血液灌流

由于百草枯在体内代谢分布的特性，刘冰等认为，血液灌注应尽早进行，并采用连续血液灌注治疗，每次持续 10h 或更长时间效果更好。

（四）杀鼠剂中毒

1. 概述

杀鼠剂是指一类可以杀死啮齿动物的化合物，用于杀灭鼠类。大体可分两类，即急性杀鼠剂和慢性杀鼠剂，急性杀鼠剂指鼠进食后，在数小时至 1d 内毒性发作而死亡的杀鼠剂，如毒鼠强、氟乙酰胺；慢性杀鼠剂指鼠进食后数天后毒性发作的杀鼠剂，如溴敌隆、杀鼠灵等。

2. 诊断

①有口服杀鼠剂史或接触史。

②有典型临床症状和体征如抗凝血杀鼠剂中毒患者出现皮下出血、鼻出血、牙龈出血、血尿及血便等，实验室检查出现凝血酶原时间延长，血红蛋白降低。神经毒性灭鼠剂中毒患者出现癫痫大发作样惊厥等。

③血尿及胃内容物毒检检出杀鼠剂。

3. 临床表现

不同鼠药中毒有不同的临床表现，以下为常见鼠药中毒典型表现。

（1）抗凝血杀鼠剂

潜伏期长，大多2~3d后出现出血症状，如鼻出血、齿龈出血、皮下出血、咯血、便血、尿血等全身广泛性出血，出血严重可致休克、颅内出血，并可伴有关节疼痛、腹痛、低热等症状。

（2）神经毒性灭鼠剂

具有强烈的脑干刺激和致惊厥作用。进入机体，主要作用于神经系统、消化系统和循环系统。临床表现为强直性、阵发性抽搐，伴神志丧失，口吐白沫，全身发绀，类似癫痫发作持续状态，可伴有精神症状，严重中毒者抽搐频繁无间歇，甚至角弓反张。中毒者可因剧烈的强直性惊厥导致呼吸衰竭而死。

（3）硫脲类杀鼠剂

一般在口服数小时后出现中毒症状，开始为口部及胃部灼热感，之后出现恶心、呕吐、口渴、口臭、全身乏力、头晕等。重度中毒者可出现呼吸系统症状，如刺激性咳嗽、呼吸困难、发绀、咳粉红色泡沫痰、肺部漫布湿啰音。代谢功能降低可致体温下降、低血糖或血糖一过性增高。部分严重中毒患者有肝肾损伤、肝大、黄疸、血尿、蛋白尿。其他表现还有眼结膜充血及眼球水平震颤等。危重患者可发生躁动、惊厥、意识模糊、嗜睡，以致昏迷、休克、肺水肿及窒息。

4. 治疗

（1）清除毒物

口服中毒者应尽早催吐、洗胃、导泻，硫脲类杀鼠剂禁用碱性溶液洗胃。皮肤污染者用清水彻底冲洗。

（2）特效解毒剂

①抗凝血杀鼠剂：维生素 K_1 是特效的对抗剂，轻者 10~20mg 肌内注射，每天 1~3次，严重者可用维生素 K_1 120mg 加入葡萄糖溶液中静脉滴注。出血严重者输新鲜血浆或凝血酶原复合物可迅速止血。

②神经毒性灭鼠剂：氟乙酰胺中毒的特效解毒药是乙酰胺，成人每次 2.5~5.0g，每

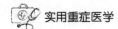

日 2~4 次肌注。控制抽搐可肌注地西泮 10mg，苯巴比妥钠 0.1g。毒鼠强可用二巯基丙磺酸钠治疗，首剂 0.125~0.25g 肌注，10min 后可见效果，一般 5~8 支可在 3~8h 内控制抽搐。

③硫脲类杀鼠剂：半胱氨酸 100mg/kg，300~600mg，肌注或静脉注射，可降低安妥的毒性。

（3）血液净化疗法

对中毒量大，病情严重患者，可考虑血液净化技术清除体内毒物，特别是毒鼠强，活性炭血液灌流可使血中浓度明显降低，对毒鼠强的平均清除率为（31.4±11.1）%，血液透析也有较好的疗效。

（4）对症支持治疗

积极治疗肝、肾功能损伤，出血者积极止血。如抽搐，苯巴比妥疗效较好、地西泮效果较差，一般持续用药 1~3d，中毒量大者可能需 3~14d 方可见效。可重复多次肌注或静脉滴注，直到惊厥控制为止。此外，需要预防感染，维持水、电解质平衡。

二、农药中毒

本节概述农药的种类、农药中毒的分类，对农药中毒者采取的救治原则和针对性的措施，同时阐明农药中毒的预防方法，便于在农药中毒救治的同时做好宣传教育。

（一）农药的种类

农药的种类不同，其作用机理和中毒机理也不同，救治原则和措施有所区别。了解农药的基本分类，便于掌握农药中毒时急救原则。依据应用目的不同，农药的分类方式有多种。

1. 根据作用对象不同可分为如下几类

杀虫剂、杀菌剂、用来防治植物病原微生物的化学物质、除草剂、杀螨剂、杀鼠剂、杀线虫剂、植物生长调节剂、杀软体动物剂等。其中鉴于灭生性除草剂百草枯近年使用广泛，是广大乡村农药中毒（自杀）的重点药物。对影响神经传导的杀虫剂中毒机理研究较清楚，如有机磷类、氨基甲酸酯类主要影响乙酰胆碱酯酶活性，有机氯类、氨基甲酸酯类主要影响细胞膜离子通道。对影响能量代谢、作用于内分泌系统等的农药对人体危害的研究较少。

2. 根据原料来源也可分为四类

包括无机农药、植物性农药、微生物农药、有机合成农药。考虑到使用效果，目前国内以使用毒性相对高的有机合成农药为主。

3. 杀虫剂依化学结构不同可分为四类

包括有机氯类如六六六、滴滴涕，有机磷类如甲胺磷、敌敌畏，氨基甲酸酯类如灭多威、残杀威，拟除虫菊酯类如溴氰菊酯、高效氯氰菊酯等。其中有机磷类、氨基甲酸酯类农药一般急性毒性高，有机氯类农药残留毒性时间长，拟除虫菊酯类农药使用广泛。杀虫剂根据作用方式又可分为：触杀剂、胃毒剂、内吸剂、熏蒸剂、拒食剂、引诱剂、不育剂、昆虫生长调节剂等。有些农药往往有多种作用方式，如烯丙菊酯既具有触杀作用，又具有熏蒸作用。

（二）农药中毒分类

根据我国《农药管理条例》，目前我国所称的农药是指用于预防、消灭或者控制危害农业、林业的病、虫、草和其他有害生物，以及有目的地调节植物、昆虫生长的化学合成，或者来源于生物、其他天然物质的一种物质或者几种物质的混合物及其制剂。因此，农药包括的范围很广，医药、化妆品直接作用于人体，农药直接（如误食自食、直接接触）或间接（通过食物、饮水、空气）作用于人体。

农药一般都是有毒品，在使用接触农药的过程中，农药进入人体内超过了正常人的最大耐受量，使人的正常生理功能受到影响，出现生理失调、病理改变等，如呼吸障碍、心搏骤停、休克，昏迷、痉挛、激动、不安、疼痛等症状，以及内分泌紊乱、精神失常、"三致"等，这些都是农药中毒现象。

1. 按中毒症状出现的快慢分

按农药中毒症状出现的快慢可分为急性毒性、亚急性毒性、慢性毒性。

（1）急性中毒

农药被人一次口服、吸入或皮肤接触量较大，在24h内就表现出中毒症状。

（2）亚急性中毒

一般是人在接触农药48h内出现中毒症状。时间较急性中毒长，症状表现较缓慢。

（3）慢性中毒

长期接触较小剂量农药，容易产生累积性慢性中毒。农药进入人体后累积到一定量才表现出中毒症状，一般不易察觉，诊断时往往被认为是其他症状。所以慢性中毒易被人们忽略，一旦发现，为时已晚，在日常生活中长期接触、吸入了卫生杀虫剂、食用了农药残留量超标的蔬菜、水果，饮用了农药残留量超标的水等，可引起累积性慢性中毒。

2. 按中毒途径分

按中毒途径可分为经口毒性、经皮毒性、吸入毒性、皮肤刺激毒性、眼睛刺激毒性。

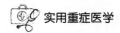

（1）经皮毒性

农药通过皮肤黏膜吸收引起的中毒。如不穿防护服，不戴手套施药，迎风喷药药液吹到了操作者身上或眼内，均会引起经皮中毒。

（2）吸入毒性

农药从呼吸道吸入引起的中毒。很多具有熏蒸作用的农药和容易挥发成气体的农药。在喷药过程中不戴口罩，贮藏农药的地方不通风或将农药放在人住的房内，都会因吸入了农药而引起吸入中毒。

（3）经口毒性

通过嘴和消化道吸收引起的中毒，如在喷药时不按操作规程，不洗手就吃东西、喝水、抽烟，食用拌了农药的种子，长期食用农药残留量超标的瓜、果、蔬菜等，都能引起经口中毒。

（4）眼睛刺激毒性

眼睛疼痛，结膜、虹膜、角膜可能出现血管充血、水肿、分泌物增多等。

（5）皮肤刺激毒性

可表现为皮肤烧灼、水肿、红斑等。

3. 按中毒产生的原因分

按农药中毒产生的原因可分为职业性中毒（又称生产性中毒）、生活性中毒和人为染毒。

（1）生产性中毒

农药在生产、运输、销售、保管、使用等过程中，不按安全操作规程操作发生的中毒。如生产车间缺乏有效的防护措施，设备有跑、冒、滴、漏，通风欠佳，缺乏个人防护及违反安全操作规程，等等。运输及使用时忽视个人防护及违反操作规程等，如包装破损，配药时不戴防护手套和口罩，逆风喷洒，皮肤和衣服污染药液后未及时清洗，等等。

（2）生活性中毒

在生活中因接触农药发生的中毒。滥用、误服、误用农药，如室内喷洒 DDVP，使用过量农药，误食拌有杀虫剂或灭鼠剂的粮食、毒饵，饮食被农药污染的水果、蔬菜、食物、水源，吸入被农药污染的空气，食用被杀虫剂、灭鼠剂毒死的家禽、家畜、野生动物及鱼、虾等。

（3）人为染毒

如自杀、他杀、突发农药污染事件。

4. 按中毒对人体损害程度分

以农药中毒后对人体损害程度或引起病情的不同可分为轻度、中度、重度中毒。

如有机磷杀虫剂急性中毒多在 12h 内发病，若口服立即发病，可按病情分为轻、中、重三类，救治时因病情轻重选择阿托品化的用药方式不同。

（1）轻度中毒

头痛、头昏、恶心、呕吐、多汗、无力、胸闷、视力模糊、胃口不佳等，全血 AchE 活力一般降至正常值的 70%~50%。

（2）中度中毒

除上述症状外，还出现轻度呼吸困难、肌肉震颤，瞳孔缩小、精神恍惚、步态不稳、大汗、流涎、腹痛、腹泻等，全血 AchE 活力一般为正常值的 50%~30%。

（3）重度中毒

除上述症状外，还出现昏迷、抽搐、呼吸困难、口吐白沫、肺水肿、瞳孔缩小、大小便失禁、惊厥、呼吸麻痹等。全血 AchE 活力一般降至 30% 以下。

（三）慢性中毒

长期接触农药，包括生产加工、使用、被动吸入、接触等造成慢性中毒，后果严重的出现致畸、致癌、致突变、致残等，甚至死亡。如调查发现某八氯二丙醚（S_2）生产厂 10 年中，生产工人肺癌发病率高达 50% 以上。又如萘作为防蛀剂具有潜在致癌作用，对二氯苯蒸气引起中枢神经系统（CNS）抑制、黏膜刺激，为动物致癌物；菊酯类农药是卫生杀虫剂应用较为普遍的，其毒性虽较低但可引起神经行为改变，对 CNS 有影响。

农药的"三致"试验是在动物身上进行，不能完全简单机械地推到人体身上。有些药物须经多年使用才发现其明显的毒性，如 DDT 自 20 世纪 40 年代使用，约 30 年后才发现其高蓄积性。总之，慢性中毒的表现虽不像急性毒性那样"立竿见影"，但其一旦造成危害往往后果严重，在治疗上比较困难。

（四）急性中毒的一般救治原则

由于不同农药作用机制不同，农药急性中毒可能有不同的中毒症状，一般表现为恶心呕吐、呼吸障碍、心搏骤停、休克、昏迷、痉挛、激动、烦躁不安、疼痛、肺水肿、脑水肿等，为了尽量减轻症状和死亡，必须及早、尽快、及时地采取急救措施，包括现场紧急处理和送医院救治。

由于不同农药中毒作用机制不同，具体救治方法不尽相同，作为非职业医护人员也无须全部掌握，但一般急救原则应了解和掌握，包括以下几方面：

1. 去除农药污染源

去除农药污染源，防止农药继续进入人体内，是急救中重要的措施之一。

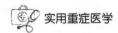

（1）经皮引起的中毒者

应立即脱去被污染的衣裤，迅速用温水冲洗干净，或用肥皂水冲洗（美曲膦酯除外，因其遇碱后会变为毒性更高的敌敌畏），或用4%碳酸氢钠溶液。

（2）若眼内溅入农药

立即用生理盐水冲洗20次以上，可能的情况下滴入2%可的松和0.25%氯霉素眼药水，疼痛剧烈者，可滴入1%~2%普鲁卡因溶液。

（3）吸入引起中毒者

立即将中毒者带离现场到空气新鲜的地方，并解开衣领、腰带、保持呼吸畅通，除去假牙，注意保暖，严重者送医院抢救。

（4）经口引起中毒者

应及早引吐、洗胃、导泻或对症使用解毒剂。

2. 加快药物毒物排泄

及早排出已吸收的农药及其代谢物，可采用吸氧输液、透析等方法。

（1）吸氧

气体状或蒸汽状的农药引起中毒，吸氧后可促使毒物从呼吸道排除出去。

（2）输液

在无肺水肿、脑水肿、心力衰竭的情况下，可输入10%或5%葡萄糖盐水等，促进农药及其代谢物从肾脏排除出去。

（3）透析

选用血液透析、腹膜透析、血液滤过、血液灌流、换血、利尿等方法清除已进入体内的毒物。

（4）特效治疗

一些毒物中毒有特效解毒剂，例如有机磷中毒可用阿托品和胆碱酯酶复能剂（如解磷定）解毒，氟乙酰胺中毒可用乙酰胺解毒，抗凝血杀鼠剂可用特效解毒药维生素 K_1 治疗，等等。

（5）对症支持治疗

如纠正缺氧，维持水、电解质及酸碱平衡，保护实质脏器，防治继发感染，加强营养支持，等等。

第二节　溺水与电击伤

一、溺水

溺水又称淹溺，是指人淹没于水中，水和水中的污泥、杂草等堵塞呼吸道或因反射性喉、气管、支气管痉挛引起通气障碍而窒息。水大量进入血液循环中可引起血浆渗透压改变、电解质紊乱和组织损伤，若急救不及时，可造成呼吸和心搏骤停而死亡。不慎跌入粪坑、污水池和化学物贮槽时，还可引起皮肤和黏膜损伤以及全身中毒。

（一）发病机制

溺水后，因惊慌、恐惧或骤然寒冷等强烈刺激，人体本能地屏气，以避免水进入呼吸道。不久，因缺氧不能继续屏气，水随着吸气而大量进入呼吸道和肺泡，阻滞了气体交换，引起严重缺氧、二氧化碳潴留及代谢性酸中毒。淹溺可分为湿性淹溺和干性淹溺两类：第一，湿性淹溺：喉部肌肉松弛吸入大量水分充塞呼吸道和肺泡发生窒息。水大量进入呼吸道数秒钟后即神志丧失，发生呼吸停止和心室颤动。湿性淹溺约占淹溺者的90%。第二，干性淹溺：喉痉挛导致窒息，呼吸道和肺泡很少或无水吸入，约占淹溺者的10%。由于淹溺时水的成分及水温不同，引起的损害也有所不同。

1. 淡水淹溺

吸入呼吸道的水属低渗，迅速通过肺泡壁毛细血管进入血液循环。肺泡壁上皮细胞受到损害，肺泡表面活性物质减少，引起肺泡塌陷，进一步阻碍气体交换，造成全身严重缺氧。淡水进入血液循环，稀释血液，引起低钠、低氯及低蛋白血症。红细胞在低渗血浆中受破坏而发生血管内溶血，引起高钾血症甚至心搏骤停。

2. 海水淹溺

海水含3.5%氯化钠、大量钙盐和镁盐。海水对呼吸道和肺泡有化学性刺激作用，肺泡上皮细胞和毛细血管内皮细胞受海水损伤后，大量蛋白质及水分向肺泡腔和肺泡间质渗出，引起肺水肿。高钙血症可引起心动过缓和各种传导阻滞，甚至心搏骤停；高镁血症可抑制中枢神经和周围神经功能，使横纹肌收缩力减弱、血管扩张、血压降低。

3. 冷水淹溺

在冷水中，体温迅速降低，体内中心温度下降至30~34℃时，可使神志丧失，加重误

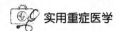

吸窒息，还可诱发严重心律失常。然而，人体沉溺在冷水中，由于潜水反射使得心搏减慢，外周血管收缩，这样可使更多的动脉血供应心脏和大脑；同时低温时组织氧耗减少，延长了溺水者的可能生存时间，因此即使沉溺长达1h也应积极抢救。

（二）临床表现

病人神志不清，皮肤黏膜苍白和发绀，面部浮肿，双眼结膜充血，四肢厥冷，血压下降或测不到，呼吸、心搏微弱甚至停止，口鼻充满泡沫状液体或污泥、杂草，腹部可因胃扩张而隆起，有的甚至合并颅脑及四肢损伤。在复苏过程中可出现各种心律失常，甚至心室颤动、心力衰竭和肺水肿。经心肺复苏后，常呛咳、呼吸急促，两肺布满湿啰音，重者可出现脑水肿、肺部感染、ARDS、溶血性贫血、急性肾功能衰竭或弥散性血管内凝血等各种并发症。如淹溺在非常冷的水中，病人可发生低温综合征。

（三）诊断

根据水淹病史和临床表现，一般不难诊断。

根据淹溺时间长短、吸入液体多少以及临床表现分为轻、中、重度。轻度淹溺者神志清醒，仅有血压升高、心率增快等；中度淹溺者为溺水1~2min后，可出现神志模糊，呼吸浅慢、不规则，血压下降，心率减慢，反射减弱；重度淹溺者为溺水3~4min后，面部肿胀、青紫，双眼充血，口、鼻、气管内充满血性泡沫，肢体冰冷，烦躁不安伴抽搐，两肺有弥漫性湿啰音，心音弱或心律不齐。

（四）救治措施

1. 现场急救

（1）水中急救

①自救：不会游泳者，采取仰面体位，头顶向后，口鼻向上露出水面，保持冷静，设法呼吸，等待他救。会游泳者，当腓肠肌痉挛时，将痉挛下肢的拇趾用力往上方拉，使拇趾翘起，持续用力，直至剧痛消失；若手腕肌肉痉挛，自己将手指上下屈伸，并采取仰卧位，用两足划游。②他救：救护者应从其背后接近，用一只手从背后抱住淹溺者头颈，另一只手抓住淹溺者手臂，游向岸边，防止被淹溺者紧紧抱住。

（2）地面急救

①畅通呼吸道：立即清除淹溺者口、鼻中的杂草、污泥，保持呼吸道通畅。随后将病人腹部置于抢救者屈膝的大腿上，头部向下，拍打背部迫使呼吸道和胃内的水倒出，也可将淹溺者面朝下扛在抢救者肩上，上下抖动而排水。但不可因倒水时间过长而延误心肺复

苏。②心肺复苏：对呼吸、心搏停止者应迅速进行心肺复苏，即尽快予口对口人工呼吸和胸外心脏按压。口对口吹气量要大。有条件时及时予心脏电击除颤，并尽早行气管插管，吸入高浓度氧。在病人转运过程中，不应停止心肺复苏。

2. 急救室救护

①继续心肺复苏：入院初重点在心肺监护，通过气管插管、供高浓度氧及辅助呼吸等一系列措施来维持适当的动脉血气和酸碱平衡。间断正压呼吸或呼吸末正压呼吸，以使肺不张肺泡再扩张，改善供氧和气体交换。积极处理心力衰竭、心律失常、休克和急性肺水肿。

②防治脑水肿：及时选用脱水剂、利尿剂，激素早期应用对防治肺水肿、脑水肿等亦有益处，有条件可行高压氧治疗。

③维持水和电解质平衡：淡水淹溺时适当限制入水量，可积极补 2%~3% 氯化钠溶液；海水淹溺时不宜过分限制液体补充，可予补 5% 葡萄糖液。静脉滴注碳酸氢钠以纠正代谢性酸中毒，溶血明显时宜适量输血以增加血液携氧能力。

④其他并发症处理：及时防治肺部感染，体温过低者及时采用体外或体内复温措施，合并颅外伤及四肢伤者亦应及时处理，尤其要提高对 ARDS、急性肾功能衰竭、弥散性血管内凝血等并发症出现的警惕性。

二、电击伤

电击伤俗称触电，是指电流与病人直接接触进入人体，或在高电压、超高电压的电场下，电流击穿空气或其他介质进入人体而引起全身或局部的组织损伤和功能障碍，甚至发生心搏和呼吸骤停。

（一）病因

不论是电流还是静电的电能量，均可引起电击伤。引起电击伤的主要原因：第一，缺乏安全用电知识，安装和维修电器、电线不按规程操作，电线上挂吊衣物；第二，高温、高湿和出汗使皮肤表面电阻降低，容易引起电击伤；第三，意外事故如暴风雨、大风雪、火灾、地震等，电线折断落到人体；第四，雷雨时大树下躲雨或用铁柄伞而被闪电击中；第五，医源性如使用起搏器、心导管监护、内镜检查治疗时，如果仪器漏电，微电流直接流过心脏可致电击伤；第六，跨步电压电击伤。

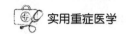
实用重症医学

（二）临床表现

1. 全身表现

①轻型：出现头晕、心悸、皮肤脸色苍白、口唇发绀、惊恐、四肢无力、接触部位肌肉抽搐、疼痛、呼吸及心搏加快，敏感者可出现晕厥、短暂意识丧失，一般都能恢复。连续听诊 3~5min 可听到期前收缩。

②重型：出现持续抽搐甚至致肢体骨折、休克或昏迷。低电压电流可引起室颤，开始时尚有呼吸，继而发生呼吸停止，检查既无心搏、也无呼吸，病人进入"假死"状态。高电压电流引起呼吸中枢麻痹，病人昏迷，呼吸停止，但心搏存在，血压下降，皮肤发紫，若不及时抢救，10min 内即可死亡。若系高电压、强电流电击，呼吸循环中枢同时受累，多立刻死亡。

2. 局部表现

①低电压所致的烧伤：常见于电流进入点与流出点，创面小，直径 0.5~2cm，呈椭圆形或圆形，焦黄或灰白色，干燥，边缘整齐，与健康皮肤分界清楚。一般不损伤内脏，致残率低。

②高电压所致的烧伤：常有一处进口和多处出口，创面不大，但可深达肌肉、神经、血管甚至骨骼，有"口小底大，外浅内深"的特征。随着病情发展，可在一周或数周后出现坏死、感染、出血等；血管内膜受损，可有血栓形成，继发组织坏死、出血，甚至肢体广泛坏死，后果严重，致残率高达 35%~60%。

3. 并发症

电击伤可引起短期精神异常、心律失常、肢体瘫痪、继发性出血或血供障碍、局部组织坏死继发感染、高钾血症、酸中毒、急性肾功能衰竭、周围神经病、永久性失明或耳聋、内脏破裂或穿孔等。

（三）救治措施

1. 脱离电源

立即切断电源或用木棒、竹竿等绝缘物使病人脱离电源。

2. 现场急救

当电击伤者脱离电源后，如果呼吸不规则或停止、脉搏摸不到，应立即进行心肺复苏、口对口人工呼吸和胸外心脏按压。

3. 急救室救护

①心肺脑复苏：对心脏停搏或呼吸停止者继续进行胸外心脏按压，尽早尽快建立人工气道和人工呼吸，已发生心室颤动者可先用肾上腺素静脉注射，使细颤转为粗颤，再用电除颤，有利于恢复窦性节律。如病人尚未发生心室颤动，则忌用肾上腺素和异丙肾上腺素，以免诱发室颤。头部置放冰袋，静脉注射盐酸钠洛酮利于脑复苏。

②抗休克：对有休克者，在常规抗休克治疗的同时，注意检查是否合并有内脏损伤或骨折，如发现有内出血或骨折者，应立即予以适当处理。

③控制感染：对有较大烧伤创面病人，应注意创面保护，彻底清除坏死组织，防止污染和进一步损伤。使用抗生素，预防和控制电击伤损害深部组织后所造成的厌氧菌感染，破伤风抗毒素皮试阴性者肌内注射 1500U。

④筋膜松解术和截肢：高压电击伤后，深部组织灼伤，大量液体渗出，大块软组织水肿、坏死和小营养血管内血栓形成，可使其远端肢体发生缺血性坏死。应按实际情况及时进行筋膜松解术以减轻周围组织的压力，改善远端血液循环，挽救部分受压但未坏死的肌肉和神经。对需要截肢者，必须掌握手术指征。高压电击伤病人，有 45%~60% 最终需要截肢。

⑤对症处理：纠正水、电解质和酸碱失衡，防治脑水肿、急性肾功能衰竭、应激性溃疡等。

⑥轻型电击伤的处理：一般卧床休息数日即能恢复，但少数病人可出现退发性"假死"状态，故应严密观察，必要时对症支持治疗。

第三节　中暑与毒蛇咬伤

一、中暑

中暑是指高温环境中发生体温调节中枢功能障碍、汗腺功能衰竭和水电解质丢失过量为主要表现的急性热损伤性疾病，分为热痉挛、热衰竭、热射病（日射病）三种类型。随着人们的物质、文化水平的提高及劳动保护措施的改善，职业中暑已明显减少，但是，人群普遍面临着机体热耐受能力的下降，常导致局部地区夏季高温期间发生批量的居民（生活）中暑病例，尤多见于老年人。

（一）病因

首先，高温气候是引起中暑的主要原因，有资料表明，连续 3d 平均气温超过 30℃ 和相对湿度超过 73% 时最易发生中暑；其次，高温辐射作业环境（干热环境）和高温、高湿作业环境（湿热环境）也易中暑。凡可致机体热负荷增加或散热功能发生障碍的因素，均可诱发中暑。主要有：第一，产热增加：高温或高湿、烈日或通风不良环境中长时间从事繁重体力劳动或体育运动，以及发热、甲状腺功能亢进等代谢增强。第二，热适应差：高血压、冠心病、肺心病、糖尿病、神经系统疾病等慢性疾病及肥胖、营养不良、年老体弱、孕产妇、过度疲劳、缺少体育锻炼、睡眠不足、饮酒、饥饿等，以及突然进入热区旅游或工作和恒温下生活及作业的人群突然进入高温环境。第三，散热障碍：湿度较大、过度肥胖、穿紧身或透气不良衣裤，先天性汗腺缺乏症、硬皮病、痱子、大面积皮肤烧伤后瘢痕形成，应用抗胆碱能药、抗组织胺药、抗抑郁药、β-肾上腺素能受体阻滞剂、利尿剂、酚噻嗪类，以及脱水、休克、心力衰竭等循环功能不全，均可导致散热障碍。

（二）临床表现

1. 热痉挛

常发生在高温强体力劳动后。病人常先大量出汗后突然出现阵发性四肢及腹壁肌肉甚至肠平滑肌痉挛和疼痛。有低钠、低氯血症和肌酸尿症。

2. 热衰竭

常发生在未适应高温作业的新工人和体弱者。常无高热。病人先有头痛、头晕、恶心，继有口渴、胸闷、脸色苍白、冷汗淋漓、脉搏细弱、血压偏低，可有晕厥、抽搐。重者出现循环衰竭，可有低钠、低钾血症。

3. 热射病

典型表现为高热、无汗、昏迷。严重病人可出现休克、心力衰竭、肺水肿、脑水肿、肝肾功能衰竭、弥散性血管内凝血。白细胞总数和中性粒细胞比例增多。出现蛋白尿和管型尿，血尿素氮、谷丙转氨酶、谷草转氨酶、乳酸脱氢酶、磷酸肌酸激酶增高，血 pH 值降低。可有各种心律失常，ST 段压低及 T 波改变。太阳辐射引起的热射病称日射病。

（三）诊断和鉴别诊断

凡有高温接触史，大量出汗，伴有肌痉挛及体位性晕厥、短暂性血压下降者，结合实验室检查，不难做出热痉挛或热衰竭的诊断。根据《职业性中暑诊断标准》，将中暑分为以下三级：

1. 先兆中暑

病人在高温环境中劳动一定时间后，出现头昏、头痛、口渴、多汗、全身疲乏、心悸、注意力不集中、动作不协调等症状，体温正常或略有升高。

2. 轻症中暑

除有先兆中暑症状外，出现面色潮红、大量出汗、脉搏快速等表现，体温升高至38.5℃以上。

3. 重症中暑

包括热射病、热痉挛和热衰竭三种类型。

热痉挛伴腹痛应与各种急腹症鉴别，热衰竭应与消化道出血或宫外孕、低血糖等鉴别。过高热、干热皮肤和严重的中枢神经系统症状被认为是热射病的三大特征，再加上在高温环境中突然发病，有散热机制障碍或热负荷增加等诱因，一般不难确诊；鉴别诊断主要与其他引起高热伴有昏迷的疾病相区别，如脑型疟疾、乙型脑炎、脑膜炎、急性脑卒中、有机磷农药中毒、肝昏迷、尿毒症昏迷、糖尿病酮症酸中毒昏迷、中毒性肺炎、中毒性菌痢、抗胆碱能药物中毒、产褥热及其他急性感染等。

（四）救治措施

1. 先兆与轻症中暑

立即将病人移至阴凉通风处或电扇下，最好移至空调室，以增加辐射散热。给予清凉含盐饮料；可选服人丹、十滴水、开胸顺气丸、藿香正气片等，用一心油、风油精涂擦太阳、合谷等穴；体温高者给予冷敷或酒精擦浴。必要时可静脉滴注含5%葡萄糖生理盐水1000~2000mL。经上述处理后30min到数小时内即可恢复。

2. 重症中暑

（1）热痉挛

在补足液体情况下，仍有四肢肌肉抽搐和痉挛性疼痛，可缓慢静脉注射10%葡萄糖酸钙10mL+维生素C 0.5g。

（2）热衰竭

快速静脉滴注含5%葡萄糖生理盐水2000~3000mL，如血压仍未回升，可适当加用多巴胺、间羟胺等升压药，使收缩压维持在90mmHg以上。

（3）热射病

预后严重，病死率可达30%。现场可采取以下救治措施：①物理降温：将病人浸浴在4℃水中，并按摩四肢皮肤，加速血液循环，促进散热；每隔15min测肛温一次，肛温降至38.5℃时停止降温，移至空调室观察。将年老体弱及心血管病病人移至空调室酒精擦

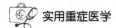

浴。用空调车转运。②药物降温：氯丙嗪 25~50mg 加入 500mL 溶液，静脉滴注 1~2h 观察血压。低血压时酌情加用间羟胺等 α 受体兴奋剂。③纳洛酮治疗：纳洛酮 0.8mg 加 25% 葡萄糖液 20mL 静脉注射，30~90min 重复。④对症及支持治疗。

二、毒蛇咬伤

毒蛇咬伤是危害人类身体健康的一种病害。目前已知世界上蛇类有 2200 种，其中毒蛇 1% 种。我国毒蛇种类繁多，分布较广，已发现的毒蛇有 40 多种，较常见的有 10 余种。毒蛇根据其分泌毒液的性质，大致可分为 3 类：以神经毒为主的有金环蛇、银环蛇、海蛇等；以血液毒为主的有竹叶青、五步蛇、龟壳花蛇等；以混合毒为主的有蝮蛇、眼镜王蛇、眼镜蛇等。

（一）临床表现

毒蛇咬伤多在脚和小腿下端或手部。一般局部留有牙痕、疼痛和肿胀。常有淋巴结肿大、淋巴结炎和淋巴管炎。不同毒蛇咬伤有不同临床表现，而病情的严重程度与进入体内毒素量有关。儿童、老年人和体弱者中毒症状一般较重。

1. 神经毒

吸收快，局部症状轻，但潜伏期长，全身症状出现较晚，其危险性大，临床容易被忽略，因此要提高警惕。

①局部症状：咬伤后，伤口不红肿，流血不多，伤口出现疼痛，0.5h 左右消失或减轻，但不久即出现麻木感，并向肢体近端蔓延。

②全身症状：伤后 0.5~2h 出现，有时亦可延至 10h，一般有头昏、嗜睡、恶心、呕吐、疲乏无力、步态不稳、头低垂、眼睑下垂等。重者视力模糊、语言不清、呼吸困难、发绀，以及全身瘫痪、惊厥、昏迷、血压下降、呼吸麻痹和心力衰竭等。若抢救不及时，可迅速死亡。如能度过危险期（一般 1~2d），就能很快痊愈，不留后遗症。

2. 血液毒

①局部症状：出现早且重，伤处剧烈疼痛如刀割，出血不止，肿胀明显，并迅速向近端扩散，皮肤发绀，并有皮下出血、瘀斑、水疱和血疱，以致造成组织坏死，伤口经久不愈。

②全身症状：畏寒、发热、烦躁、谵语，可出现全身皮肤黏膜及内脏广泛出血、鼻出血、咯血、呕血、血尿、少尿和无尿、肾衰、胸腹腔及颅内出血等。血液毒引起的症状出现快且严重，一般容易早期获治，死亡率反较神经毒者低。但治疗不及时，后果非常严

重，且病程和危险期较长。

③混合毒：局部症状明显，全身症状发展快，兼有神经毒和血液毒的共同表现。

（二）诊断

根据蛇咬伤史，咬处疼痛，很快出现局部和全身中毒症状，一般不难诊断。如只知蛇咬伤时，应判明是否毒蛇咬伤，可从伤口来判断：无毒蛇咬伤，伤口上留下一排或两排整齐的小齿痕；若患处仅有一对较大的齿痕则为毒蛇咬伤。

（三）救治措施

急救治疗原则：迅速阻止蛇毒的吸收和扩散，尽快排除毒液，中和毒素，预防并发症。

1. 局部处理

被毒蛇咬伤后要保持冷静，不要惊慌和奔跑，以免加速毒液的吸收和扩散。

（1）早期绑扎

争取伤后 5min 内，立即用止血带、手帕或附近可以找到的其他代用品在伤口近端 5~10cm 处绑扎，结扎紧度以阻断淋巴、静脉回流为宜。结扎后用手挤压伤口周围，将毒液挤出。每隔 20~30min 放松 1~2min，以免肢体因血液循环障碍而坏死。

（2）冲洗伤口

在田野、山间咬伤，立即用泉水或冷开水冲洗。有条件时先用肥皂和生理盐水清洗伤口周围，再用 1∶5000 高锰酸钾溶液、过氧化氢、生理盐水反复冲洗伤口，如伤口内有毒牙残留，亦应取出。

（3）扩创排毒

扩创排毒是急救处理中最重要的环节。经过绑扎、冲洗、消毒后，用无菌手术刀以牙痕为中心做"+"或"++"形切开，使毒液流出，切开不宜过深，以免损伤血管，只要使淋巴液外流即可。尚可用吸乳器或拔火罐等方法进行反复多次吸引伤口，尽量吸出毒液。无条件时也可用口吸吮，但须口腔黏膜完整无翻牙才能进行，以免发生中毒。扩创后的患肢可以浸泡在 2% 冷盐水或 1∶5000 高锰酸钾溶液中，自上而下不断挤压排毒 20~30min，伤口湿敷，以利排毒。有伤口出血不止者，不必切开。

注意：伤口如未经冲洗就进行扩创排毒，可增加伤口周围蛇毒进入体内的可能。

（4）局部降温

早期冷敷患肢周围，可减缓毒素吸收。

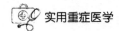

2. 解毒措施

（1）封闭疗法

用胰蛋白酶 2000U 或用地塞米松 5mg 加入 0.5% 普鲁卡因溶液 5~10ml 中，在伤口周围及伤肢近心端进行环状封闭，必要时 12~24h 重复注射。

（2）抗蛇毒血清应用

应用越早越好。如能确定毒蛇种类及毒素性质，可用单价抗蛇毒血清，否则须用多价抗蛇毒血清。应用前须做过敏试验。

（3）中草药治疗

口服南通蛇药片、季德胜蛇药片、广州蛇药。尚可用鲜草药，如七叶一枝花、半边莲、白花蛇舌草等捣烂外敷，并煎水内服。

（4）激素治疗

早期可用大剂量皮质激素，地塞米松或氢化可的松有抗炎、抗过敏、抗休克和免疫抑制作用。

（5）加速排毒

应用利尿剂，呋塞米或甘露醇静脉注射，以加速毒素的排出。

第九章　临床麻醉的术前准备与降温处理

第一节　麻醉前对病情的评估

一、麻醉前访视

（一）麻醉前访视的重要性

所有麻醉和手术创伤都可能影响病人的生理状态，而合并的外科和内科疾病也会有各自不同的病理生理改变，病人精神状态如焦虑、恐惧等也会影响其内环境的稳定。麻醉和手术的安危或风险程度，除了与疾病的严重程度、手术创伤大小、失血多少等因素有关外，很大程度上取决于手术前的准备是否充分、麻醉方面的处理是否切合病人的病理生理状况。在麻醉前对全身情况和重要器官的生理功能做出充分细致的估计，并尽可能加以维护和纠正，制订最适合病人的"个体化"的麻醉方案，不仅提高手术和麻醉的安全性，减少并发症，而且可扩大麻醉和手术的适应证，提高病人的满意度，减低医疗费用。

（二）麻醉前访视的目的

麻醉前访视的目的概括有以下几方面：

1. 获得有关病史、体检、实验室检查、特殊检查和精神状态的资料，做出麻醉前病情评估，并决定进一步检查项目，以及特殊病情的麻醉前准备；

2. 指导病人熟悉有关的麻醉问题，解决其焦虑心理，签署麻醉知情同意书；

3. 根据病情制定麻醉方案和围术期的治疗策略；

4. 确定围术期监测必需的设备和手段；

5. 与外科医师和病人之间取得一致的处理意见。

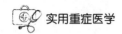

（三）麻醉前访视的内容

1. 询问病史

（1）个人史

包括能否胜任体力劳动，有无烟酒嗜好，有无吸毒成瘾史，有无长期服用安眠药史，有无怀孕，等等。

（2）既往史

了解既往的健康状况，既往疾病史，特别注意与麻醉有关的疾病。

（3）药物过敏

了解引起过敏的药物种类和药物过敏及不良反应史，过敏或不良反应的类型及严重程度。

（4）治疗用药史

使用降压药、β受体阻滞药、皮质激素、利尿药、镇静安定药等情况，药名、持续时间和用药剂量、有无特殊反应。

（5）麻醉手术史

以往做过何种手术，使用何种麻醉药和方法，有无发生意外、并发症和后遗症，家庭成员是否有类似的麻醉反应。

（6）合并内科疾病史

重点询问心血管系统、呼吸系统、血液系统、神经系统、内分泌系统、肝肾疾病等病史。

①心血管系统。重点询问高血压、瓣膜病、缺血性心脏病、周围血管病病史，以及风湿热史、心脏杂音史、晕厥史、心律失常和是否安装心脏起搏器的情况。高血压病要了解患病时间、接受何种治疗、治疗时间和控制效果等。冠心病病人应询问是否有心绞痛史、心肌梗死史或充血性心力衰竭史等，术前伴心肌梗死不足 6 个月（称"近期心肌梗死"）的非心脏手术患者，围术期再心肌梗死率和死亡率显著增高，因此，择期手术应推迟，急诊手术应加强血流动力学监测和心内科医师协助诊治。

②呼吸系统。重点询问近期有无上呼吸道感染、经常咳嗽咳痰、哮喘、慢性支气管炎和鼻窦炎、阻塞性睡眠呼吸暂停综合征（OSAS）病史，了解日常活动能力。急性上呼吸道感染者应控制感染后 1~2 周手术；慢性支气管炎急性感染期应感染治愈后两周再行择期手术；哮喘患者在术前应适当控制感染、停止吸烟和适当使用解除支气管痉挛的药物；慢性鼻窦炎和鼻息肉病人禁忌经鼻气管插管。内分泌系统是否有糖尿病史以及控制情况、长期使用激素史、甲状腺疾病史等。

③神经系统。询问病人是否患有中枢和周围神经系统疾病。是否有脑缺血发作史、癫痫发作病史、脊髓损伤史等。是否有头痛史、神志消失史、肌无力史。

④血液系统重点询问有无异常出血病史。

（7）本次手术情况

与手术医师交谈，了解手术急缓、部位、大小、长短、出血程度、手术风险所在、是否需要专门的麻醉技术（如低温、控制性降压等）。

2. 检查用药

麻醉手术前，常有内科治疗用药，应决定是否继续用药或停药。

（1）抗高血压药

一般情况下，除利尿药外，不主张停用抗高血压药，应一直用到手术当日，以免围术期血压反跳，但应该调整剂量。

（2）洋地黄

对Ⅲ、Ⅳ级充血性心功能不全的病人，围术期应继续使用地高辛。但心房纤颤的病人应用受限。

（3）肾上腺受体阻滞药

α-肾上腺受体阻滞药通常用于嗜铬细胞瘤病人的术前准备，控制高血压危象。β-肾上腺受体阻滞药主要用于抗高血压、心绞痛、心律失常。已用β受体阻滞药的病人，不主张停药，而酌情调整剂量。

（4）抗心绞痛药

正在使用抗心绞痛药物包括硝基类、钙通道阻滞剂、受体阻断剂，都应继续保持常用剂量和间隔时间，使用到手术前。

（5）抗心律失常药

术期抗心律失常药应一直使用至手术前，但应注意有些抗心律失常药的副作用，以及与麻醉药之间的相互作用。

（6）胰岛素和口服降糖药

糖尿病患者应使用胰岛素维持最佳血糖水平，手术日晨不应使用口服降糖药。

（7）皮质激素

使用过皮质激素和促肾上腺皮质激素的病人，围术期应补充适量皮质激素。

（8）抗癫痫药

一般使用至手术当天，但应注意许多可降低肝脏微粒体酶系功能，改变药代动力学。

（9）抗精神病和抗抑郁药

这类药一般可以使用到手术前，有些情况须慎重。

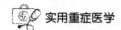

①单胺氧化酶抑制剂（MAOIs）。接受 MAOIs 治疗的病人对升压药极为敏感，可引起高血压危象，使巴比妥类药作用时效延长。与酚噻嗪类药相互作用，引起锥体外系反应和高血压。所以必须在术前 2~3 周停药。

②锂。可增强肌松药的作用，同时麻醉药用量也减少。

③三环类抗抑郁药（TCA）。服用者接受吸入麻醉时，尤其是恩氟醚，可以引起惊厥。使用氟烷和（或）泮库溴铵等有抗胆碱能作用药物，可引起心律失常，主要表现为心动过速。术前最好停药两周以上。

非甾体抗炎药可影响血小板功能导致凝血机制异常。使用阿司匹林应在择期手术前停用 7 天，其他 NSAID 至少停用 48 小时。

一般必须停用抗凝药。使用华法林抗凝病人急诊手术前，应输注冰冻血浆。择期手术应先口服 VitK1。

（10）抗生素

抗生素特别是氨基糖甙类可增强肌松药的作用。

3. 体格检查

（1）全身情况

检查发育状况，是否有营养障碍、贫血、水肿、发绀等。

（2）生命体征

常规测定生命体征，包括血压、脉搏、呼吸、体温和体重。

（3）气道、牙和颈

拟行气管插管的病人，对气道应做精确的检查，包括颈椎活动度、颞颌关节功能和牙齿情况。

（4）肺脏

视诊观察呼吸频率、呼吸型和呼吸时比；有无发绀；有无三凹征、反常呼吸；有无桶状胸等。听诊有无啰音、支气管哮鸣音；呼吸音减弱或消失等。

（5）心脏大血管

心脏心率、心律（规则、不规则、前期收缩等），是否有心脏杂音或其他心音（如第三心音）、颈外静脉膨胀情况，心脏叩诊。检查血压、脉搏、皮肤黏膜的颜色和温度等周围循环的情况。

（6）神经系统

拟采用局部麻醉，应对麻醉区域的神经功能进行检查并记录。神志情况、有无颅内高压（及其程度）、有无锥体外系综合征、脊髓功能有无障碍。

（7）脊柱四肢

拟行椎管内麻醉者，应常规检查脊柱情况和脊髓功能。明确脊柱是否有病变、畸形或变形；穿刺点附近是否有感染，是否有隐性脊髓病变。拟行桡动脉穿刺测定直接动脉压者，应首先明确桡动脉是否有病变，然后做 Alleys 试验：

①实验室常规检查；

②特殊检查。

二、评估的内容

（一）ASA 病情和体格情况分级

Ⅰ：健康病人；

Ⅱ：轻度系统性疾病，无功能受限；

Ⅲ：重度系统性疾病，有一定的功能受限：

Ⅳ：重度系统性疾病，重视需要不间断的治疗；

Ⅴ：濒死病人，不论手术与否，在 24 小时内不太可能存活；

Ⅰ、Ⅱ级病人对麻醉的耐受力一般均好，麻醉经过平稳；Ⅲ级病人对接受麻醉存在一定危险，麻醉前尽可能做好充分准备，积极预防并发症；Ⅳ、Ⅴ级病人的麻醉危险性极大，更需要充分细致地麻醉前准备。

（二）精神状况的评估

访视时通过与病人交谈了解病人是否紧张、焦虑和恐惧，估计其合作程度，征询病人对手术和麻醉的顾虑和要求，并给予必要的解释和安慰，发现明显精神状态不佳者应请专科医师会诊。

（三）重要脏器系统功能的评估

1. 呼吸系统

（1）简单易行的肺功能估计方法

①测胸腔周径法：测量深吸气与深呼气时，胸腔周径的差别。超过 4cm 以上者，提示无严重的肺部疾病和非功能不全。

②屏气试验：病人安静 5~10 分钟，深呼吸数次后，再深吸气后憋气，记录屏气时间。屏气时间超过 30 秒钟以上者，提示心肺功能良好；如屏气时间小于 20 秒钟则提示心肺功

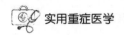

能不全。

③吹气试验：让病人在尽量深吸气后做最大呼气。若呼气时间小于 3 秒，提示肺活量基本正常；若超过 5 秒，表示有阻塞性通气功能障碍。

④吹火柴试验：病人安静后，嘱其深吸气，然后张口快速呼气，能将置于 15cm 远的火柴吹熄者，提示肺储备功能良好，否则储备低下。

⑤登楼梯运动试验：病人用正常速度一口气登上 3 层楼后，如能在 10min 内心率和呼吸频率完全恢复登楼前水平，且心律不失常，则表明心、肺功能良好。

（2）呼吸困难的评级

活动后呼吸困难（气短）是衡量肺功能不全的主要临床指标。

呼吸困难评级

零级：无呼吸困难症状。

壹级：能较长距离缓慢平道走动，但赖于步行。

贰级：步行距离有限制，走一或两条街后需要停步休息。

叁级：短距离走动即出现呼吸困难。

肆级：静息时也出现呼吸困难。

（3）估计手术后并发肺功能不全的高危指标

心血管病病人的麻醉耐受力的评估

①高血压首先明确是原发性还是继发性高血压，谨慎是否为未诊断的嗜铬细胞瘤。高血压病人的麻醉安危，取决于是否并存及发行重要脏器（心、脑、肾）损害及其程度。单纯高血压，不合并冠状动脉病变、心力衰竭或肾功能减退等，在充分的术前准备和恰当的麻醉处理前提下，麻醉耐受良好。术前准备的重点是抗高血压治疗。

②心脏病其麻醉危险在于围术期发作心肌梗死。

麻醉前应该明确以下内容：

a. 是否存在心绞痛及其严重程度；

b. 是否发生过心肌梗死，最近发作时间，心肌梗死后 6 个月手术再梗率高，且预后甚差，因此，择期手术易在急性心梗发作后 6 个月后；

c. 目前的心脏功能代偿状况如何。

术前应做到以下几点：

a. 心绞痛症状已消失；

b. 充血性心力衰竭症状（如肺底啰音、颈静脉怒张、呼吸困难、心脏第三音或奔马律等）已基本控制；

c. 心电图已无房性前期收缩机票超过 5 次/分钟的室性前期收缩；

d. 血清尿素氮不超过 17.85mmol/L，血钾不低于 3mmol/L。

③先天性心脏病

a. 房缺或室缺：心功能Ⅰ、Ⅱ级，既往无心力衰竭史，接受一般手术，无特殊危险；如伴有肺动脉高压，死亡率增加，应推退手术或暂缓。

b. 肺动脉瓣狭窄：轻度者不是手术禁忌证，重度易发作急性右心衰竭，禁忌择期手术。

c. 法乐氏四联症麻醉后已引起心排血量骤减和严重低氧血症，择期手术危险性极大。

④心律失常

其临床意义在于引起心律失常的原因和对血流动力学的影响。对于无明显自觉症状，无严重血流动力学改变的单纯性心律失常，不增加麻醉风险，可不予特殊处理。而以下情况应高度重视：

a. 年龄大于 45 岁，伴有心脑血管疾病或有糖尿病史者。

b. 心房颤动和心房扑动：术前心室率能控制在 80 次/分左右，不增加麻醉危险；心室率大于 100 次/分或小于 60 次/分，提示有严重心脏病变或其他原因（如甲亢），则麻醉危险性显著增加。

c. 房性早搏或室性早搏：偶发者多属功能性，一般无须特殊处理；频发（大于 5 次/分）或呈二联律或三联律或成对出现、系多源性或呈"R-on-T"，容易演变为室性心动过速或心室颤动，术前必须给予治疗，择期手术宜推迟。

d. Ⅱ度以上房室传导阻滞或慢性双束支阻滞（右束支伴左前或后半束支传导阻滞），有发展为完全性心脏传导阻滞而猝死的可能，术前须做好心脏起搏器准备。

e. 预激综合征：可发作室上性心动过速，一般只要做到防止交感神经兴奋和血管活性物质释放即可，但对于持续而原因不明者，应引起重视，往往是心肌病变的唯一症状，麻醉危险性极高，择期手术必须推迟。

f. 窦性心律失常：宜分辨其原因而决定是否需要处理，如为病态窦房结所致，宜做好应用异丙肾上腺素和心脏起搏的准备。

g. 无论何种心律失常，发作时伴有头晕、头痛、黑蒙以及血流动力学改变，或与心绞痛发作有关者，意味着麻醉风险性增加，应做好充分准备。

⑤心脏瓣膜病

其麻醉危险性主要取决于病变的性质及其心功能损害的程度，麻醉前应识别是以狭窄为主，还是以关闭不全为主或者两者兼有。

a. 以狭窄为主者病变发展较关闭不全者为迅速，重度主动脉瓣狭窄或二尖瓣狭窄极易并发严重心肌缺血、心律失常（房扑或房颤）和左心功能衰竭，也易并发心腔血栓形成和

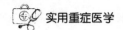

栓子脱落。因此，麻醉危险性相当高，一般应禁忌施行择期手术。

b. 关闭不全者对麻醉和手术耐受力一般尚可，但易继发细菌性心内膜炎或缺血性心肌改变，而有猝死可能。

2. 肝

（1）肝功能的临床估计

肝病合并出血，或有出血倾向时，提示已有多种凝血因子缺乏或不足。若凝血酶原时间延长、凝血酶时间延长、部分凝血活酶时间显著延长、纤维蛋白原和血小板明显减少，提示已出现弥散性血管内凝血（DIC）和纤维蛋白溶解，表示肝脏已经坏死，禁忌做任何手术。

（2）肝脏病人的麻醉耐受力估计

①急性肝炎病人术中、术后极易出现凝血机制障碍，除紧急抢救手术外，应禁忌施行任何手术。

②慢性肝病病人手术的最大问题之一是凝血机制异常，术前必须重视予以纠正。

③轻度肝功能不全的病人对麻醉和手术耐受力影响不大。

④中度肝功能不全和濒于失代偿时，麻醉和手术的耐受力显著减退，术前需要经过较长时间的严格准备，方可允许择期手术。

⑤重度肝功能不全的危险性极高，应禁忌施行任何手术。

3. 肾

（1）肾功能损害的临床估计

以24h内生肌酐清除率和血尿素氮（BUN）为指标，可将肾功能损害分为轻、中和重度三类。

（2）各类肾病的麻醉耐受力估计

①老年、并发高血压、动脉硬化、严重肝病、糖尿病、前列腺肥大等病人，容易并发肾功能不全，术前需要做肾功能检查，以估计其对麻醉和手术的耐受力。

②对于慢性肾功能衰竭或急性肾病病人，原则上应禁忌施行任何择期手术。在人工肾透析治疗前提下，慢性肾功能衰竭不再是择期手术的绝对禁忌证，但对麻醉和手术的耐受力仍差。

③已行肾移植而须行其他手术者，应重视其所用抗排异药物的不利影响或副作用。

④对严重肾疾患如慢性肾小球肾炎、肾病综合征，特别是长期使用利尿药治疗者，应注意其体液和血浆蛋白的情况，常须予以调整和纠正，术中保持适当尿量。此外，应注意其肾上腺糖皮质激素或其他免疫抑制剂的使用情况。

4. 内分泌系统

（1）甲状腺

甲状腺功能亢进者应注意心率的控制情况。巨大甲状腺肿需要估计气管是否受压及其程度，判断是否有气管软化。甲状腺功能低下应适当采取替代疗法。

（2）糖尿病

了解糖尿病的类型和治疗情况，目前的血糖水平，术前血糖应控制在稍高于正常情况下。应注意有无导致其他全身或重要器官、系统的并发症。

（3）胰岛素瘤

低血糖、肥胖、应激反应低等是麻醉应注意之点。

（4）肾上腺皮质增多症

应注意其所致的糖、蛋白质、脂肪代谢和水电解质的紊乱以及心血管方面的改变。这类病人对麻醉和手术的耐受力较低。有显著的骨质疏松者，应估计麻醉操作和管理上的困难。术中应注意防止肾上腺皮质功能不全。

（5）嗜铬细胞瘤

其病理生理改变是由于儿茶酚胺分泌过多所致。病程长或久未确诊者，可有儿茶酚胺性心肌炎、营养代谢失调等。麻醉前应估计肿瘤的功能、病情的严重程度、手术难度，并特别注意术前准备的情况，重点是控制高血压和改善血容量。

（6）肾上腺皮质功能不全

一般难以承受较重的手术应激反应，术前应合理使用替代疗法。

（7）女性患者

女性患者月经期间不宜选择手术。

三、麻醉和手术的风险因素

在评估麻醉和手术的风险时，应考虑到病人的病情、麻醉和手术三方面的因素。

（一）病人方面的风险因素

有人认为预测术后的发病率和死亡率的危险因素一般按序为：第一，ASA 分级大于 Ⅲ级；第二，心衰；第三，心脏危险因素计分数值高；第四，有肺疾患；第五，X 线肯定肺有异常；第六，心电图异常。

（二）手术方面的风险因素

包括生命重要器官的手术、急诊手术、估计失血量大的手术、对生理功能干扰剧烈的

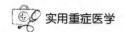

手术、新开展的复杂手术（或术者对之不熟悉、技术上不熟练）、临时改变术式等。

（三）麻醉方面的风险因素

麻醉前评估不足、临时改变麻醉方式、急诊手术的麻醉、麻醉者缺乏相应的经验和技术水平、必需的监测和治疗设备故障或缺乏和药品供应不足等。

第二节　术前准备与麻醉选择

一、麻醉前的一般准备

麻醉前须根据病情对病人做好各方面的准备工作，总的目的在于提高病人的麻醉耐受力和安全性，保证手术顺利进行，术后恢复更迅速。对 ASA Ⅰ 级病人，做好一般准备即可；对 ASA Ⅱ 级病人，应维护全身情况及重要生命器官功能，在最大限度上增强病人对麻醉的耐受力；对于Ⅲ、Ⅳ、Ⅴ级病人，除做好一般性准备外，还必须根据个别情况做好特殊准备。

（一）精神状态准备

多数病人在手术前存在种种不同程度的思想顾虑，或恐惧，或紧张，或焦急等心理波动，情绪激动或彻夜失眠，导致中枢神经系统活动过度，麻醉手术耐受力明显削弱，术中或术后容易发生休克。为此，术前必须设法解除病人的思想顾虑和焦急情绪，从关怀、安慰、解释和鼓励着手，酌情恰当阐明手术目的、麻醉方式、手术体位，以及麻醉或手术中可能出现的不适等情况，用亲切的语言向病人做具体介绍，针对存在的顾虑和疑问进行交谈和说明，以取得病人信任，争取充分合作。对过度紧张而不能自控的病人，术前数日起即开始服用适量安定类药，晚间给睡眠药，手术日晨麻醉前再给适量镇静睡眠药。

（二）营养状况改善

营养不良导致机体蛋白质和某些维生素不足，可明显降低麻醉和手术耐受力。蛋白质不足常伴有低血容量或贫血，对失血和休克的耐受能力降低。低蛋白症常伴发组织水肿，降低组织抗感染能力，影响创口愈合。维生素缺乏可致营养代谢异常，术中容易出现循环功能或凝血功能异常，术后抗感染能力低下，易出现肺部感染并发症。对营养不良病人，手术前如果有较充裕的时间，应尽可能经口补充营养；如果时间不充裕，或病人不能或不愿经口饮食，可通过小量多次输血及注射水解蛋白和维生素等进行纠正；白蛋白低下者，最好给浓缩白蛋白注射液。

（三）术后适应性社会训练

有关术后饮食、体位、大小便、切口疼痛或其他不适，以及可能需要较长时间输液、吸氧、胃肠减压、胸腔引流、导尿及各种引流等情况，术前可酌情将其临床意义向病人讲明，以争取配合。多数病人不习惯在床上大小便，术前须进行锻炼。术后深呼吸、咳嗽、咳痰的重要性必须向病人讲解清楚，并训练正确执行的方法。

（四）胃肠道准备

择期手术中，除浅表小手术采用局部浸润麻醉者外，其他不论采用何种麻醉方式，均须常规排空胃，目的在防止术中或术后反流、呕吐，避免误吸、肺部感染或窒息等意外。

胃排空时间正常人为 4～6 小时。情绪激动、恐惧、焦虑或疼痛不适等可致胃排空显著减慢。为此，成人一般应在麻醉前至少 8 小时，最好 12 小时开始禁饮、禁食，以保证胃彻底排空；小儿术前也应至少禁饮、禁食 8 小时，但哺乳婴儿术前 4 小时可喂一次葡萄糖水。有关禁饮、禁食的重要意义，必须向病人家属交代清楚，以争取合作。

（五）膀胱的准备

病人送入手术室前应嘱其排空膀胱，以防止术中尿床和术后尿潴留；对盆腔或疝气手术排空膀胱有利于手术外显露和预防膀胱损伤。危重病人或复杂大手术，均需要麻醉诱导后留置导尿管，以利观察尿量。

（六）口腔卫生准备

麻醉后，上呼吸道的一般性细菌容易被带入下呼吸道，在术后抵抗力低下的情况下，可能引起肺部感染并发症。为此，病人住院后即应嘱病人早晚刷牙、饭后漱口；对患有松动龋齿或牙周炎症者，须经口腔科诊治。进手术室前应将活动假牙摘下，以防麻醉时脱落，不慎或误吸入气管或嵌顿于食管。

（七）输液输血准备

对中等以上手术，术前应检查病人的血型，准备一定数量全血，做好交叉配合试验。凡有水、电解质或酸碱失衡者，术前均应常规输液，尽可能做补充和纠正。

（八）治疗药物的检查

病情复杂的病人，术前常已接受一系列药物治疗，麻醉前除要求全面检查药物治疗的效果外，还应重点考虑某些药物与麻醉药物之间存在的相互作用，有些容易导致麻醉中的不良反应。为此，对某些药物要确定是否继续用、调整剂量再用或停止使用。例如洋地黄、胰岛素、皮质激素和抗癫痫药，一般都需要继续使用至术前，但应核对剂量重新调整。对一个月以前曾较长时间应用皮质激素而术前已经停服者，手术中有可能发生急性肾上腺皮质激素功能不全现象，术前必须恢复使用外源性皮质激素，直至术后数天。正在施行抗凝治疗的病人，手术前应停止使用，并须设法拮抗其残余抗凝作用。病人长期服用某些中枢神经抑制药，如巴比妥、阿片类、单胺氧化酶抑制药、三环抗忧郁药等，均可影响对麻醉药的耐受性，或于麻醉中易诱发呼吸和循环意外，故均应于术前停止使用。安定类药（如吩噻嗪类药——氯丙嗪）、抗高血压（如萝芙木类药——利舍平）、抗心绞痛药（如受体阻滞药）等，均可能导致麻醉中出现低血压、心动过缓，甚至心缩无力，故术前均应考虑是继续使用、调整剂量使用或暂停使用。

（九）手术前晚复查

手术前晚应对全部准备工作进行复查。如临时发现病人感冒、发热、妇女月经来潮等情况时，除非急症，手术应推迟进行。手术前晚睡前宜给病人服用安定镇静药，以保证有充足的睡眠。

二、麻醉诱导前即刻期的准备

麻醉诱导前即刻期是指诱导前 10~15min 的期间，是麻醉全过程中极重要的环节。于此期间要做好全面的准备工作，包括复习麻醉方案、手术方案及麻醉器械等的准备情况，对急症或门诊手术病人尤其重要。

（一）病人方面

麻醉诱导前即刻期对病人应考虑两方面的中心问题：第一，此刻病人还存在哪些特殊问题；第二，还需要做好哪些安全措施。

1. 常规工作

麻醉科医师于诱导前接触病人时，首先要问候致意，表现关心体贴，听取主诉和具体要求，务使病人感到安全、有依靠，对手术麻醉充满信心。诱导前病人的焦虑程度各异，对接受手术的心情也不同，应特别针对处理。对紧张不能自控的病人，可经静脉补注少量镇静药。对病人的假牙、助听器、人造眼球、接触镜片、首饰、手表、戒指等均应摘下保管，并记录在麻醉记录单。明确有无假牙或松动牙，做好记录。复习最近一次病程记录

（或麻醉科门诊记录），包括下列内容：

①体温、脉率；

②术前用药的种类、剂量、用药时间及效果；

③最后一次进食、进饮的时间、饮食内容和数量；

④已静脉输入的液体种类、数量；

⑤最近一次实验室检查结果；

⑥手术及麻醉协议书的签署意见；

⑦病人提出的专门要求的具体项目（如拒用库存血、要求术后刀口不痛等）；

⑧如为门诊手术，落实手术后离院的计划。

2. 术中保障

为保证术中静脉输注通畅，须注意以下内容：

①备妥口径合适的静脉穿刺针，或外套管穿刺针；

②按手术部位选定穿刺径路，如腹腔、盆腔手术应取上肢径路输注；

③估计手术出血量，决定是否同时开放上肢及下肢静脉，或选定中央静脉置管并测定中心静脉压。

（二）器械方面

麻醉诱导前应对已备妥的器械、用具和药品等，再做一次全面检查与核对，重点项目包括如下：

1. 氧源与 N_2O 源

检查氧源筒、N_2O 源筒与麻醉机氧、N_2O 进气口的连接是否正确无误。检查气源压力是否达到使用要求。

①如为中心供氧，氧压表必须始终恒定在 $3.5kg/cm^2$；开启氧源阀后，氧浓度分析仪应显示 100%。符合上述标准，方可采用。如果压力不足，或压力不稳定，或气流不畅者，不宜贸然使用，应改用压缩氧筒源。

②压缩氧筒满筒时压力应为 $150kg/cm^2$，含氧量约为 625L。如按每分钟输出氧 2L，1 小时的输出量约为 120L，相当于氧压 $29kg/cm^2$。因此，满筒氧采用氧流量为 2L/min 时，一般可连续使用 5.2h 左右。

③如为中心供 N_2O，气压表必须始终恒定在 $52kg/cm^2$，足此值时，表示供气即将中断，不能再用，应换用压缩 N_2O 筒源。

④压缩 N_2O 筒满筒时应为 $52kg/cm^2$，含 N_2O 量约为 215L，在使用中其筒压应保持不

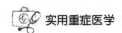

变；如果开始下降，表示筒内 N_2O 实际含量已接近耗竭，当压力降到 $25kg/cm^2$，提示筒内 N_2O 气量已只剩 1001，若继续以 3L/min 输出，仅能供气 30min，因此必须更换新筒。

2. 流量表及流量控制钮

流量表及其控制钮是麻醉机的关键部件，必须严格检查后再使用：①开启控制钮后，浮子的升降应灵活、恒定，表示流量表及控制钮的工作基本正常；②控制钮为易损部件，若出现浮子升降过度灵敏，且呈飘忽不能恒定状态，提示流量表的输出口已磨损，或针栓阀损坏，出现输出口关闭不全现象，则应更换后再使用。

3. 快速充气阀

在堵住呼吸螺纹管的三叉接口的状态下，按动快速充气阀，如果贮气囊能迅速膨胀，表明快速充气能输出高流量氧，其功能良好，否则应更换。

4. 麻醉机的密闭程度与漏气

（1）压缩气筒与流量表之间的漏气检验

先关闭流量控制钮，再开启氧气筒阀，随即关闭，观察气筒压力表指针，如果指针保持原位不动，表示无漏气；如果指针几分钟内即降到零位，提示气筒与流量表之间存在明显的漏气，应检修好后再用。同法检验 N_2O 筒与 N_2O 流量表之间的漏气情况。

（2）麻醉机本身的漏气检验

接上述步骤后，再启动流量表使浮子上升，待贮气囊胀大后，在挤压气囊时保持不瘪，同时流量表浮子呈轻度压低，提示机器本身无漏气；如挤压时贮气囊随即被压瘪，同时流量表浮子位保持无变化，说明机器本身存在明显的漏气，须检修好后再用。检验麻醉机漏气的另一种方法是：先关闭逸气活瓣，并堵住呼吸管三叉接口，按快速充气阀直至气道压力表值升到 $2.9 \sim 3.9$ kPa（$30 \sim 40$ cmH_2O）后停止充气，观察压力表指针，如保持原位不动，提示机器无漏气；反之，如果指针逐渐下移，提示机器有漏气，此时再快启流量控制钮使指针保持在上述压力值不变，这时的流量表所示的氧流量读数，即为机器每分钟的漏气量数。

5. 吸气与呼气导向活瓣

接上述步骤，间断轻压贮气囊，同时观察二个活瓣的活动，正常时应呈一闭一启相反的动作。

6. 氧浓度分析仪

在麻醉机不通入氧的情况下，分析仪应显示 21%（大气氧浓度）；通入氧后应示 30% ~ 100%（纯氧浓度）。如果不符合上述数值，提示探头失效或干电池耗竭，须更换。

7. 呼吸器的检查与参数预置

开启电源，预置潮气量在 10~15mL/kg、呼吸频率 10~14 次/分、吸呼比 1：1.5，然后开启氧源，观察折叠囊的运行情况，同时选定报警限值，证实运行无误后方可使用。

8. 麻醉机、呼吸器及监测仪的电源

检查线路、电压及接地装置。

9. 其他器械用具

包括喉镜、气管导管、吸引装置、湿化装置、通气道、神经刺激器、快速输液装置、血液加温装置等检查。

10. 监测仪

包括血压计（或自动测血压装置）、心电图示波仪、脉搏血氧饱和度仪、呼气末 CO_2 分析仪、测温仪、通气量计等的检查。其他还有创压力监测仪及其压力传感器、脑功能监测仪、麻醉气体分析监测仪等。上述各种监测仪应在平时做好全面检查和校验，于麻醉诱导前应再快速检查一次，确定其功能完好无损后再使用。

（三）手术方面

麻醉医师与手术医师之间要始终保持相互默契、意见统一，做到病人安全和工作高效率。在麻醉诱导前即刻起，必须重点明确手术部位、切口、体位；手术者对麻醉的临时特殊要求、对术中意外并发症的处理意见，以及对术后止痛的要求等。特别在手术体位的问题上，要与术者取得一致的意见。为手术操作需要，要求将病人安置在各种手术体位。在麻醉状态下改变病人的体位，因地心引力（重力）的作用可导致呼吸和循环等生理功能的相应改变，以及对脏器血流产生不同的影响；又因改变体位促使身体的负重点和支点发生变化，软组织承受压力和拉力的部位和强度亦随之而改变，由此可能导致神经、血管、韧带和肌肉等软组织损伤。对于正常人，这些变化的程度均轻微，通过机体自身调节，均能自动纠正或适应；但在麻醉状态下，病人全部或部分知觉丧失，肌肉趋松弛无力，保护性反射作用大部消失或减弱，病人基本上已失去自卫调节能力。因此，改变体位所产生的各种生理功能变化可转为突出，若不加以注意和及时调整，最终可导致缺氧、CO_2 蓄积、低血压、心动过速以及神经损伤或麻痹等并发症，轻者增加病人痛苦，延迟康复；重者可致呼吸循环衰竭，或残疾，甚至死亡。因此，手术体位是麻醉病人的重要问题，麻醉科医师对其潜在的危害性要有充分认识，具备鉴别能力，做到正确安置手术体位，防止发生各种并发症或后遗症。对手术拟采用的特殊体位，麻醉科医师应尽力配合，但要求不引起呼

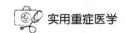

吸、循环等功能过分干扰，神经、血管、关节、眼球等过分牵拉和压迫为前提。

三、麻醉选择

麻醉的选择取决于病情特点、手术性质和要求、麻醉方法本身的优缺点、麻醉者的理论水平和技术经验，以及设备条件等几方面因素，同时还要尽可能考虑手术者对麻醉选择的意见和病人自己的意愿。各种麻醉都有各自的优缺点，但理论上的优缺点还可因具体病情的不同，以及操作熟练程度和经验的差异，而出现效果上、程度上甚至性质上的很大差别。病人对各种麻醉方法的具体反应也可因术前准备和术中处理是否恰当而有所不同。例如硬膜外麻醉用于早期休克病人，在血容量已经补足或尚未补充的两种不同情况下，其麻醉反应则迥然不同。因此，麻醉的具体选择必须结合病情和麻醉者的自身条件和实际经验，以及设备条件等因素进行全面分析，然后才能确定。

（一）病情与麻醉选择

手术病人的病情是麻醉选择最重要的依据：第一，凡体格健康、重要器官无明显疾病、外科疾病对全身尚未引起明显影响者，几乎所有的麻醉方法都能适应，可选用既能符合手术要求，又能照顾病人意愿的任何麻醉方法；第二，凡体格基本健康，但合并程度较轻的器官疾病者，只要在术前将其全身情况和器官功能适当改善，麻醉的选择也不存在大问题；第三，凡合并较重全身或器官病变的手术病人，除应在麻醉前尽可能改善其全身情况外，麻醉的选择首先要强调安全，选用对全身影响最轻、麻醉者最熟悉的麻醉方法，要防止因麻醉选择不当或处理不妥所造成的病情加重，也须防止片面满足手术要求而忽视加重病人负担的倾向；第四，病情严重达垂危程度，但又必须施行手术治疗时，除尽可能改善全身情况外，必须强调选用对全身影响最小的麻醉方法，如局麻、神经阻滞；如果选用全麻，必须施行浅麻醉；如果采用硬膜外麻醉，应强调在充分补液扩容的基础上，分次小量使用局麻药，切忌阻滞范围过广；为安全计，手术方式应尽可能简单，必要时可考虑分期手术，以缩短手术时间。

小儿合作差，在麻醉选择上有其特殊性。基础麻醉不仅解决不合作问题，还可使小儿安静地接受局部浸润、神经阻滞或椎管内麻醉；如果配合全麻，可做到诱导期平稳、全麻药用量显著减少。又因小儿呼吸道内径细小、分泌腺功能旺盛，为确保呼吸道通畅，对较大手术以选用气管内插管全麻为妥。

对老年人的麻醉选择，主要取决于全身状况、老年生理改变程度和精神状态。全身情况良好、动作反应灵敏者，耐受各种麻醉的能力并不比青壮年者差，但麻醉用药量都应有所减少，只能用其最小有效剂量。相反，年龄虽不很高，但体力衰弱、精神萎靡不振者，麻醉的耐受力显著降低，以首选局麻或神经阻滞为宜，但后者的麻醉效果往往可比青壮年者好，全麻宜做最后选择。

（二）手术要求与麻醉选择

麻醉的首要任务是在保证病人安全的前提下，满足镇痛、肌肉松弛和消除内脏牵拉反应等手术要求。有时手术操作还要求麻醉提供降低体温、降低血压、控制呼吸或肌肉极度松弛，或术中施行唤醒试验等特殊要求。因此，麻醉的选择存在一定的复杂性。总的来说，对手术简单或病情单纯的病人，麻醉的选择可无困难，选用单一的麻醉药物和麻醉方法就能取得较好的麻醉效果；但对手术复杂或病情较重的病人，单一的麻醉方法往往难以满足手术的全部要求，否则将使病情恶化。此时，有必要采用复合麻醉（也称平衡麻醉），即同时或先后利用一种以上的麻醉药和麻醉方法，取每种麻醉药（方法）的长处，相互弥补短处，每种药的用量虽小，所得的麻醉效果恰已能符合手术要求，而对病情的影响可达到最轻程度。复合麻醉在操作管理上比较复杂，要求麻醉者有较全面的理论知识和操作管理经验，否则也未必能获得预期效果，有时反而会造成不良后果。

针对手术要求，在麻醉选择时应想到以下六方面问题：

1. 根据手术部位选择麻醉

例如颅脑手术选用局麻、强化局麻或针药复合麻醉；上肢手术选用臂丛神经阻滞麻醉；胸腔内手术采用气管内紧闭麻醉；腹部手术选用椎管内麻醉或吸入全麻复合肌松药的浅全麻；下肢手术选用椎管内麻醉；心脏内手术选用低温体外循环下全凭静脉复合麻醉。

2. 根据肌肉松弛需要程度选择麻醉

腹腔手术、长骨骨折或某些大关节矫形或脱臼复位，都需要良好的肌肉松弛，可选臂丛阻滞、腰麻或硬膜外麻醉，或全麻并用肌松药。

3. 根据手术创伤或刺激性大小、出血多少选择麻醉

胸、腹腔手术，或手术区邻近神经干或大血管时，手术创伤对机体的刺激性较大，容易发生血压、脉搏或呼吸波动。此时，不论采用何种麻醉方法，均宜辅加相应部位的神经或神经丛阻滞，如肺门神经丛、腹腔神经丛、肠系膜根部阻滞，或肾周围脂肪囊封闭、神经血管周围封闭等。对复杂而创伤性很大或极易出血的手术，不宜选用容易引起血压下降的麻醉（如脊麻），全麻常较局麻为合适，但须避免深麻醉，应结合肌松药施行浅麻醉。

4. 根据手术时间长短选择麻醉

1h 以内的手术，可用简单的麻醉，如局麻，氯胺酮静脉麻醉，局部静脉麻醉或单次

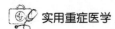

脊麻等。长于 1h 的手术，可选用长效局麻药施行脊麻、神经阻滞麻醉，或连续硬膜外麻醉或全麻。对于探查性质手术，手术范围和手术时间事先很难估计者，则应做长时间麻醉的打算。

5. 根据手术体位选择麻醉

体位可影响呼吸和循环生理功能，须用适当的麻醉方法予以弥补。例如取俯卧或侧卧位全麻时，应选用气管内紧闭麻醉、局麻或硬膜外麻醉，不宜用脊麻或硫喷妥钠麻醉。坐位手术时，应尽量选用局麻等对循环影响小的麻醉方法。如选用全麻，必须施行气管内插管，并采取相应的措施。

6. 考虑手术可能发生的意外选择麻醉

胸壁手术（如乳癌超根治术）可能误伤胸膜而导致气胸，事先应做好吸氧和气管内插管的准备；食管手术有可能撕破对侧纵隔胸膜而导致双侧气胸，须有呼吸管理的准备。甲状腺手术，为能及时发现是否误伤喉返神经，以采用神志清醒的局麻、颈丛阻滞或针刺麻醉为妥当。呼吸道部分梗阻或有外来压迫的病人，以选用清醒气管或支气管内插管为最合适。

（三）麻醉药和麻醉方法选择

各种麻醉药和麻醉方法都有各自的特点、适应证和禁忌证，选用前必须结合病情或手术加以全面考虑。原则上尽量采用简单的麻醉，确有指征时才采用较为复杂的麻醉。

1. 全身麻醉

有许多实施方法，主要应用通过肺脏摄取麻醉药的吸入麻醉法，或应用大剂量阿片类药静脉注射用药，可获得同样的麻醉效果。但在应用大剂量阿片类药的麻醉前，必须考虑到麻醉后需要较长时间使用机械呼吸。麻醉科医师选用自己最为熟悉的全身麻醉方法已为常理，但最近 Forrest 等总结来自多个中心单位采用全身麻醉的资料表明，选用全身麻醉方法可发生某些不良副作用，其发生率具有统计学显著性差异。高血压在芬太尼麻醉较为常见；室性心律失常在氟烷麻醉较为常见；心动过速在异氟醚麻醉较为常见。采用中至大剂量芬太尼的全身麻醉组病人，术后至少须施行 80h 的机械呼吸，而在其他麻醉病人一般只需要 7h。一般认为，术后长时间机械呼吸可能带来不良后果。

2. 局部麻醉

①今已确认，在某些临床情况下，局部麻醉的优点超过全身麻醉。老年病人髋关节成形术和前列腺摘除术选用椎管内神经阻滞麻醉，可降低深静脉栓塞的发生率；在低位腰麻

下，充血性心力衰竭的程度减轻或较少发作；从 ICU 病房对危重病人施行长时间硬膜外腔镇痛的结果看，器官功能的保留可较好，并发症率降低，甚至死亡率降低。但长期以来人们都认为局部麻醉的操作耗时较长，技术不够熟练者尤其如此，且可能发生严重并发症。随着经验的积累，这些不足均可得到改善。

②许多病人在术前主动提出要求让他"入睡"，如果麻醉科医师理解为病人欲选用全身麻醉，而据此做出选用全身麻醉的决定，现在看来是不一定恰当的。很久以来人们认为局部麻醉仅适合于少数场合，而全身麻醉几乎适合于任何手术，这也是明确的。今知，在区域阻滞麻醉下加用某些睡眠药（如咪达唑仑、异丙酚和芬太尼等），同样可使病人在局部麻醉下处于睡眠状态。

3. 术后镇痛

在充分估计病情的基础上拟订麻醉处理方案时，应考虑加用术后刀口镇痛措施。近年来越来越认识到术后镇痛的优越性，不论在全身麻醉前先施行标准的区域阻滞麻醉，或将区域阻滞麻醉作为全身麻醉的组成部分，或在区域阻滞麻醉基础上术后继续给予局麻药阻滞，使病人在术后一段时间仍处于基本无痛状态，充分体现其优点很多，可显著增加病人术后的安全性。在区域阻滞麻醉下施行疝修补术，术后继续给予局麻药施行术后镇痛，其效果比术后常规肌注阿片类药镇痛者为好，对病人十分有益。

（四）技术能力和经验与麻醉选择

麻醉科医师在日常工作中，原则上应首先采用安全性最大和操作比较熟悉的麻醉方法。遇危重病人或既往无经验的大手术的，最好采用最熟悉而有把握的麻醉方法，有条件时在上级医师指导下进行。为开展一项新的麻醉方法，应首先选择年轻健壮病人作为对象，不宜用于老弱、危重或小儿病人。在上述考虑的前提下，尽量采纳手术医师及病人对麻醉选择的意见。

第三节 麻醉期间降温

一、麻醉期间降温生理基础

在全麻下或并用某些药物（如吩噻嗪类）阻滞自主神经系统，或用物理降温方法将患者的体温有控制地降至预期度数，以提高组织对缺氧和阻断血流的耐受能力称低温麻醉。

根据临床指南不同要求，降温可分为五类：一般低温（32～34℃）；浅低温（29～

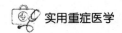

31℃）；中度低温（25~28℃）；深低温（21~24℃）；超深低温（20℃以下）。

降温方法基本有三类：体表降温法、体腔降温法和血流降温法。低温有如下特点：第一，降低耗氧量，代谢率随体温下降而下降；第二，心脏做功减少；第三，减少麻药用量；第四，抑制酶的活性和细菌的活力；第五，有抗凝作用，但不延长出血时间。

二、降温方法

（一）麻醉处理

麻醉中应用低温时要做到以下三点：

1. 避免御寒反应

降温时若不能控制全身的防御反应，则引起寒战、代谢升高，体温难以下降，故降温必须在气管插管全身麻醉下进行。

2. 肌肉完全松弛

麻醉用药同一般全身麻醉。麻醉诱导多用静脉麻醉；气管内插管，术中维持常用静吸复合麻醉，必须保持足够的麻醉深度，并用肌松药，防止御寒反应及周围血管收缩以利降温，体温下降后，静脉麻醉药的降解过程比常温时缓慢，当体温降至32℃以下时，即应酌减麻醉药用量。

3. 末梢血管扩张良好

因此降温必须在全身麻醉状态下进行，要求一定麻醉深度，麻醉管理上应保持 $PaCO_2$ 在正常范围，以减少肺血管阻力及保持适当的脑血流量。

（二）监测

1. 体温监测

在降温过程中，身体各部位温度下降是不均匀的，应同时监测几个部位的温度，常用的监测位置是代表中心温度的鼻咽、食管及直肠。鼻咽温度可反映脑的温度，食管段温度与心脏和大血管温度接近，故可称为中心温度，直肠温度可代表腹部脏器的温度。

2. 循环监测

降温早期若麻醉温度不够，机体有防御反应，血压升高，随着温度下降，心率减慢，血压也下降，在寒冷反应时，血管收缩，对血压监测有一定影响，须用动脉内置管直接测压，降温时有可能发生心律不齐，甚至心室纤颤，应给予心电图监测。

3. 其他监测

为了解降温期间机体有无缺氧，二氧化碳蓄积和血液酸碱值，血气监测很重要，其他还应监测尿量、电解质、血液黏稠度、血浆渗透压等。

（三）降温与复温的方法

1. 体表降温与复温的方法

（1）冰水浴或冰屑法

全身麻醉深度相当于Ⅲ期1~2级，即可把患者直接浸泡在事先垫在患者身体下的橡皮布卵料薄膜0~4℃（儿童2~4℃）的冰水中或冰屑中降温。

①由于出水后机体需要经过血液流通才能使体表与体内组织间温度调整一致，体内温度在离开冰水后还要下降2~6℃，所以需要提前撤去冰水。一般在冰水中浸泡时间为10~20min，如降温不够时，可再用冰袋辅助降温至所需的温度。

②在手术主要步骤完成后即可开始复温，如用电热毯、变温水褥、热水袋或红外线等方法复温，复温装置的温度应控制在40~45℃，一般体温升至32℃即可停止复温，其后注意保温，等待体温自然升高，否则容易导致反应性高热。

③降温过程中，注意保护耳郭、会阴、指趾等末梢部位，避免冻伤。续降的温度和患者胖瘦、冰水浴时间和室温有关。若患者体瘦、冰水浴降温时间短，室温高，则撤去冰水后体温续降较少；患者肥胖，冰水浴时间长，室温低，体温续降就较多。

（2）冰袋、冰帽降温法

即在全身麻醉或自主神经阻断后，将冰袋放置血运丰富、血管浅在部位如颈部、腹股沟、腋下和腘窝等处，在头部戴上装有冰屑的橡皮帽或将头置于冰水槽中，使头部降温较身体其他部位更快、更低，以便更好地保护脑组织，停止降温后，体温续降幅度小，一般仅1~2℃，该法降温一般不能使体温降至30℃以下，也很少出现御寒反应，因此，可以边降温边手术，常用于小儿降温。

2. 体腔降温法

体腔内血管极为丰富，其表面面积很大，也是良好的热交换场所，在胸腔和腹腔手术时，用0~4℃无菌生理盐水，倾注入胸腔或腹腔，通过体腔内血管进行冷热交换，当水温升高至10℃时应更换，直至达到预计温度。由于体腔温度降低时，体表皮肤不受寒冷刺激，所以很少出现御寒反应。在降温时冰水于胸腔直接接触心脏，容易产生心律失常，因此较少单独使用，仅做降温不够时的辅助措施。

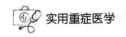

3. 血流降温与复温法

即利用人工心肺机及变温器在体外循环中进行降温和复温，一般血温和水温之差不宜超过10℃。降温速度0.5~1.0℃/min，体温降至预定温度后停止降温，并维持在该水平，待主要手术步骤完成，提高变温器水温，注意事项如下：

①加温血液不宜过快，如水温超过血温10℃，溶解在血液中的气体可能释出形成气栓。最高水温不宜超过42℃，以免红细胞破坏，一般体温升至36℃即停止复温，其后体温还下降1~2℃。

②本法特点为降温速度快，数分钟内可降至30℃，10~20分钟即可降至20℃以下，并可随时间调节体温的升降可控性能好。

③对血流丰富的重要脏器如心、脑、肝、肾的温度下降快，起保护作用，但皮下，肌肉温度下降缓慢，体内温差大，易导致代谢性酸中毒，复温时心脑温度可先回升，周围组织温度恢复较慢，又可减少代谢性酸中毒。

4. 深低温体外循环降温法

常用体表体外循环联合降温，即先用体表降温至30℃，再开胸插管，用体外循环及变温器继续降温至22℃以下，停机阻断循环时将血液引流至贮血器，同时用4~10℃心脏停跳液持续灌注冠状动脉，在停跳前静脉注射硫喷妥钠10~30mg/kg，甲泼尼龙2.0g，呋塞米40mg及甘露醇25g可以减少中枢神经系统的并发症。在主要手术步骤完成后，再插入导管将贮存的血液输回体内，并开始用体外循环及变温器复温。

第十章 临床麻醉手术

第一节 神经外科手术的麻醉

一、颅脑外伤患者的麻醉

(一) 术前准确评估

由于颅脑外伤病情严重,麻醉医师应首先确保患者的呼吸道通畅,供氧应充分,及时开放静脉通路,以稳定循环,为抢救赢得时间,然后在极短的时间内迅速与家属沟通,了解相关病情,并掌握生命体征和主要脏器的功能情况,了解患者既往有无其他疾病,受伤前饮食情况,有无饮酒过量等。脑外伤患者常因颅内压增高而发生呕吐,甚至误吸,所以这类患者均应视为饱胃患者,在插管前和插管时都应防止误吸。

(二) 麻醉前合理用药

颅脑外伤患者一般不用术前镇静药,只给阿托品或东莨菪碱等抗胆碱药即可。无论何种镇静药都可引起患者呼吸抑制,特别是患者已存在呼吸减弱、呼吸节律异常或呼吸道不畅,即使少量的镇静药也可能造成呼吸抑制,使动脉血中二氧化碳分压增加,引起颅压增高。对于躁动的患者,一定要在密切监护情况下方可给予镇静。

(三) 术中密切监测

术中常规监测有:心电图(ECG)、脉搏血氧饱和度(SpO_2)、呼气末二氧化碳分压($PETCO_2$)、体温、尿量、袖带血压。必要时还应进行动脉有创测压、动脉血气分析和电解质分析。怀疑血流动力学不稳、估计失血较多或术中可能大出血,应行深静脉穿刺置管。为操作和管理方便,穿刺点以选择股静脉为宜。

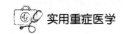

（四） 麻醉诱导

颅脑外伤患者的麻醉诱导非常关键，诱导过程中血流动力学的急剧变化将会加重脑损伤；颅脑外伤患者常常饱胃，诱导过程中发生误吸，会使病情复杂化；颅脑外伤患者常合并其他部位脏器的损伤，如颈椎损伤、胸部损伤、肝脾破裂等；此外，颅脑外伤的老年患者可合并严重的心肺疾患。因此，如不加考虑，贸然进行常规诱导，势必酿成大祸，引发纠纷。

对于全身状况较好、无其他合并症的单纯脑外伤患者，麻醉诱导用药可以选丙泊酚、咪达唑仑、芬太尼、舒芬太尼和非去极化肌松药。丙泊酚作为目前静脉麻醉药的主要药物，也适用于脑外伤患者，可降低颅压和脑代谢率，并能清除氧自由基，对大脑有一定的保护作用。应用咪达唑仑，可减少诱导期丙泊酚的用量，对减少患者医疗费用有积极作用，同时也降低因单纯应用丙泊酚所引起的低血压发生率。若患者血容量明显不足，可单独应用咪达唑仑为宜，避免应用丙泊酚引起严重低血压而加重脑损伤。咪达唑仑和丙泊酚的用量一定要个体化，一般情况下可用咪达唑仑 4~8mg，丙泊酚 30~50mg。肌松药以非去极化肌松药为宜，如必须选用去极化肌松药，应注意有反流与误吸、增高颅压和导致高血钾的可能。非去极化肌松药主要以中、长效为主，如罗库溴铵（0.6~1mg/kg）、维库溴铵（0.1mg/kg）、哌库溴铵（0.1mg/kg）。麻醉用药的顺序对诱导的平稳也有影响，先给予芬太尼（1.5mg/kg），后给咪达唑仑，再给肌松药，30s 后给丙泊酚。这种给药方法既可避免丙泊酚注射痛刺激，又能使各种麻醉诱导用药的作用高峰时间叠加一致，可减少气管内插管应激反应。气管内插管前采用 2% 的利多卡因行气管表面麻醉，可使插管反应降到理想程度，最大限度地维持麻醉诱导平稳。

（五） 麻醉维持

颅脑外伤的患者一般都存在不同程度的颅内压增高，因此，麻醉维持一般不单独采用吸入全身麻醉，目前较多采用静脉复合全身麻醉或静脉吸入复合麻醉。静脉复合全身麻醉的维持采用静脉间断注射麻醉性镇痛药和肌松药，持续泵入静脉全麻药。麻醉性镇痛药以芬太尼为主，也可用舒芬太尼和阿芬太尼。麻醉性镇痛药的用量一般应根据患者的实际情况决定，切忌量大，静脉全麻药也是如此。肌松药应选择对颅内压影响小的阿曲库铵、维库溴铵和哌库溴铵等。静脉全身麻醉药目前最为常用的是咪达唑仑和丙泊酚，丙泊酚优势更为明显，因手术医师希望术后能尽早评估患者的神经系统功能，丙泊酚起效和苏醒都快，而且还有脑保护作用，故选用丙泊酚更为有益。

静脉吸入复合麻醉维持是在静脉复合麻醉的基础上增加了气管内挥发性麻醉药的吸

入。静脉复合麻醉的维持同上不再赘述。应该注意的是吸入麻醉药的选择，因为吸入麻醉药有脑血管扩张作用，异氟烷扩张作用最弱，所以适合应用。

（六）术中管理

颅脑外伤患者容量管理非常重要。临床上常用脉搏、血压、尿量等指标进行监测。需要注意的是：脑外伤患者常用脱水剂，用尿量判断液体平衡情况不准确，最好监测中心静脉压，尤其是合并内脏出血休克者。在液体种类上，晶体液以乳酸钠林格液、平衡盐液和生理盐水为好，应避免应用含糖液。有大出血者，紧急时可选用胶体液，如代血浆、琥珀酰明胶（血定安）、万汶等。颅脑外伤患者血-脑屏障可能存在不同程度的损害，万汶有预防毛细血管渗漏的作用，因此，从理论上讲，输注万汶可能优于其他血浆代用品。术中应注意失血量估计的准确性，适量输血，防止血液过度稀释，术中血细胞比容最好维持在0.3左右。

术中保持过度通气，维持呼气末二氧化碳分压 $30 \sim 35 mmHg$（$4 \sim 4.7 kPa$），有利于颅压的控制。术中除了密切监测患者生命体征外，还应观察手术步骤，对手术的进程有所了解。因为脑外伤患者由于颅压升高，致交感神经兴奋性增高、血中儿茶酚胺上升，易掩盖血容量不足，一旦开颅剪开脑膜，容易发生低血压，严重者可致心搏骤停。此外，麻醉医师在观察手术操作期间，应结合所监测的生命体征指标变化，及时与手术医师沟通，并根据术中生命体征变化，做出准确的判断和正确的解释及处理。

（七）麻醉恢复期的管理

麻醉恢复期的管理非常重要，不能掉以轻心。麻醉医师应根据病情做出相应的处理。早期拔除气管内插管，有利于手术医师及时进行神经系统检查，对手术效果做出及时评估，但必须掌握拔管时机，若患者出现不耐管倾向，且呼之睁眼，可给予少量丙泊酚，吸净气管内和口腔内分泌物后，拔除气管内插管。应尽可能避免麻醉过浅和拔管时剧烈呛咳，以免由此而引起颅内压增高和颅内创面出血。

对术前情况较差、多脏器损伤或有其他严重合并症者，尤其是昏迷患者，宜保留气管导管或做气管切开，以利于术后呼吸道管理，有条件者护送专科 ICU 或综合 ICU。

二、颅内血管病变患者的麻醉

（一）术前准备及麻醉前用药

麻醉医师应尽快了解病史，特别是抗高血压药的服用情况。此类患者为急诊患者，病

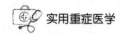

情虽有轻重之分，但对意识障碍不严重的患者不能掉以轻心，这类患者很容易激动和烦躁，致使病情加重，影响治疗效果。所以，无论患者意识如何，只要有躁动倾向，一定要给予适度的镇静，并密切监护。麻醉前用药根据病情可在手术室内麻醉前 5min 静脉推注抗胆碱药。若在做相应检查时已用镇静药，此时不必再用。

（二）术中监测

术中监测见颅脑外伤患者麻醉处理要点中的术中监测，此处不再赘述。

（三）麻醉方法

颅内血管病变手术目前几乎都在显微镜下进行，要求手术野稳定清晰，所以应选择气管内插管全身麻醉，因挥发性麻醉药对脑血管影响大，故多选择静脉全身麻醉。麻醉诱导用药包括丙泊酚、咪达唑仑、依托咪酯、羟丁酸钠、芬太尼、舒芬太尼、瑞芬太尼、维库溴铵、哌库溴铵等。不管选择哪几种药，都要力求诱导平稳，维持脑灌注压稳定。

（四）麻醉维持

麻醉维持药物的选择应以能更好地满足下列要求为前提：理想的脑灌注压、防止脑缺氧和脑水肿、使脑组织很好地松弛。为减轻脑压板对脑组织的压迫，在分离和夹闭动脉瘤时应控制血压，以降低跨壁压。由于没有任何一种药物可达上述要求，所以要联合用药，作用互补，以取得最佳效果。在应用静脉麻醉的同时辅以小流量的异氟烷，可更好地进行控制性降压。维持用药可以静脉持续泵入丙泊酚，也可持续泵入咪达唑仑，镇痛药和肌松药可间断注射。镇痛药可用吗啡、芬太尼、舒芬太尼等，肌松药可选用长效哌库溴铵或中效维库溴铵。

（五）术中管理

颅内血管病变的患者术中管理非常重要，术中合理地调控血压、心率，维持血流动力学稳定，可减轻脑损害，有利于患者神经功能的恢复。合理利用心血管活性药物，尤其对心血管合并症的患者更要因人而异，用药一定要个体化。一般常用的心血管活性药物有艾司洛尔、硝酸异山梨酯、氨力农、硝酸甘油、硝普钠等。容量管理也很重要，术中应根据液体需要量、失血量、尿量，以及 CVP 和肺毛细血管楔（PCWP）及时补液和输血，特别是在动脉瘤夹闭后应快速扩容，进行血液稀释，维持血细胞比容在正常低限范围内（0.30~0.35）。羟乙基淀粉用量超过 500mL 时为相对禁忌，因为有可能干扰止血功能，引起颅内出血。

（六）麻醉恢复期管理

麻醉恢复期应根据术前患者的一般情况和手术的情况决定是否拔除气管导管。若术前患者一般情况良好，且手术顺利，可在患者自主呼吸恢复满意后拔管，完全清醒后送回病房观察。若术前一般情况较差，意识有障碍，手术难度较大，时间长，应带管将患者送监护室，借助呼吸机支持，待麻醉自然消除后拔管。

三、颅内肿瘤患者的麻醉

（一）术前准备

颅内肿瘤手术一般都是择期手术，有足够的时间进行术前准备。麻醉医师所要做的是麻醉前认真访视患者，了解病史，包括既往史、手术史等，特别是与麻醉有关的心、肺合并症，肝、肾功能情况。

（二）麻醉前用药

成人一般在麻醉前 30min 肌内注射苯巴比妥 0.1g、东莨菪碱 0.3mg。

（三）术中监测

术中监测见颅脑外伤患者麻醉处理要点中的术中监测，此处不再赘述。

（四）麻醉方法

颅内肿瘤患者麻醉方法有局部麻醉、局部麻醉加神经安定镇痛术、全身麻醉。随着时代的进步，人们对麻醉的要求也越来越高，一方面患者要求术中舒适而无恐惧，另一方面随着显微手术的不断开展，手术医师要求良好的手术野，因此，目前所有的颅内肿瘤患者均在全身麻醉下进行手术。麻醉诱导目前可选用的药物很多，如咪达唑仑、丙泊酚、依托咪酯、羟丁酸钠等；肌松药可选择阿曲库铵、维库溴铵、哌库溴铵等；麻醉性镇痛药可选芬太尼、舒芬太尼、吗啡等。

（五）麻醉维持

见颅脑外伤患者麻醉处理要点中的麻醉维持。

（六）术中管理

颅内肿瘤患者术前常用脱水剂，因而术前常常血容量不足，术中还要丢失一部分血液，特别是手术较大时，有效循环血容量不足将更为明显，术中液体管理非常重要，最好监测中心静脉压，以指导输液。液体种类根据患者具体情况选用晶体液和胶体液，晶体液以乳酸钠林格液为主，不用含糖液，胶体液有聚明胶肽（血代）、血定安、万汶等。对体质较好的患者，可采用大量输血补液，尿觉保持 30mL/h 即可，以免肿瘤切除后，正常脑组织解除压迫，出现脑组织严重水肿，加重脑损害。呼吸管理见颅脑外伤患者麻醉处理中的术中管理。

（七）麻醉恢复期

麻醉恢复期的管理要求与颅脑外伤患者相同。

第二节　产科手术的麻醉

一、产科常见手术的麻醉

（一）术前准备及注意事项

大多数产科手术属急症性质，麻醉医师首先应详细了解产程经过，对母胎情况做出全面估计，了解既往病史、药物过敏史及术前饮食情况。产妇一旦呕吐而发生误吸，将给母胎造成致命后果，故必须重视预防。呕吐误吸最好发的阶段在全麻诱导期、镇痛药或镇静药过量时或椎管内麻醉阻滞范围过广时。麻醉前严格禁食至少 6h 有一定预防功效。为此，产妇入院后，对估计有手术可能者尽早开始禁食禁饮，并以葡萄糖液静脉滴注维持能量，临产前给下胃酸中和药。对饱胃者，应设法排空胃内容物。如有困难，应避免采用全麻；必须施行者，应首先施行清醒气管内插管，充气导管套囊以防止呕吐误吸。对妊娠高血压综合征、先兆子痫、子痫、引产期产妇或有大出血可能的产妇，麻醉前应总结术前用药情况，包括药物种类、剂量和给药时间，以避免重复用药的错误，并做好新生儿急救及异常出血处理的准备。

麻醉方法的选择应依据母胎情况、设备条件以及麻醉者技术掌握情况而定。为保证安全，麻醉前麻醉医师必须亲自检查麻醉机、氧气、吸引器、急救设备和药物，以便随手取用。麻醉前要常规静脉补液，做好输血准备。麻醉时必须充分供氧，并尽力维持循环稳定，注意并纠正仰卧位低血压综合征。应用升压药时要注意升压药与麦角碱之间的相互协同的升压作用。

（二）剖宫产术的麻醉选择

1. 局部浸润麻醉

局部浸润麻醉在我国常用，特别适用于饱胃产妇，但不能完全无痛，宫缩仍存在，肌肉不够松弛，使手术操作不便。局麻药用量过大有引起母胎中毒可能，特别对于子痫或高血压产妇，中毒发生率较高。

2. 脊麻与硬膜外联合阻滞

近年来该法已较普遍应用于剖宫产手术的麻醉。该法发挥了脊麻用药量小，潜伏期短、效果确切的优点，又可发挥连续硬膜外的灵活性，具有可用于术后镇痛的优点。由于腰麻穿刺针细（25G），前端为笔尖式，对硬脊膜损伤少，故脊麻后头痛的发生率大大减少。产妇脊麻用药量为非孕妇的 $1/2 \sim 2/3$ 即可达到满意的神经阻滞平面（$T_8 \sim S$）。有关脊麻后一过性血压下降，可采用脊麻超前扩容的方法，先输入平衡液或代血浆 500mL，必要时给予麻黄碱。

3. 硬膜外阻滞

硬膜外阻滞为近年来国内外施行剖宫产术的首选麻醉方法，止痛效果可靠，麻醉平面和血压的控制较容易，控制麻醉平面不超过 T_8，宫缩痛可获解除，宫缩无明显抑制，腹壁肌肉松弛，对胎儿呼吸循环无抑制。

硬膜外阻滞用于剖宫产术，穿刺点多选用 $L_2 \sim L_3$ 或 $L_1 \sim L_2$ 间隙，向头或向尾侧置管 3cm。麻醉药可选用 $1.5\% \sim 2\%$ 的利多卡因或卡波卡因、0.5% 的布比卡因，均加用 1：20 万 ~ 1：40 万肾上腺素。用药剂量可比非孕妇减少 1/3。

为预防仰卧位低血压综合征，产妇最好采用左侧倾斜 30° 体位，或垫高产妇右髋部，使之左侧倾斜 20° ~ 30°，这样可减轻巨大子宫对腹后壁大血管的压迫，并常规开放上肢静脉，给予预防性输液。通过放射学检查发现，在平卧位时约有 90% 临产妇的下腔静脉被子宫所压迫，甚至完全阻塞，下肢静脉血将通过椎管内和椎旁静脉丛及奇静脉等回流至上腔静脉。因此，可引起椎管内静脉丛怒张，硬膜外间隙变窄和蛛网膜下腔压力增加。平卧位时腹主动脉也可受压，从而影响肾和子宫胎盘血流灌注，妨碍胎盘的气体交换，甚至减损胎盘功能。有报道称，约 50% 产妇于临产期取平卧位时出现仰卧位低血压综合征，表现为低血压、心动过速、虚脱和晕厥。据北京友谊医院 1983—1984 年统计，仰卧位低血压综合征发生率为 3.6%，硬膜外间隙穿刺出血的发生率为 6.4%。

4. 全身麻醉

全麻可消除产妇的紧张恐惧心理，麻醉诱导迅速，低血压发生率低，能保持良好的通

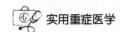

气，适用于精神高度紧张的产妇或合并精神病、腰椎疾病或感染的产妇。其最大缺点为容易呕吐或反流而致误吸，甚至死亡。此外，全麻的操作管理较为复杂，要求麻醉者有较全面的技术水平和设备条件，麻醉用药不当或维持过深有造成新生儿呼吸循环抑制的危险，难以保证母儿安全，苏醒则更须有专人护理，麻醉后并发症也较硬膜外阻滞多。因此，全麻一般只在硬膜外阻滞或局部浸润麻醉有禁忌时方采用。

全身麻醉的适应证包括以下几种：

①胎儿情况紧急。

②母体呼吸衰竭、失血、心脏疾病。

③母体有椎管内麻醉禁忌，出血倾向、凝血机能障碍、使用了抗凝药物、椎管畸形、穿刺点附近感染等。

④椎管内麻醉失败。

⑤母体拒绝椎管内麻醉。

目前较通用的全麻方法为：丙泊酚（1.5～2.5mg/kg）、琥珀胆碱（1mg/kg）或罗库溴铵（0.6mg/kg）静脉注射，施行快速诱导插管，即以丙泊酚与芬太尼或瑞芬太尼麻醉维持；或以50%的氧化亚氮混合50%的氧气加0.5%～0.8%的MAC异氟烷、七氟烷等维持浅麻醉。手术结束前5～10min停用麻药，用高流量氧冲洗肺泡以加速苏醒。

为预防全麻后的呕吐反流和误吸，除认真采用禁食措施外，麻醉前宜常规肌内注射阿托品0.5mg，静脉注射格隆溴铵（肖长宁）0.2mg，以增强食管括约肌张力。快速诱导插管时，先给泮库溴铵1mg以消除琥珀胆碱引起的肌颤；诱导期避免过度正压通气，并施行环状软骨压迫以闭锁食管。术后待产妇完全清醒后再拔除气管插管。

近年来以Apgar评分法为主，结合母儿血气分析、酸碱平衡和新生儿神经行为测验等作为依据评价各种麻醉方法对新生儿的影响，多数认为脊麻、硬膜外阻滞与全麻之间无统计学差异。

二、分娩镇痛

目前，通用的分娩镇痛与麻醉方法，主要有四类：第一类，精神预防性无痛法；第二类，针刺镇痛法；第三类，药物镇痛法；第四类，麻醉镇痛法。本节仅介绍常用的麻醉镇痛法。

（一）局部麻醉

只要掌握合理的局麻药用量，避免误注入血管，不影响宫缩和产程，不抑制胎儿，对母子都可称安全，更适于合并心、肺、肾功能不全的产妇。

1. 外阴及会阴部局部浸润麻醉

适用于会阴痛和会阴切开缝合术。

2. 阴部神经阻滞

适用于外阴和会阴部疼痛、产钳和臀位牵引及会阴切开缝合术。

3. 宫颈旁阻滞

适用于第一产程，止痛效果为 82%，疼痛减轻率为 97%。以选用毒性低、容易在血和胎盘分解的普鲁卡因和氯普鲁卡因为佳。注药前应先回抽，证实无血。一侧阻滞后，观察胎心 10min，无不良反应后再阻滞另一侧。约有 20% 的产妇可出现一过性宫缩变弱，1%~4% 的胎儿有一过性胎心变慢，因此，禁用于胎儿宫内窒息、妊娠高压综合征、糖尿病以及过期妊娠等产妇。

（二）椎管内麻醉

产程各阶段疼痛的神经来源不同，第一产程以宫缩痛为主，要重点阻滞腰段脊神经；第二产程以会阴痛为主，应主要阻滞骶神经。目前常用的方法有以下几种：

1. 骶管阻滞

骶管阻滞主要用于第二产程以消除会阴痛。用药容积如超过 15mL，约有 81% 产妇的阻滞平面可达 T_{11}，由此可获宫缩无痛的效果。据 Hingson1 万例患者的总结，疼痛完全消失者占 81%，部分消失者占 12%，失败者占 7%。缺点为用药量大，穿刺置管易损伤血管或误入蛛网膜下腔，发生局麻药中毒者较多，可能影响宫缩频率和强度，阻滞平面达 T_7~T_8 时，尤易使宫缩变弱。此外，因盆底肌肉麻痹而无排便感，不能及时使用腹压，延长第二产程。

2. 连续硬膜外阻滞

较常用于分娩止痛，有一点穿刺和两点穿刺置管两种。一点穿刺置管法：穿刺 L_3~L_4 或 L_4~L_5 间隙，向头置管 3cm。两点穿刺置管法一般选用 L_1~L_2 穿刺，向头置管 3cm，和穿刺 L_4~L_5，向尾置管 3cm，上管阻滞 T_{10}~L_2 脊神经，下管阻滞 S_2~S_4 脊神经，常用 1% 的利多卡因或 0.25% 的布比卡因，在胎儿监测仪和宫内压测定仪的监护下，产妇进入第一产程先经上管注药，一次 4mL，以解除宫缩痛。于第一产程后半期下管注药，一次 3~4mL（含 1:20 万肾上腺素），根据产痛情况与阻滞平面可重复用药。只要用药得当，麻醉平面不超过 T_{10}，对宫缩可无影响。本法经母儿血气分析，Apgar 评分与神经行为检查研究，证实与自然分娩相比较无统计学差异。本法对初产妇和子宫强直收缩、疼痛剧烈的产妇尤为适用。用于先兆子痫产妇还兼有降血压和防抽搐功效，但局麻药中禁加肾上腺素。本法禁用于原发和继发宫缩无力、产程进展缓慢，以及存在仰卧位低血压综合征的产妇。本法用于第二产程时，因腹直肌和提肛肌松弛，产妇往往屏气无力，由此可引起第二产程延长，或须产钳助产。因此，在镇痛过程中应严格控制麻醉平面不超过 T_{10}，密切观察产程进展、宫缩强度、产妇血压和胎心等，以便掌握给药时间、用药剂量和必要的相应处理。具体施行中还应注意以下要点：①注药时间应在宫缩间隙期和产妇屏气停歇期；②用药剂量应比其他患者减少 1/2~2/3；③置入硬膜外导管易损伤血管，由此可加快局麻药吸收而发生中毒反应或影响麻醉效果，故操作应轻巧；④应严格无菌操作，防止污染；⑤禁用于合并颅内占位病变或颅内压增高等产妇。穿刺部位感染、宫缩异常、头盆不称及骨盆异常、前置胎盘或有分娩大出血可能者也应禁用。

3. 脊麻

由于腰穿后头痛和阻滞平面不如硬膜外阻滞易控，除极少数医院外，甚少在产科镇痛中施用脊麻。近年来有人提倡用细导管行连续脊麻，认为可克服上述缺点，但细管连续脊麻失败率较高，又有个别报道有永久性神经损害的危险。

4. 可行走的分娩镇痛

随着分娩镇痛研究的进展，目前倡导的分娩镇痛为在镇痛的同时、在第一产程鼓励产妇下床活动，可以缩短第一产程并降低剖宫产率。

具体方法为：①单纯硬膜外阻滞：使用 0.0625%~0.1% 的布比卡因或罗哌卡因，局麻药中加入芬太尼，2μg/mL，持续硬膜外泵入，8~12mL/h。②脊麻硬膜外联合阻滞法：当宫口开至 2cm 时，采用脊麻连硬外配套装置，于 L_2~L_3 脊间隙行硬膜外穿刺，用 25G 腰穿针经硬膜外针内置入穿破硬脊膜，见脑脊液后注入 2.5mg 罗哌卡因，25μg 芬太尼或苏芬太尼 10μg，撤腰穿针置入连硬外导管，约 1h 左右，经硬膜外导管持续泵入 0.0625% 的布比卡因或罗哌卡因，加 2μg/mL 芬太尼液，8~12mL/h，直至第二产程结束。产程中可加入 PCA 装置以克服镇痛中的个体差异。该法对产妇运动神经无阻滞，在第一产程可下床活动。

（三）吸入麻醉法

在宫缩阵发期吸入低浓度挥发性或气体麻醉药，可减轻宫缩痛，但必须防止产妇意识消失，更须避免深麻醉以防止胎儿呼吸抑制和宫缩减弱。适用于临床的方法有以下两种：

1. 氧化亚氮（N_2O）吸入法

N_2O 吸入法为目前常用的方法之一，适用于第一产程和第二产程，一般由产妇自持麻醉面罩置于口鼻部，在宫缩前 20~25s、吸入 50% 的 N_2O 和 50% 的 O_2，于深呼吸 3 次后即改为 30% 的 N_2O 与 70% 的 O_2 吸入，待产痛消失即移开面罩。由于 N_2O 的镇痛效果有 30~45s 的潜伏期，故必须抢先在宫缩开始前吸入方有效。吸入氧化亚氮的持续时间过长，可致产妇意识消失，并出现躁动兴奋，因此，在使用前应指导产妇正确使用的方法和要求。N_2O 不影响宫缩与产程，不影响血压，只要严格控制吸入浓度和时间，避免母儿缺氧则仍安全，但镇痛效果不如硬膜外阻滞法。

2. 恩氟烷、异氟烷吸入法

恩氟烷、异氟烷吸入法须有现代麻醉机、专用挥发器及吸入麻醉药浓度测定仪等设备，于第一产程后期开始间断吸入。阵痛初期，吸入浓度触烷为 0.5%~2%、恩氟烷为 0.25%~1% 或异氟烷为 0.2%~0.7%；镇痛间歇期，改吸氧气。吸入过程中随时观察血压、脉搏、呼吸及宫缩情况。如出现血压下降，立即改吸氧气，血压恢复后再间断吸入麻醉药。本法的缺点为镇痛的同时往往宫缩亦抑制，并易致产妇神志消失，故须由麻醉医师亲自掌握。

第三节　儿科手术的麻醉

一、小儿常用麻醉药

在新生儿生长发育直至生理成熟的变化过程中，其药动学和药效学均存有差异，这种差异与大部分麻醉药和辅助药的用量相关。本节叙述小儿麻醉中常用的相关药物及特点。

（一）静脉全麻药

1. 丙泊酚

丙泊酚是一种新型的静脉全麻药，目前在小儿麻醉中已被广泛接受。由于其麻醉诱导起效快、苏醒迅速且清醒时不易产生谵妄，苏醒质量高和术后呕吐发生率低等特点，很适合小儿手术麻醉的选择。

（1）药动学和体内代谢

丙泊酚的脂溶性很高，在肝内代谢迅速，代谢产物主要自尿中排泄。因为在新生儿体内与血浆蛋白的结合程度尚不明确，加之新生儿肝脏代谢能力较差，可以推断新生儿对此药的排出较为缓慢，目前尚无药动学数据适用于新生儿与婴儿，故通常不建议在此年龄段应用。

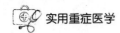

（2）不良反应

小儿麻醉丙泊酚诱导剂量能使心率降低 10%~20%，平均动脉压（MAP）下降 10%~25%，在注射后 5min 降至最低点。

①5 岁以内小儿，血压下降比 5~10 岁者更为显著。与成人不同的是：现认为小儿血流动力学改变程度与诱导剂量无关，但与单位时间用药量相关。因此，临床剂量的丙泊酚无明显抑制心肌作用，如有心率减慢，给予阿托品即能恢复。

②丙泊酚诱导后呼吸幅度明显降低，小儿诱导剂量可引起持续 20s 以上的呼吸暂停，其发生率为 20%，且与年龄和剂量相关。使用低剂量（1.5~2mg/kg）可保持自主呼吸和正常极限内的呼气末 CO_2 分压（$PETCO_2$）。诱导期在面罩供氧自主呼吸情况下，脉搏血氧饱和度（SpO_2）可降至 94%~96%。所以，使用丙泊酚麻醉的小儿，一定要对其呼吸功能密切监测。

③多数研究报道，有 30%~40% 的小儿发生注射部位疼痛，手背静脉注射痛的发生率在小儿高达 81%。为减少疼痛，目前处理的方法有：a. 选择肘前大静脉；b. 药液中加入利多卡因或预先注射；c. 药物从低温（4℃）下取出直接注入血管；d. 静脉先给小量芬太尼，局部疼痛可降低至 33%。

（3）剂量与给药方法

年龄与丙泊酚的量-效关系密切，丙泊酚的成人剂量对儿童常显不足。小于 2 岁、2~5 岁和 6~12 岁的小儿，睫毛反射消失所需的丙泊酚半数有效剂量（ED30）分别为 1.79mg/kg、1.58mg/kg 和 1.46mg/kg。ED 分别为 2.63mg/kg、2.32mg/kg 和 2.14mg/kg。可见小儿年龄越小，按体重计算所需的丙泊酚剂量相对越大。丙泊酚的诱导剂量有个体差异，用药后的剂量-反应曲线较为平坦，这就很难估计其平均剂量。一般 3 岁以上诱导剂量为 3mg/kg，维持剂量为 9~12mg/（kg·h）。

2. 氯胺酮

氯胺酮镇痛作用好，但具有其他全麻药镇痛不完全的分离麻醉作用。临床应用可产生有效的体表镇痛，可以进行皮肤、肌肉和骨骼手术，尽管内脏手术镇痛作用较弱，仍是小儿常用的静脉麻醉药。

（1）药动学及体内代谢

氯胺酮在肝中代谢，按体重给予相同剂量氯胺酮，小儿血浆中的去甲氯胺酮浓度高于成人。小于 3 个月的婴儿，清除率减小而半衰期明显延长；相反，3~12 个月婴儿的清除率较高，而排除半衰期较短（小于 3 个月为 185min，而 3~12 个月为 65min）。小婴儿的清除率降低，可能与代谢和肾脏清除能力降低有关。4 岁以上小儿的血浆清除率与成人相近，其较小的分布容积使小儿的排除半衰期缩短。小儿肌内注射后，作用消失较快，可能与儿童代谢率高有关。

（2）不良反应

对一般情况良好的 3 岁以上小儿，氯胺酮不致影响其血压及呼吸。新生儿、婴儿常有上呼吸道梗阻，以致出现发绀。对 6~10 岁儿童给予标准剂量氯胺酮后，通气对 CO_2 的反应减弱，但呼吸频率、潮气量、$PETCO_2$ 分压和每分通气量亦无明显改变。氯胺酮能使咽喉部分泌物增加，过多的唾液分泌易引起作呕、阻塞和误吸，术前给予阿托品（0.02mg/kg）可减少腺体泌物。氯胺酮还有一个很大的优势在于它对肝、肾或者其他器官没有毒性作用。

（3）剂量与给药方式

3 个月以上婴儿静脉给药时一般为 1~2mg/kg，肌内注射 4~6mg/（kg·h）。用于不肯合作的小儿须注意突发性喉痉挛。通常临床上常与苯二氮䓬类药复合应用（如咪达唑仑、地西泮），以减少苏醒期精神症状。此外，若大剂量应用氯胺酮则可能引起呼吸暂停或呼吸道梗阻，尤其与其他镇静药合用时更易发生。

3. 咪达唑仑

咪达唑仑是苯二氮卓（BDZ）类中的一种新型 BDZ 受体激动药，其作用时间短、安全，术后残余作用可被拮抗等优点已经受到了广泛重视，在小儿临床麻醉中也逐渐地占有一定位置。

（1）药动学及体内代谢

该药消除半衰期短于成人，主要为血浆清除率明显增高，虽无镇痛作用，但常作为小儿麻醉辅助用药。

（2）不良反应

咪达唑仑虽没有严重的不良反应，但要复合应用其他中枢性呼吸抑制药（如阿片类药物），尤其用于小儿注射剂量过大、速度过快时，则很易引起呼吸抑制。

（3）剂量与给药方式

咪达唑仑临床常用诱导剂量为 0.2~0.3mg/kg。婴幼儿的推荐剂量为 0.05~0.15mg/kg（不包括新生儿），但在复合使用强效镇痛药（如芬太尼等）时应减量。

（二）肌肉松弛药

1. 神经肌肉传导

①整个婴幼儿时期，细胞外液量逐渐减少，肌肉量与身体重量比增加，骨骼肌收缩性能不断增强，神经肌肉接头及乙酰胆碱受体在生理生化方面也逐渐成熟，因而神经-肌肉

接头对阻滞药的敏感性明显增强。同时，婴儿由于受细胞外液容量的影响，对多数肌松药在分布容积和时间方面都有影响。

②许多因素参与神经肌肉传导的进行。小儿初生时突触传导相对较慢，由于神经-肌肉接头处的乙酰胆碱储量较低，通过突触前膜的释放量亦较少。因此，当反复刺激时运动反应迅速耗减，所以婴儿神经传导的可靠性比成人差。生后数天内，还有开始很快继而减慢的乙酰胆碱受体增加。肌纤维的组成比例因肌群本身的活动而有改变。出生后的几周内，大多数肌群，尤其是手部肌肉，快肌收缩纤维的百分比增加。而在出生后数月内，慢肌纤维则在膈肌和肋间肌中方逐渐增多。

基于这些原因，未用肌松药的足月新生儿，其4个成串刺激反应为90%~95%，而不足32周的早产儿仅为83%。同理，用50Hz或更高频率刺激不可能维持肌肉收缩，只有在出生第12周以后，才有与成人相同的反应。挛缩后的易化现象，随年龄而增加。

2. 肌松药效的临床监测

肌松药效的临床监测，可观察单次肌肉收缩（单次颤搐）或用4个成串刺激方法。单次颤搐法需要在给肌松药之前取得一个对照值，故极少用于小儿。4个成串刺激法更适用于临床，以使神经肌肉阻断程度量化。此法用4次频率为2Hz的超限刺激，以第4次刺激反应高度与第1次反应高度的比值来量化阻断程度，因而不需要给药前的对照值。如不能取得各次收缩的准确量化数值，一般习惯用4个成串刺激开始后肌肉反应的次数来计算。如出现3个反应，相当于0.1Hz单次刺激为其对照值的21%，两个反应相当于14%，1个反应为7%。如此亦足够在临床实用中估计神经肌肉的阻断情况。

3. 琥珀胆碱

琥珀胆碱为去极化肌松药。显效迅速、时效较短，至今仍为临床小儿麻醉中常用药物。但由于其不良反应（对产生恶性高热有无可争辩的启动作用）以及短时效非去极化肌松药的广泛应用，都令其临床使用明显减少。

（1）药动学和剂量

按体重计算，同样的肌肉松弛程度，婴儿对琥珀胆碱的需要量远比幼儿及成人为高，这种现象似乎首先与琥珀胆碱在婴儿体内的分布容积较大有关。此分布容积随细胞外间隙的容积平行发生变化。一项明确的药动学研究，曾对新生儿（1~25d）、婴儿（1~11个月）和儿童（1.4~7.3岁）进行观察。这份研究证实，对婴儿和儿童，需要给予比成人更多的剂量。所以，如果采用琥珀胆碱产生完全肌松，新生儿及婴儿须给予3mg/kg，幼儿须给予2mg/kg。

①琥珀胆碱是唯一可用于肌内注射的肌松药。肌内注射4mg/kg可在30s内缓解喉痉

痉。此

挛，3~4min 才能达到气管内插管条件，肌松作用约持续 20min。6 个月以内婴儿，肌内注射首次量需要 5mg/kg，故肌内注射主要用于急救。

②与成人一样，婴儿及儿童在连续应用琥珀胆碱时也会导致初始的快速减敏现象（用量增加），继而小于 50% 的患儿会有一段需要量反而减少的时期。因此，持续给药这一方法最好不用于小儿，而用大多数不产生不良反应的非去极化肌松药更为合理。如有必要，婴儿和儿童残余的 Ⅱ 相阻滞可用常规剂量的新斯的明予以拮抗。

（2）不良反应

①心律失常：需要关注的是偶尔出现房室结性或窦性心动过缓。故在术前用药中应给予阿托品，或在给琥珀胆碱前静脉注射作为预防，但不能完全消除心律失常的发生。

②咬肌痉挛、恶性高热：应用琥珀胆碱偶尔可见咬肌紧张度增加，使得张口困难、下颌僵硬，甚至影响喉镜的置入与插管。有学者认为，咬肌痉挛与琥珀胆碱所致一过性肌张力增加有关，但许多人视之为恶性高热的一种轻微表现。虽然这种观点只是一种推测，但毕竟琥珀胆碱确实是恶性高热无可争议的启动因素。

③高钾血症：健康儿童使用琥珀胆碱后会出现轻微的血钾升高，但在烧伤、破伤风、截瘫、脑炎、挤压伤或神经肌肉性疾病患儿，静脉注射琥珀胆碱可发生威胁生命的与高血钾相关的心律失常，尤其是烧伤儿童。

④眼压增高：儿童应用琥珀胆碱后均出现眼内压增高，平均升高 10mmHg（1.33kPa），高峰维持 2~3min，因而禁用于眼球开放性损伤的患者。

⑤禁忌：神经疾病、肌肉营养不良、肌肉强直、烧伤及恶性高热者。

（3）剂量与给药方式

琥珀胆碱虽有许多缺点及不良反应，但在目前所有肌松药中是起效最快且作用最短暂，故用于快速诱导及喉痉挛的治疗非常合适。通常儿童静脉注射 1.5~2.0mg/kg，约 40s 时可获得 95% 的神经肌肉阻滞。而应用 1.0mg/kg 的剂量将会在约 50s 时达同等程度的阻滞。小于 1 岁的婴儿，因其巨大的细胞外液量，应静脉注射 3mg/kg 的剂量更为合适。上述剂量可提供完善的插管条件。

4. 非去极化肌松药

非去极化肌松药一般按照起效时间及作用时间来分类，目前最常用为中等时效（维库溴铵等）或长时效（潘库溴铵等）药物。

（1）中等时效肌松药

维库溴铵的药效亦随年龄而变化，幼儿的维库溴铵 ED50 比婴儿及成人高。婴儿的分布容积比幼儿大，清除率在各年龄组中相同。50% 阻滞时，婴儿的稳态血浆浓度比幼儿低，所以维库溴铵在婴儿的阻滞时间较长。等效剂量 70μg/kg 的起效时间在婴儿身上为

4.5min，4~7岁儿童为 2.4min，成人为 2.9min。起效时间比琥珀胆碱（约 45s）长。给 0.1mg/kg 后 2min 左右，即可进行气管内插管。儿童的消除半衰期较成人短（41min 对 71min）。在乳儿则达 65min，明显长于 2 岁以上儿童。这一半衰期差异的原因，在于分布容积随年龄改变而血浆清除率保持不变。H 常使用的诱导插管剂量为 0.08~0.1mg/kg。1 岁以上儿童，约 35min 后，颤搐可恢复至对照值的 95%，但在新生儿和婴儿中，作用时间则延长至 2~3 倍。1 岁以内婴儿，70μg/kg 维库溴铵的时效达 73min，但应注意，在此年龄段的个体差异特别显著。

实际工作中对 1 岁以上儿童，维库溴铵仍被当作短效或中等时效使用的肌松药。对于新生儿及婴儿则应注意其剂量的调整，尤其是追加剂量。小于 1 岁的小儿须降低剂量（40~60μg/kg），用于短时间手术，还要注意其特别悬殊的个体差异。

（2）长时效肌松药

潘库溴铵是具有非去极化神经肌肉阻滞作用的双季铵甾类化合物。因能阻断迷走神经活性，可产生心动过速（增加了婴儿的心排血量），故用药后收缩压趋于升高。因此，麻醉医师更喜欢使用不影响血流动力学、并能获得较长时间肌肉松弛作用的维库溴铵。此外，中、长效肌松药还有阿曲库铵与哌库溴铵。

（3）肌松药的拮抗药

不论在什么情况下，拮抗药的使用应务必建立在合理的基础上，即机体已出现部分肌松失效时，才允许使用拮抗药。最理想的还是借助仪器监测箭毒化程度。通常认为小儿脱箭毒化的临床表现并不可靠。与过去某些意见相反，目前似可肯定儿童对新斯的明的需要少于成人一半，建议用量为 20μg/kg，使用前应给阿托品 0.02mg/kg。体温过低或体质较差者可明显增强非去极化肌松药的作用，因此，必须给低体温儿童升温，只有在中心体温高于 35℃时才给肌松拮抗药物。

（三）阿片类药物

阿片类药物主要作用于 μ 受体和 κ 受体，除具有本身的镇痛效用外，还有明显的不良反应，尤其是中枢性呼吸抑制。

1. 吗啡

吗啡的镇痛效果一直是确定其他阿片类药物镇痛作用的效果分级参照指标。吗啡的药动学受年龄的影响较小。半衰期、分布容积和清除率，在 5 岁小儿与 3 周婴儿之间差异不大，但在 1~4d 的初生儿中，消除半衰期和血浆清除率的个体差异较大，总体水平时间均较延长。随着儿童逐渐发育成熟，吗啡清除率可明显加快，然而血药浓度与镇痛效能之间相关不明显。一般剂量在儿童用 0.1~0.2mg/kg，出生时期为 0.05~0.1mg/kg。患儿应用吗啡应该注意呼吸抑制的发生。呼吸抑制表现为潮气量减小和频率减慢。吗啡对新生儿呼吸的影响较哌替啶明显，这大概因为新生儿的血-脑屏障通透性较大，致使剂量虽然相同但脑中吗啡浓度增高。由于吗啡作用持久及其效能相对平和，故是儿童术后镇痛最常用的药物。在使用大剂量时，可出现组胺释放，偶尔伴发血流动力学改变。

2. 芬太尼

①芬太尼是一种合成的阿片类药物，临床镇痛效能强于吗啡 50~100 倍，是新生儿最常用的药物之一。年龄对芬太尼的约动学有较大的影响，这一点在早产儿、新生儿尤为明显。大于 3 个月的婴儿和儿童对芬太尼清除能力强，即 30.6mL/（kg·min），成人则是 17.9mL/（kg·min）。β 消除半衰期短（68min，成人是 121min）。而早产儿和新生儿的药物清除能力差异大、药物半衰期长、清除速度慢，对呼吸的抑制时间长。其中，早产儿的平均 β 半衰期是（17.7+9.3）h。半衰期实际上首先决定于分布容积的变化，并随年龄的增加而降低。

②芬太尼常用剂量为 1~3μg/kg，此后根据临床需要适当加量。心脏手术用量为 25~50μg/kg，在这种大剂量作用下，术后须常规使用辅助呼吸。当大剂量静脉注射芬太尼时可能引起胸壁僵硬、声门紧闭，单用面罩正压并不能有效进行通气，可通过减慢给药速度、适量选用肌松药或纳洛酮可来避免。芬太尼可减慢心率、抑制压力反射，基于此，经常将芬太尼与潘库溴铵合用。

3. 纳洛酮（阿片类药物拮抗药）

纳洛酮为吗啡类药物的拮抗药，能逆转吗啡类药物的不良作用，尤其是呼吸抑制，但同时也消除了吗啡类的镇痛效能。目前，尚无对儿童的药动学研究结果。曾观察得到其消除半衰期在新生儿和早产儿有所延长，很可能是在此年龄段结合能力较小的结果。不论吗啡类药物经何种途径给予（静脉、肌内），拮抗药只能用于已完全脱箭毒化的儿童。基本剂量为 5~10μg/kg，一般分次静脉注射，直至达到预期效果。纳洛酮的药效时间短，可发生再次呼吸抑制，故须长时间监护。

（四）吸入麻醉药

吸入麻醉药在小儿诱导阶段应用很广，特别是当静脉途径很难建立时或者是小儿惧怕打针的情况下使用。如果术前药良好，麻醉诱导通常能够很容易进行。虽然当前提倡全凭静脉麻醉，但是在小儿麻醉中吸入全麻仍然保留着重要地位。

为了正确地选择和使用吸入麻醉药，重要的是应该了解其不良反应，特别是对心血管系统和呼吸系统的影响。

1. 吸入麻醉药的理化性质

在吸入麻醉药的物理特性中，首先让麻醉医师注意的是其嗅味和对上呼吸道有无刺激。在这些常用的药物中，氟烷略带有水果香味而容易被患儿耐受。七氟烷诱导速度快于异氟烷和氟烷、清醒也较快，对呼吸道没有刺激，气味也易被儿童接受。异氟烷则因其刺激性而最难耐受。吸入麻醉药的血/气分配系数，新生儿低于成人，因而诱导更快。此外，氧化亚氮最不容易溶解于水，其血/气分配系数为 0.47。地氟烷的血/气分配系数与 N_2O 相近（0.42），由于它的溶解度低，所以与异氟烷和瓶烷相比排出较快，与 N_2O 较为接近。在吸入麻醉药中，异氟烷最不易溶解。各种分配系数因年龄而变化，在这些常用吸入麻醉药之间呈相互平衡关系。某些随年龄变化的组织分配系数已有报道，特别是脑/血分配系数和肌/血分配系数，这些系数说明小儿停止吸入麻醉气体后，苏醒迅速的部分原因。

2. 药动学

吸入麻醉诱导的快慢，决定于肺泡气中药物浓度上升的速度。一定时间内，肺泡气（或呼出气）药浓度与吸入气药浓度的比值（FA/Fi 或 FE/Fi），被用来判定吸入气平衡的速度。在婴儿和小儿，挥发性麻醉药的吸收和分布速度比成人快得多，解释这一现象的理由有以下三种：

①肺泡通气量/功能余气量比值增高：此比值在新生儿为 5，成人为 1.4，但按体重计算的潮气量相同（约 7mL/kg）。用极少溶解的气体（He 或 N_2O）测出的肺脏时间常数，婴儿为 0.19 而成人为 0.73。

②血管丰富房室（心、脑）容积更大于血管贫乏房室（脂肪）。

③血/气和组织/气分配系数随年龄减小而下降。

虽然小儿按体重计算的心排血量高于成人，因而使血药浓度与肺泡气药浓度的比值下降，但对同一种吸入麻醉药，小儿的诱导速度都比成人为快。摄取吸入麻醉药的最快速度，最初在用 N_2O 时见到。获得 FE/Fi 等于 1 的时间，在 0~6 个月的婴儿为 25min，15 岁以内儿童为 30min，成人为 60min。使用氟烷时，这些年龄组间的差异更显著，因为它在血中的溶解度为氧化亚氮的 5 倍。在同样吸入浓度下，组织中药浓度，特别是脑和心脏，儿童要比成人高，达到组织平衡也更快。房、室间隔缺损的心腔内短路，亦对吸入麻醉药的摄取和达到平衡的速度产生影响。左向右分流对麻醉诱导速度影响不大，但右向左分流将使之变慢。

3. 心血管系统作用

新生儿和婴儿使用挥发性麻醉药时最易出现心血管系统的不良反应，其发生多与麻醉超量有关。研究表明，这类药物对心血管系统的影响，取决于小儿年龄及其心血管系统的发育成熟程度。新生儿的心脏顺应性差，每克组织的肌肉含量小，并且自主神经的分布平衡差。心排血量常依赖心率的变化，与前负荷关系较为明显。当心肌直接受抑制时的心肌储备能力降低。

婴儿和较小的小儿使用氟烷和异氟烷麻醉（1.5MAC）时，常出现心排血量明显下降的情况。氟烷对心排血量和心率的抑制作用强于异氟烷。如果用阿托品增加其心率，心排血量将回到正常水平。氟烷对于心肌直接抑制明显，而异氟烷导致血管扩张作用更加明显。恩氟烷的作用介于两者之间。

4. 呼吸系统作用

吸入性麻醉药影响呼吸的深度和频率，主要作用于中枢神经或者外周神经系统，同时也直接影响支气管平滑肌的节律和呼吸肌的节律。由于吸入麻醉药的呼吸抑制作用，加之婴儿的氧储备较少，提示在自主呼吸麻醉时对通气进行监测的重要性（呼吸频率、潮气量、呼气末 CO_2 分压、动脉血氧饱和度），即使短小的手术，麻醉医师也需要严密监控其呼吸。

5. 对中枢神经系统作用

吸入性麻醉药物由于使血管扩张，增加颅内血流量而使颅内压升高。这种血管扩张是剂量依赖性的，氟烷作用最强而异氟烷作用最小。异氟烷使脑脊液的重吸收增加，而氟烷和恩氟烷使其减少。恩氟烷对于颅内压升高有协同作用，甚至可以导致患儿肌麻痹。所以，神经外科手术时不推荐使用恩氟烷。急性颅压升高的患儿，在打开脑膜之前避免使用挥发性麻醉药。

6. 对肝脏的毒性和恶性高热

吸入麻醉药对肝脏的毒性以氟烷居首位，在儿童中远低于成人，即便是多次使用也是如此。成人用氟烷导致肝炎的发生率，估计在 1/22000～1/6000 之间，在儿童中约为 1/200000～1/82000。这种差别尚无满意的解释。多次使用后出现转氨酶和 γ-GT（γ 谷氨酰转肽酶）的异常增高，在成人中达半数以上，但在儿童中只占 2.7%。在现有条件下，异氟烷是最少被代谢的吸入麻醉药，因而对肝脏的毒性也最低，直至目前，尚未见儿童出现异氟烷肝炎的报道。吸入麻醉药都有恶性高热的潜在风险，特别是存在肌肉病变、脊髓性肌萎缩的儿童。

（五）吸入麻醉药在儿科的应用

1. 麻醉诱导

吸入全麻是 8 岁以内儿童常用的麻醉诱导方式，吸入法诱导在儿童较成人迅速，在固定的吸入分数下，如果诱导时小儿无屏气、咳嗽，而用力呼吸则吸入浓度可以迅速增加，很快使 FA/Fi 平衡。但诱导的快慢优劣并不只是所用药物的生理化学性质决定，重要的是药物的耐受性及其不良反应，特别是对呼吸和循环的不良反应。小儿使用吸入药全麻诱导的一个重要不良反应就是快速的心血管抑制。所以小儿麻醉诱导时一定要控制吸入浓度，并且必须监测脉率和血压。如果 6 个月以上的小儿使用氟烷和氧气进行诱导，气管内插管时氟烷的 MAC 要高于维持麻醉时的 50%。假如没有呼吸道阻塞，在 5min 之内自主呼吸 3.5%~4% 氟烷，可以成功地诱导。恩氟烷很少单独用作诱导，原因是其很高的 MAC 及其不良反应。氟烷或七氟烷诱导因刺激小，是合适的诱导药物，其麻醉速度快于异氟烷。氟烷有较高的血/气分配系数，效能强，刺激小，诱导较平稳。小儿使用阿托品可以减少分泌物的产生，使诱导质量提高。作为吸入诱导的全麻药，氟烷仍然是小儿麻醉最好的诱导药物。

2. 麻醉维持

吸入麻醉药应用于麻醉维持非常广泛，与镇痛药、肌松药联合使用皆有良好的协同作用。异氟烷或氟烷可单独用于疼痛较轻的短时间手术，但应注意自主呼吸的监测。如果没有同时使用其他镇痛药，则随着吸入麻醉药的停止，其镇痛作用也随之消失。对过敏体质或哮喘儿童，氟烷也是首选药。

异氟烷导致与剂量相关的血压降低，是来自外周血管扩张而不改变心排血量，因而能获得中等或深度控制性低压。在吸入麻醉药中，异氟烷对心肌收缩力无负性作用或至少是作用很小，因而是血流动力学难以预料儿童手术的首选麻醉维持药，同样也适用于心功能受损儿童维持麻醉。但常见的心动过速，可能不易被某些患儿所接受。异氟烷很少引起心律失常或心肌对儿茶酚胺敏感。异氟烷对肝脏毒性较低，可用于肝功能不良儿童的短时间手术。

3. 术后苏醒

即使麻醉时间较长，吸入麻醉药停止后，苏醒亦很迅速。如果说苏醒快慢和苏醒质量是为成人选择麻醉的因素之一，而儿童，特别是对较小儿童并非如此。实际上如前文所述，苏醒的动力学与诱导反向，不论用哪种吸入麻醉药，儿童的苏醒都比成人迅速。如麻醉时间不长，氟烷、恩氟烷和异氟烷的苏醒所需时间相同。在较大儿童，特别是在较长麻醉之后，苏醒则与成人相同。异氟烷或恩氟烷比氟烷为快，原因是前两者比后者的溶解系数更低。

二、小儿临床麻醉相关问题

多年来的小儿临床麻醉实践证明，只要控制好小儿呼吸，则基本能保障其生命安全。

小儿麻醉水平之所以提升很快，是与脉搏血氧饱和度仪监测在临床麻醉中的广泛应用分不开的，也是小儿麻醉最重要的进展之一。过去曾认为小儿麻醉的危险性比成人大，死亡率亦高，目前认为只要做好术前准备（包括禁食），选择适宜的小儿麻醉方法和相关用药，麻醉期间严密监测和管理，出现异常症状及时做出有效处理，小儿麻醉与成人麻醉同样是安全的。

（一）术前禁饮、禁食问题

临床上大多情况下，患病小儿并无水、电解质紊乱的表现，麻醉医师一般只须考虑术前禁饮、禁食的时间长短。术前禁食的目的在于防止和避免麻醉诱导期间的胃内容物反流与误吸，但对于术前禁饮、禁食的合适时间目前还没有一致的意见，尽管禁饮、禁食的时间尚未统一，但长时间的禁饮、禁食会引起小儿不适，故须全面考虑。

小儿代谢旺盛，体液丧失快，禁饮、禁食时间过长会造成脱水、低血糖及代谢性酸中毒，故小儿术前禁食时间以不超过 8h 为宜。最近研究表明，术前 2h 饮清水或糖水可以降低脱水和低血糖的发生机会，并有助于诱导平稳而并不增加误吸入的危险。清流质一般只需 30min 左右即可从胃排空，通常手术时间多在上午开始，一般麻醉诱导前 2～3h 禁饮即可，大龄小儿（5 岁以上）可于手术前 6h 禁食。如手术于下午开始，可在上午 7 时吃早餐或喂奶，并在麻醉前 3h 给少量饮水（清水或糖水）。若手术时间推迟，应在术前 2～3h 静脉输液，以维持机体生理体液需要。对于急症小儿，视情况禁饮、禁食，但均应以饱胃对待。不同年龄段小儿禁饮、禁食时间不同。

（二）麻醉前用药

麻醉前用药的目的是减轻小儿的恐惧，减少呼吸道黏膜的分泌，阻断迷走神经反射，以及减少全麻药需要量。适宜的麻醉前用药可使小儿安静、容易合作，且使麻醉诱导相对安全、易于实施。临床上常用的麻醉前用药主要包括镇静药、镇痛药和抗胆碱药，通常以小儿全身状况、年龄及不同麻醉方法选择术前用药和用药途径。1 岁以下小儿通常不用镇痛药或镇静药，以免引起呼吸抑制。小儿术前用药途径，一般以口服、肌内注射或静脉注射为主。

1. 口服用药

（1）咪达唑仑

0.25～0.5mg/kg 加适量糖浆或含糖饮料口服，用药后 10～15min 即产生镇静作用，20～30min 作用达峰值。口服咪达唑仑有较好的镇静及抗焦虑效果，且不影响术后苏醒时间，故短小手术也可应用。

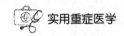

（2）氯胺酮

口服 4~6mg/kg 及阿托品 0.02~0.04mg/kg，用药后 10~15min 可使小儿安静。如果合用咪达唑仑 0.25~0.5mg/kg 可增强镇静效果。合用阿托品的目的是避免分泌物增多而引发喉痉挛的危险。口服大剂量氯胺酮（8~10mg/kg），镇静效果好，但有不良反应，如呕吐发生率较高。因此，可同时加入咪达唑仑 0.2~0.3mg/kg 口服，以减少不良反应。

2. 肌内注射

肌内注射的缺点是注射部位疼痛，这是学龄前小儿最惧怕的事情，必要时可改为口服用药。对术前全身情况较差或呼吸功能较弱的小儿，应禁用吗啡类药物，但发绀型心脏病小儿术前可用吗啡（主要在手术室内用药）。阿托品等抗胆碱药必要时可在诱导期间经静脉给予。

3. 静脉注射

对某些较大儿童或急诊手术，术前用药可以采用静脉注射途径。

（三）小儿麻醉方式

目前临床上常用的麻醉方式大致有以下几种：

1. 全身麻醉

全身麻醉包括静脉全麻（或称全凭静脉麻醉）、吸入全麻和静-吸复合全麻。三种麻醉方法各有优缺点，临床应用可根据病情、手术特点及麻醉医师操作熟练程度选择。目前国外多采取静-吸复合麻醉，该种方式能够充分汲取静脉麻醉药和吸入麻醉药的各自优势，取长补短，从而达到最佳的麻醉效果。国内对于较大手术通常也采用静-吸复合麻醉，而一般小手术多采用全凭静脉麻醉（非气管内插管）。需要强调的是，有些时间不长的腹腔手术如肠套叠复位术，若采用非气管内插管全凭静脉麻醉则是十分危险的，因呕吐误吸的概率很高，一旦出现返流与误吸，呼吸道管理将会非常困难，甚至导致患儿窒息死亡。

2. 区域阻滞

区域阻滞包括硬膜外阻滞、蛛网膜下腔阻滞、骶管阻滞和臂丛神经阻滞。通常不能配合的小儿可以先静脉或肌内给予基础用药，在做好呼吸管理的同时选择所需麻醉方式。一般来说，较小的小儿多采用骶管阻滞以代替硬膜外阻滞或蛛网膜下腔阻滞，该方法操作简单、阻滞完善、肌松良好、创伤小、对循环/呼吸影响轻微、术后并发症少。小儿臂丛神经阻滞多采用腋路法，对较大的小儿也可采用肌间沟法。

第十一章 临床麻醉与重症治疗

第一节 重症患者的检测与治疗

一、循环系统监测

(一) 心电监测

心电监护的目的主要是连续测量心率、发现心律失常和心肌缺血。借助计算机辅助功能，可以对过去一段时间所收集记录的心电信息进行动态回顾和趋势分析。

1. 适应证

①重症加强监护病房（ICU）常规监测。
②生命体征不稳定或有潜在高危因素的患者。
③围手术期监护，包括麻醉及其恢复阶段。
④心导管室进行的各种介入检查和治疗。
⑤高危患者疼痛治疗期间。

2. 操作方法及程序

（1）监护系统

常用监护系统有五电极和三电极系统，主要由中心监护仪和床边监护仪及电极系统组成。五电极系统由一个胸前电极和四个肢体导联组成。三电极系统由一个正极、一个负极和一个第三电极组成。

（2）监护导联的命名方法

五电极监护系统肢体导联命名方法与常规心电图完全一致，分别为Ⅰ、Ⅱ、Ⅲ、aVR、aVL和aVF；胸前导联为"改良的胸前导联"。

（3）操作方法

①打开监护仪电源开关，确认仪器正常工作后，输入患者相关信息。

②放置标准导联：三电极的贴放位置可根据监护系统的具体提示选择。五电极系统肢体导联电极片常贴在肩部和胸部，手臂电极分别贴在左、右锁骨内上方，腿部电极分别贴在双侧肋骨缘与髂棘连线中点的腋前线；胸前电极一般选择 V_5 导联，方法是通过定位胸骨角及其紧邻下方的第 2 肋间隙，向下数至胸前壁第 5 肋间隙，再向外侧移至腋前线。

③选择监护仪显示的导联：可根据病情的特点选择持续显示的导联。如果重点观察或诊断心律失常和传导异常，必须清楚地显示 P 波，常选下壁导联（Ⅰ、Ⅱ、aVF）和心前导联（V_1）；如果监护重点为发现心肌缺血，选择 V_5 导联或与之相当的改良肢体双极导联。先进的床边监护仪可以同时选择两个或更多的导联，此时最好选择Ⅰ导联和 V_5 导联，可以同时监测心律失常和心肌缺血。

④滤波选择：现代床边监护仪有低频和高频两种滤波器处理心电图信号。增加低频滤波，可以消除患者移动和呼吸带来的基线漂移、防止心电图波形从显示屏上消失；高频滤波可以减少电源基线噪声造成的信号变形。先进的监护仪配备了数字信号处理技术，采用多种滤波模式，可使记录到的心电图基线稳定、ST 段无扭曲。

⑤增益调节：最适合的增益应能保证最大 QRS 波群与显示屏大小空间相应。开始心电监护时，监护仪常常自动选择信号增益；如果所使用的监护仪没有自动增益功能，需要根据实际情况予以调节。

⑥报警设置：主要是根据对病情设定最快与最慢心率范围、设定对心律失常及 ST 段的报警等。当患者的心率超出设定范围或出现心律失常时，监护仪会自动发出声音和（或）颜色警报。

3. 注意事项

①肢体导联电极无论是贴在四肢还是躯干，对心电图信号影响甚微；胸前导联的位置对 ST 段移位会产生明显影响，需要准确放置。

②在胸骨切开手术时，可以选择 V_1 导联（胸骨右缘第 4 肋间隙）；当怀疑右心室或下壁缺血或梗死，可以选择 V_4R 导联（胸骨右侧 V_4 导联位置）。

③心率监测与脉率监测相互补充，心率监测有时需要参考脉率监测数据。

④患者移动和肌肉抽动、电干扰、起搏心律、监护导联选择不当等可以造成心电图曲线扭曲而影响心率监测的准确性，其中以电干扰最为常见，使用电手术刀、电源性噪声、使用某些医疗器械如碎石机和体外循环时使用液体加热器等均可以产生电干扰。

⑤分析心律失常需要与其他血流动力学监测包括直接动脉血压、肺动脉压（PAP）或中心静脉压（CVP）等的压力曲线结合起来进行，当根据心电图曲线不易识别心律失常时，动脉压和静脉压曲线可以帮助判断心动周期。

⑥应用 ST 段移位诊断心肌缺血时，应该保证电极放置准确、导联选择正确、滤波器

选择恰当和增益调节适当。

⑦高频滤波可能使记录到的 ST 段扭曲、导致 ST 段明显抬高或下移，容易造成过度诊断心肌缺血。

⑧计算机辅助 ST 段监测、自动计算并显示的 ST 段异常，必须与模拟的心电图波形吻合。

⑨诊断心肌缺血除依赖 ST 段移位外，需要结合患者的病史、症状和其他辅助检查资料进行综合分析。左心室肥厚、左束支传导阻滞、陈旧性心肌梗死、左心室起搏、预激综合征、二尖瓣脱垂、电解质紊乱和应用洋地黄类药物等可以混淆心肌缺血的心电图。此时需要与基线心电图进行对比，确认其是否为新出现的 ST 段移位，或与其他血流动力学曲线结合分析。

（二）动脉压监测

动脉压（ABP）主要反映心排血量和外周血管总阻力，并与血容量、血管壁弹性、血液黏滞度等因素有关，还间接地反映组织器官的灌注、心脏的氧供需平衡及微循环等。

1. 无创伤性测量法

无创伤性测量法可分为手动测压法和自动测压法两大类，前者包括搏动显示法、听诊法和触诊法；后者分为自动间断测压法与自动连续测压法。

（1）适应证

①需要严密监测血压变化的高危患者。

②需要诊断和分级、预后判断、选择用药、调整剂量和用药次数，以及测定药物治疗效果者。

③麻醉和疼痛治疗术中。

（2）禁忌证

无绝对禁忌证。放置袖带部位骨折、感染、畸形、开放性损伤时不能选择。

（3）操作方法及程序

①手动测压法：手动测压法为经典的血压测量方法，即袖套测压法。该法所用的设备简单，费用低，便于携带，适用于一般患者的监测。但用手法控制袖套充气，费时费力，不能连续监测，不能及时反映患者血压的变化。袖套常选择上臂，特殊时可放置在大腿。

a. 搏动显示法：使用弹簧血压表袖带充气后慢慢放气观察指针摆动最大点为收缩压，而指针摆动不明显时为舒张压。

b. 听诊法：是临床上使用最普遍的方法，利用柯氏音的原理。柯氏音是血压计袖套放气后在其远端听到的声音。当袖套充气后放气，开始听到响亮的柯氏音，即为收缩压；

柯氏音变音时（音调变低）为舒张压。至于舒张压测量究竟是在柯氏音减弱还是消失时读数，尚有争议。

c. 触诊法：将袖套充气至动脉搏动消失，再缓慢放气，当搏动再次出现时的压力值为收缩压，继续放气后出现水冲样搏动，后突然转为正常，此转折点为舒张压。此法适用于低血压、低温及听诊有困难者，触诊法读数的血压值较听诊法低。

②自动测压法

a. 自动间断测压法主要采用振荡技术，即上臂缚上普通橡胶袖套，测量仪内装有压力换能器、充气泵和微机等，能够定时地使袖套自动充气和排气，当袖套充气压迫动脉时，动脉搏动消失，接着逐渐排气，由于动脉的搏动大小就形成袖套压力的变化。通过压力换能器又形成振荡电信号，经放大器将信号放大，振荡最大时为平均动脉压。而收缩压和舒张压的数值是通过检测压力振荡变化计算而得。

b. 自动连续测压法与动脉穿刺直接测压相比，操作简便无创伤性，其最大的优点是能够即时反映血压的变化。

（4）注意事项

①手动测压法导致误差的因素有以下几种：

a. 袖套使用不当是测压出现误差的最常见原因。袖套太窄或包裹太松，压力读数偏高；袖套太宽，读数相对较低。肥胖者因脂肪组织对压力传导的影响，可造成读数不准确。小儿袖套宽度应覆盖上臂长度的2/3。

b. 放气速度放气过快测量值偏低，尤其在心率偏慢时。以3mmHg/s或每次心跳放气2mmHg放气速度可提高测压的准确性。

②虽然自动测压法具有无创伤性的优点，但如不合理使用，仍可导致一定程度的损伤。如：频繁测压、测压时间过长或间隔太短，可引起疼痛、肢体瘀点和瘀斑、肢体水肿、静脉淤血、血栓性静脉炎、外周神经病变等并发症。因此，对意识不清、有外周神经病变、动静脉功能不全者，使用时应予以注意。

2. 有创伤性测量法

（1）适应证

①血流动力学不稳定或有潜在危险的患者。

②危重患者、复杂大手术的术中和术后监护。

③须低温或控制性降压时。

④须反复取动脉血样的患者。

⑤须用血管活性药进行调控的患者。

⑥呼吸、心跳停止后复苏的患者。

（2）禁忌证

相对禁忌证为严重凝血功能障碍和穿刺部位血管病变，或远端供血不足者。

（3）操作方法及程序

①部位：动脉只要内径够大、可扪及搏动，均可供插管。桡动脉为首选，此外股、肱、足背和腋动脉均可采用。

②置管方法：以经皮桡动脉穿刺置管法为例。

a. 患者准备：向患者解释操作目的和意义，以取得其配合；检查尺动脉侧支循环情况，进行 Allen 试验。将穿刺侧的前臂抬高，用双手同时按压桡动脉和尺动脉；让患者反复用力握拳和张开手指 5~7 次至手掌变白后将前臂放平，解除对尺动脉的压迫，继续保持压迫桡动脉，观察手部的转红时间，正常小于 5~7s，8~15s 为可疑，说明尺动脉充盈延退、不畅；大于 15s 系血供不足。一般大于 7s 者属 Allen 试验阳性，不宜选择桡动脉穿刺。

b. 穿刺与置管：有直接穿刺法、穿透法和钢丝导入法三种。

③动脉内压力图形的识别与分析：正常动脉压力波分为升支、降支和重搏波。升支表示心室快速射血进入主动脉，至顶峰为收缩压；降支表示血液经大动脉流向外周，当心室内压力低于主动脉时，主动脉瓣关闭与大动脉弹性回缩同时形成重搏波。之后动脉内压力继续下降至最低点，为舒张压。从主动脉到周围动脉，随着动脉管径和血管弹性的降低，动脉压力波形也随之变化，表现为升支逐渐陡峭，波幅逐渐增加，因此，股动脉的收缩压要比主动脉高，下肢动脉的收缩压比上肢高，舒张压所受的影响较小，不同部位的平均动脉压比较接近。

（三）中心静脉穿刺术

1. 适应证

①需要开放静脉通路，但又不能经外周静脉置管者。

②需要多腔同时输注几种不相容药物者。

③需要输注有刺激性、腐蚀性或高渗性药液者。

④需要血流动力学监测的危重患者。

⑤需要为快速容量复苏提供静脉通路的患者。

⑥外周静脉穿刺困难者，如小儿、烧伤患者。

2. 禁忌证

一般禁忌证包括穿刺静脉局部感染或血栓形成。相对禁忌证为凝血功能障碍，但这并

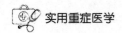

非绝对禁忌证。

3. 操作方法及程序

常用的穿刺部位有锁骨下静脉、颈内静脉和股静脉。

(1) 锁骨下静脉穿刺术

①锁骨下路

a. 患者体位：平卧，最好取头低足高位，床尾抬高 15°~25°。在两肩胛骨之间直放一小枕，使双肩下垂，锁骨中段抬高，借此使锁骨下静脉与肺尖分开。患者面部转向穿刺者对侧，借以减小锁骨下静脉与颈内静脉的夹角，使导管易于向中心方向送入，而不致误入颈内静脉。

b. 穿刺点选择：如选右锁骨下静脉穿刺，穿刺点为锁骨与第 1 肋骨相交处，即锁骨中 1/3 与外 1/3 交界处，锁骨下缘 1~2cm 处，也可由锁骨中点附近进行穿刺。如选左锁骨下静脉穿刺，穿刺点可较右侧稍偏内，可于左侧锁骨内 1/3~1/4 处，沿锁骨下缘进针。

c. 操作步骤：第一，术野常规消毒、铺巾。第二，局部麻醉后，用注射器细针做试探性穿刺，针头与皮肤呈 30°~45°角向内、向上穿刺，针头保持朝向胸骨上窝的方向，紧靠锁骨内下缘徐徐推进，边进针边抽动针筒使管内形成负压，一般进针 4cm 可抽到回血（深度与患者的体形有关）。如果以此方向进针已达 4~5cm 仍不见回血时，不要再向前推进，以免误伤锁骨下动脉。应慢慢向后撤针并边退边抽回血，在撤针过程中仍无回血，可将针尖撤至皮下后改变进针方向，使针尖指向甲状软骨，以同样的方法徐徐进针。第三，试穿确定锁骨下静脉的位置后，即可换用穿刺针置管，穿刺针方向与试探性穿刺相同，一旦进入锁骨下静脉的位置后即可抽得大量回血，此时再轻轻推进 0.1~0.2cm，使穿刺针的整个斜面在静脉腔内，并保持斜面向下。将导丝自穿刺针尾部插孔缓缓送入，使管端达上腔静脉，退出穿刺针。将导管引入中心静脉后退出导丝。抽吸与导管连接的注射器，如回血通畅，说明管端位于静脉内。插管深度：左侧一般不宜超过 15cm，右侧一般不宜超过 12cm，以能进入上腔静脉为宜。第四，取下注射器将导管与输液器连接。妥善固定导管，敷贴覆盖穿刺部位。

②锁骨上路

a. 患者体位：同锁骨下路。

b. 穿刺点选择：在胸锁乳突肌的锁骨头外侧缘，锁骨上缘约 1.0cm 处进针。以选择右侧穿刺为宜，因在左侧穿刺容易损伤胸导管。

c. 进针方法：穿刺针与身体正中线呈 45°角，与冠状面保持水平或稍向前呈 15°角，针尖指向胸锁关节，缓慢向前推进，且边进针边回抽，一般进针 2~3cm 即可进入锁骨下静脉，直到有暗红色回血为止。然后穿刺针由原来的方向变为水平，以使穿刺针与静脉的走向一致。

　　d. 基本操作：同锁骨下路。

　　（2）颈内静脉穿刺术

　　颈内静脉穿刺的进针点和方向可分为前路、中路、后路三种。

　　患者体位：取仰卧位，头低位 15°~20°，右肩部垫起，头后仰使颈部充分伸展，面部略转向对侧。

　　①前路：操作者以左手示指和中指在中线旁开 3cm，于胸锁乳突肌的中点前缘相当于甲状软骨上缘水平触及颈总动脉搏动，并向内侧推开颈总动脉，在颈总动脉外缘约 0.5cm 处进针，针干与皮肤呈 30°~40°角，针尖指向同侧乳头或锁骨的中、内 1/3 交界处。前路进针造成气胸的机会不多，但易误入颈总动脉。

　　②中路：锁骨与胸锁乳突肌的锁骨头和胸骨头所形成的三角区的顶点，颈内静脉正好位于此三角形的中心位置，该点距锁骨上缘 3~5cm，进针时针干与皮肤呈 30°角，与中线平行直接指向足端。如果穿刺未成功，将针尖退至皮下，再向外倾斜 10°左右，指向胸锁乳突肌锁骨头的内侧后缘，常能成功。目前临床上一般选用中路穿刺。因为此点可直接触及颈总动脉，误伤动脉的机会较少。另外，此处颈内静脉较浅，穿刺成功率高。

　　③后路：在胸锁乳突肌的后外缘中、下 1/3 的交点或在锁骨上缘 3~5cm 处作为进针点。在此处颈内静脉位于胸锁乳突肌的下面略偏外侧，针干一般保持水平，在胸锁乳突肌的深部指向锁骨上窝方向。针尖不宜过分向内侧深入，以免损伤颈总动脉。

　　（3）股静脉穿刺术

　　①患者体位：取仰卧位，膝关节微屈，臀部稍垫高，骶关节伸直并稍外展、外旋。

　　②穿刺点选择：穿刺点选在髂前上棘与耻骨结节连线的中、内段交界点下方 2~3cm 处，股动脉搏动处的内侧 0.5~1.0cm。

　　③进针方法：右手持穿刺针，针尖朝脐侧，斜面向上，针体与皮肤呈 30°~45°角。肥胖患者角度宜偏大。沿股动脉走行进针，一般进针深度 2~5cm。持续负压。见到回血后再做微调，宜再稍进或退一点儿。同时下压针柄 10°~20°，以确保导丝顺利进入。

　　④基本操作：同锁骨下静脉穿刺或颈内静脉穿刺。

　　4. 超声引导下的深静脉穿刺术

　　超声以其实时清晰的超声图像，真实的彩色血流信号，准确的血流动力学参数在引导各种血管穿刺和监测置管状况与并发症防治中得到越来越广泛的应用。其主要优点为操作简易，定位准确，特别对困难深静脉置管，可减少徒手穿刺操作中深度与角度的困难把握，很大程度上降低了损伤，增加了操作的成功率和有创操作的安全性。

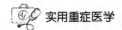

（1）适应证

①预计穿刺困难，需要导向的血管穿刺或置管术。包括特殊体形、生理或病理性异常的血管内置管困难者和高危穿刺并发症发生者。

②血管内留置导管的监测。

③四肢急性动脉血管疾病的诊断、监测与介入治疗。

（2）禁忌证

①严重出、凝血功能障碍者。

②穿刺部位有特殊禁忌证者，如感染、畸形等。

（3）操作方法及程序

①患者体位

a. 颈部血管超声体位：平卧位，头朝穿刺对侧扭转。

b. 锁骨下血管超声体位：平卧位，头朝穿刺对侧扭转，穿刺肩部略垫高，或适当头低足高位。

c. 上肢超声体位：仰卧位，上肢外展，掌心朝上。腋窝血管探测上肢外展约90°。

d. 下肢超声体位：仰卧位，下肢外展30°~60°。

e. 腘窝血管超声体位：俯卧位。

②超声探头与频率选择：根据所探测血管部位和血管深浅不同选择探头频率与形状。一般情况下，浅表血管探测选用高频探头；位置较深选择低频探头。上肢浅表静脉宜采用7.5~10MHz高频探头；锁骨下静脉采用3.5~5MHz；下肢髂静脉采用3~5MHz；下肢深静脉采用5~7MHz；下肢表浅细小静脉可使用10MHz以上探头。普通患者首选线阵探头，体形肥胖者宜采用凸阵、扇形或扇形相控阵低频探头。

在探头上附加穿刺导向器更有利于直观下穿刺导向的准确性。

③导向穿刺步骤

a. 调试、校正超声设备，包括预置功能选取、功能键（深度、增益、压缩、速度、聚焦与清晰度等）调整。

b. 先用普通探头获得超声显示的理想二维图像。依穿刺血管的解剖部位，多角度纵切面和多水平横切面进行综合超声扫查，通过不同切面确认血管位置、走行、内径、与相邻组织关系，估测进针深度与角度，距体表穿刺点的距离。可进一步启动彩色多普勒血流程序显示真实彩色血流图像，必要时测定血流动力学参数，特别是存在病变的情况下。

c. 对穿刺部位进行严格消毒、铺巾。探头应当严格消毒。可采用消毒液消毒探头，也可用无菌手套包裹。穿刺导向器应高压灭菌。用生理盐水替代耦合剂。

d. 确定穿刺点，用0.25%~0.5%利多卡因做局部麻醉。用穿刺针抽吸肝素盐水

（1.25 万 U 加生理盐水 100mL）3mL，按超声导向器或超声指示的方向与角度进针。当超声导向显示针尖到达靶血管腔内时，轻轻回抽针芯，查看回血情况。如果回血良好，将导丝置入 15~20cm，退出穿刺针，顺导丝植入导管。超声再次确认导管位置后，抽出导丝，用适量肝素生理盐水查看管路的通畅性。肝素生理盐水封管，用肝素帽锁紧备用或接治疗液体。

e. 用敷料或护理薄膜粘贴固定导管，保持局部皮肤干燥，定时查看穿刺点，发现渗出或有污染时应及时更换敷料与护膜。

二、呼吸系统监测

（一）气道压力

气道压力监测常用的指标包括气道峰压、平均气道压、平台压等。

1. 操作方法

将压力换能器与呼吸道连接，在呼吸机或麻醉机面板或其他呼吸监护设备上显示各种压力数值及波形。在压力控制模式常用监测指标为最高气道压，平均气道压以及呼气末正压。在定容控制通气时，可获得气道峰压、平均气道压、平台压、呼气末正压。

2. 注意事项

①监测须在患者自主呼吸完全抑制或较微弱、相对平稳状态下进行。平台压的准确测量须采用吸气末阻断法进行。

②不同的监护设备所提供的压力监测点有所不同，各种压力采用的缩略符也有所不同，应参考仪器使用说明分析数据。

③因受人工气道、机械通气管路和呼吸机活瓣的影响，测量的数值与真实的肺力学情况可能存在一定的差异。而且，需要定期校定压力检查是否准确。

④机械通气时应设定安全的压力报警限以保证通气安全，一般情况下气道峰压不应超过 $40cmH_2O$，气道平台压应控制在 $30~35cmH_2O$ 以内。

⑤在正压通气条件下，很多生理指标将发生改变，如中心静脉压（CVP）、肺动脉楔压（PAWP）等，应结合临床分析上述参数的实际意义。

（二）气道阻力

气道阻力是指气体通过气道进入肺泡所消耗的压力。

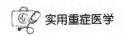

1. 操作方法

在机械通气情况下，常采用吸气末阻断法：定容控制通气下，给予恒流速（方波）送气，在吸气末阻断气流，使气道压维持在平台压。在吸气末阻断后，峰压迅速下降，3~5s后达到平台压。同时监测流速（F）的变化，根据公式，气道阻力（Raw）=（Ppeak-Pplat）/F，单位是 cmH_2O/s，即可计算出气道阻力。目前大部分呼吸机可在定容控制通气时，通过持续按压"吸气末屏气键"，激活吸气末屏气，呼吸机可自动计算阻力值，并在屏幕上显示。

2. 注意事项

①由于人工气道、呼吸机活瓣等因素的干扰，实测的气道阻力要高于真正的阻力数值。

②吸气末阻断法要求除流速恒定和呼吸肌放松外，还必须有一定的平衡时间（3~5s），对自主呼吸较强和非恒流的情况不适用。

③气道阻力只是反映呼吸过程中的黏滞阻力，而呼吸过程中还有其他的阻力，如肺和胸廓运动所产生的弹性阻力和惯性阻力。

④气道阻力过高可能是疾病本身所致，也有可能人为或机械因素所致，应加以区分，如人工气道、管路所产生的阻力。

⑤气道阻力具有流速与容积依赖性，测量时应保证送气流速和肺容积在测定前后基本一致。

（三）内源性呼气末正压

呼气气流受限造成了呼气末肺泡内压高于大气压，产生内源性呼气末正压。PEEPi 也称为自主 PEEI（auto PEEP），临床分为静态与动态 PEEPi。

1. 适应证

机械通气应常规检测 PEEPi，尤其是存在气道阻塞性疾病（如 COPD、支气管哮喘）、呼气时间短、高分钟通气量、气道压过高、人-机不同步、不可用循环因素解释的血流动力学不稳定等情况时。

2. 禁忌证

没有绝对禁忌证。当存在气胸或纵隔气肿、心功能不全尤其是严重右心功能不全时须慎重。

3. 操作方法

①对于无自主呼吸的患者，通常采用呼气末阻断法测定，此时所测 PEEPi 为静态

PEEPi，为所有肺泡的平均 PEEPi。

a. 在机械通气条件下，使患者适当镇静、肌肉松弛。

b. 将外源性 PEEP 调节为 0（也有学者主张将呼吸机与患者断开），患者呼气后再与呼吸机接上。

c. 按"呼气末暂停"键，监测开始，显示的数值即为静态 PEEPi。

②对于有自主呼吸的患者，可采用食管囊压技术测定，此时所测 PEEPi 为动态 PEEPi，为最小的 PEEPi。其操作过程为：

a. 食管内放置食管气囊导管，连接压力传感器，连续显示胸腔内压力。

b. 从吸气开始至吸气流速产生之前的食管压下降即为动态 PEEPi。

4. 注意事项

①测定静态 PEEPi 时应保证患者完全镇静，甚至肌松，否则数值不准。

②测量前须将 PEEP 调至 $0cmH_2O$。

③为准确起见，可重复监测 2~3 次后取平均值。

（四）气道闭合压

气道闭合压（$P_{0.1}$）是指吸气开始后关闭气道 0.1s 所测得的压力。此指标反映呼吸中枢驱动强度。在自主呼吸期间，$P_{0.1}$ 异常升高可以提示中枢驱动增加，但神经-肌肉功能不良时，$P_{0.1}$ 可能低估中枢驱动的增加。

1. 适应证

①$P_{0.1}$ 可作为反映中枢驱动力的指标。

②自主呼吸模式下，可以更好地了解自主呼吸能力并调节适宜支持水平。

③在脱机过程中根据动态监测 $P_{0.1}$ 的变化调节支持水平。

④作为预测成功脱机的指标之一。

⑤在辅助通气条件下，测定 $P_{0.1}$ 可以了解呼吸机支持的程度，以防支持不足或支持过度。

2. 禁忌证

无禁忌证。

3. 操作方法

①在测定前须稳定呼吸，为消除体位的影响（平卧位，半坐位），每次测定应取相同的体位，以便动态观察比较。

②P$_{0.1}$临床有两种测定方法。

a. 单呼吸测定法：通过呼吸机备有的测量程序（手工操作），单次进行呼吸末气道闭合压的测定。每次取值至少 3 次，算出平均值。

b. 连续测定法：当呼吸机为压力触发并且没有 flow-by 时，呼吸机自动连续分析最小的气道闭合压，可连续显示 P$_{0.1}$数值。

（五）呼吸力学曲线与呼吸环

将压力、容积和流速三个指标中的两个指标相结合，可得到每个呼吸周期的呼吸环。常用的呼吸环为压力-容积环、容积-流速环、压力-流速环三种。

1. 适应证

适用于机械通气患者，尤其适用于以下患者。

①呼吸衰竭诊断未明的患者。

②急性呼吸窘迫综合征患者。

③慢性阻塞性肺疾病患者。

④急性心源性肺水肿患者。

⑤呼吸机依赖患者。

⑥困难脱机的患者。

⑦心肺手术或移植的患者。

⑧有肺损伤的高危患者。

⑨有严重心肺疾病的患者。

⑩老年患者。

2. 流速、压力、容积波形的监测

（1）流速-时间波形

①自主呼吸时为正弦波；控制通气时可有方波、减速波或加速波。

②呼气气流波形反映呼吸系统的机械特性、通气机管路和患者气管阻力的变化。

③当存在呼气气流限制，呼气气流不能到达基线时，提示肺过度膨胀和 PEEPi 的存在。

④波形的异常可提示通气管路有阻抗或阻塞。

a. 呼气时间延长，吸气气流时间波形正常，提示呼气阻力增加。

b. 吸气气流减小，吸气时间延长，呼气气流波形正常，提示吸气阻力增加。

（2）压力–时间波形

选择呼吸机的波形监测为压力–时间波形或应用床边呼吸功能监测仪器监测。

（3）容积–时间波形

选择呼吸机的波形监测为容积–时间波形或应用床边呼吸功能监测仪器监测。

3. 呼吸环的监测

（1）流速–容积环（F–V 环）

①选择监测 F–V 环，其吸气部分反映通气机的设定，呼气部分由患者呼吸系统弹性回缩力、气道和气管导管的阻力等因素决定。

②当存在呼出气流限制，呼气潮气量曲线显示特征性的形状（凸向容量轴），并在下一次机械吸气开始吸气气流突然终止，提示存在 PEEPi 及动态肺过度膨胀。

③连续最大 F–V 环可用于评价对治疗（如支气管扩张药）的反应。

④F–V 环外形突然变化说明急性临床状况恶化（如急性支气管痉挛、大气道黏液栓、气管导管扭结增加上气道阻力）。

⑤存有大量分泌物时患者 F–V 环呼气部分呈特征性锯齿样外形，经过吸痰后可以恢复正常。

⑥最大 F–V 环可用于判断肺功能。在阻塞性、限制性疾病及上气道阻塞发生特征性 F–V 外形异常。

⑦最大 F–V 环测定需要患者合作重复用力呼吸。

（2）静态压力–容积环（P–V 环）

P–V 环能描记整个呼吸系统静态机械特征，用于测定肺功能。曲线有两个特殊点作为机械通气的目标：①LIP 代表吸气顺应性改善的点，指出萎陷肺泡复张点；②UIP 代表肺过度膨胀点。目前床旁描记 P–V 环业已作为监测、诊断和通气机治疗研究的重要手段。

描记 P–V 曲线的方法有吸气末阻断法、低流速方法（<10L/min）、超大注射器方法。临床常用低流速法和吸气末阻断法描记 P–V 曲线。

①低流速法操作步骤

a. 在充分镇静的基础上，应用肌松药，以完全抑制患者的自主呼吸。确认血流动力学稳定和自主呼吸消失后继续以下操作。

b. 机械通气模式设为压力控制通气（PCV），$FiO_2 = 100\%$，$PEEP = 0cmH_2O$，调节压力控制水平和吸/呼比（I/E），使潮气量和通气频率（RR）与初始设置近似。若在此过程中脉搏血氧饱和度（SpO_2）下降至88%以下，应停止 P–V 曲线测量。

c. 调节 PCV 至 $35cmH_2O$，测量此时的 VT，再调回初始位置。

d. 将模式改为容积控制通气（vcv），调节 VT 与 PCV 时的 VT 相等，RR=6~8 次/分，

PEEP=0cmH$_2$O，I/E=4：1，FiO$_2$=100%，流速波形为方波，测定此时的 P-V 曲线。

e. 将模式和参数转回到初始 PCV 的设置。

f. 部分呼吸机设有低流速法测定 P-V 曲线的快捷方式：从<5L/min 流速描记 P-V 曲线，临床操作方便、准确。

②吸气末阻断法操作步骤

a. 镇静。在充分镇静的前提下，给予肌松药。

b. 将通气方式设为容积控制通气。

c. 待患者自主呼吸完全消失及各项生理学指标稳定后，记录基础通气参数，测定 PEEPi，共 3 次。

d. 预设潮气量的确定最低 50mL，最大不超过 800mL，或不能使相应的平台压超过 35cmH$_2$O，50~100mL 为间隔，设置 12~15 个测量点。以随机的方式安排测量点的顺序。

e. 将 PEEP 调为 0cmH$_2$O，按随机提供的潮气量大小设置不同的潮气量，在各潮气量通气 3~5 次后，通过持续按压"inspiration hold"键 3s 以上，测定相应的平台压。

f. 每完成一次测量后须返回基础通气状态 10~15 次通气后，再输入下一个潮气量并测定相应的平台压，直到完成所有的测量。

g. 待肌松药效基本消除后，停用镇静药。

h. 按测定的平台压和相应的潮气量描记 P-V 环。

第二节　休克的临床治疗

一、严重感染与感染性休克

严重感染和感染性休克通常表现为一个进行性发展的临床过程。

（一）定义和诊断

1. 全身炎症反应综合征（SIRS）

1991 年美国胸科医师学会（ACCP）和重症医学会（SCCM）联席会议对全身炎症反应综合征（SIRS）规定了明确的定义和诊断标准：SIRS 是机体对各种不同的严重损伤所产生的全身性炎性反应。这些损伤可以是感染，也可以是非感染性损伤，如严重创伤、烧伤和胰腺炎等。如出现两种或两种以上的下列表现，可以认为有这种反应的存在：①体温大于 38℃或小于 3℃；②心率大于 90 次/分；③呼吸频率大于 20 次/分，或 PaCO$_2$<

32mmHg（4.3kPa）；④血白细胞大于 12000/mm³（12×10⁹/L，<4000/mm³（4×10⁹/L），或幼稚型细胞大于 10%。

会议同时指出，由致病微生物所引起的 SIRS 为全身性感染（sepsis）；严重感染是指全身性感染伴有器官功能不全、组织灌注不良或低血压。感染性休克可以被认为是严重感染的一种特殊类型。

2. 感染性休克

临床上沿用的诊断感染性休克的标准常包括：①临床上有明确的感染；②有 SIRS 的存在；③收缩压低于 90mmHg 或较原基础值下降的幅度超过 40mmHg，至少 1h，或血压依赖输液或药物维持；④有组织灌注不良的表现，如少尿（<30mL/h）超过 1h，或有急性神志障碍。

3. PIRO 诊断系统

PIRO 诊断系统包括易感性、感染侵袭、机体反直和器官功能不全。该系统相应地反映：①患者的基础情况、对炎症反应的基因特征；②致病微生物的药物敏感性和分子生物学特征，感染源的部位、严重程度和对治疗的反应；③机体炎症反应特点和特异性生物学指标（如降钙素前体、C-反应蛋白、人类白细胞相关性抗原、白介素等）的意义；④器官受累的数量、程度及其相应的评分系统。

（二）治疗要点

1. 早期液体复苏

一旦临床诊断严重感染或感染性休克，应尽快积极液体复苏，6h 内达到复苏目标：①中心静脉压（CVP）8~12mmHg；②平均动脉压大于等于 65mmHg；③尿量大于等于 0.5mL/（kg·h）；④ScvO₂ 或 SvO₂≥70%。若液体复苏后 CVP 达 8~12mmHg，而 ScvO₂ 或 SvO₂ 仍未达到 70%，须输注浓缩红细胞使血细胞比容达到 30% 以上，或输注多巴酚丁胺以达到复苏目标。

液体复苏是指早期容量扩充，并要严密监测患者的反应。在这个时期，要在短时间内输入大量液体，但同时要严密监测患者的反应以防止发生肺水肿。在可疑低血容量的患者可以先快速补液：30min 内输入晶体液 500~1000ml 或胶体液 300~500ml，并判断患者对液体复苏的反应（血压增高及尿量增多）及耐受性（有无血管内容量过负荷的证据），从而决定是否继续扩容。同样是严重感染的患者，其容量缺乏的程度却大有不同，随着静脉扩张和毛细血管渗漏，大多数患者在最初的 24h 内都需要持续大量的液体复苏，入量明显多于出量。

严重感染与感染性休克患者液体复苏时晶体液、胶体液的选择仍存在很大的争议。目前关于感染性休克液体选择方面的多项研究显示，晶体液或胶体液的临床应用对患者预后的影响并没有差异。严重感染和感染性休克患者选用生理盐水或白蛋白同样有效。但理论上讲，胶体液的渗透压高于晶体液，能更好地维持血管内容量。

复苏液体包括天然胶体、人造胶体和晶体液，没有证据支持哪一种液体复苏效果更好。

2. 血管活性药物、正性肌力药物

严重感染和感染性休克的初始治疗应为积极的早期目标指导性的液体复苏，即便在容量复苏的同时，亦可考虑合并应用血管活性药物和（或）正性肌力药物以提高和保持组织、器官的灌注压。必要时还应辅以应用低剂量的糖皮质激素。去甲肾上腺素及多巴胺均可作为感染性休克治疗首选的血管活性药物。常用的药物包括多巴胺、去甲肾上腺素、肾上腺素、血管加压素和多巴酚丁胺。

①多巴胺：小剂量 [<5μg/（kg·min）] 主要作用于多巴胺受体（DA），具有轻度的血管扩张作用。中等剂量 [5~10μg/（kg·min）] 以兴奋 β 受体为主，可以增加心肌收缩力及心率，从而增加心肌的作功与氧耗。大剂量 [10~20μg/（kg·min）] 则以兴奋 α_1 受体为主，引起显著的血管收缩。

②去甲肾上腺素：其常用剂量为 0.03~1.5μg/（kg·min）。但剂量超过 1.0μg/（kg·min），可由于对 β 受体的兴奋加强而增加心肌做功与氧耗。对于容量复苏效果不理想的感染性休克患者，去甲肾上腺素与多巴酚丁胺合用，可以改善组织灌注与氧输送，增加冠状动脉和肾脏的血流以及肌酐清除率、降低血乳酸水平，而不加重器官的缺血。

③肾上腺素：目前不推荐作为感染中毒性休克的一线治疗药物，仅在其他治疗手段无效时才可考虑尝试应用。

④血管加压素：目前多主张在去甲肾上腺素等儿茶酚胺类药物无效时才考虑应用，且以小剂量给予（0.01~0.04U/min），无须根据血压调整剂量。临床可选用精氨酸加压素以及特利加压素。

⑤多巴酚丁胺：具有强烈的 β_1、β_2 受体和中度的 α 受体兴奋作用，既可以增加氧输送，同时也增加氧消耗特别是心肌的氧消耗。在感染性休克治疗中一般用于经过充分液体复苏后心脏功能仍未见改善的患者；对于合并低血压者，宜联合应用血管收缩药物。其常用剂量为 2~20μg/（kg·min）。

⑥糖皮质激素：对于依赖血管活性药物的感染性休克患者，可应用小剂量糖皮质激素。如氢化可的松，每日补充量不超过 300mg，分为 3~4 次给予，或持续输注。超过 300mg 以上的氢化可的松并未显示出更好的疗效。

（三）集束化治疗

血流动力学紊乱是严重感染和感染性休克最突出的表现。血流动力学的支持是感染性休克重要的治疗手段，目的是改善血流动力学状态、改善器官灌注，逆转器官功能损害。

所谓集束化治疗，是指根据治疗指南，在严重感染和感染性休克确诊后立即开始并应在短期内（如6~24h）必须迅速完成的治疗措施，包括早期血清乳酸水平测定；抗生素使用前留取病原学标本；急诊在3h内、ICU在1h内开始广谱的抗生素治疗；尽可能在1~2h内放置中心静脉导管，监测CVP和$ScvO_2$；如果有低血压或血乳酸大于4mmol/L，立即给予液体复苏（20mL/kg），如低血压不能纠正，应加用血管活性药物，维持MAP>65mmHg；持续低血压或血乳酸大于4mmol/L，液体复苏使中心静脉压（CVP）≥8mmHg，中心静脉血氧饱和度（$ScvO_2$）≥70%，6h内达到上述目标。在努力实现血流动力学稳定的同时，早期集束化治疗还包括：①积极的血糖控制；②糖皮质激素应用；③机械通气患者平台压小于$30cmH_2O$；④有条件的医院可以使用活化蛋白C（APC）。

二、低血容量性休克

低血容量性休克是指各种原因引起的循环容量丢失而导致的有效循环血量与心排血量减少、组织灌注不足、细胞代谢紊乱和功能受损的病理生理过程。主要病理生理改变是有效循环血容量急剧减少，导致组织低灌注、无氧代谢增加、乳酸性酸中毒、再灌注损伤以及内毒素易位，最终导致多器官功能障碍综合征（MODS）。低血容量性休克的主要死因是组织低灌注以及大出血、感染和再灌注损伤等原因导致的MODS。

（一）原因

循环容量丢失包括显性丢失和非显性丢失。显性丢失是指循环容量丢失至体外，如创伤、外科大手术的失血、消化道溃疡、食管静脉曲张破裂及产后大出血等疾病引起的急性大失血，以及呕吐、腹泻、脱水、利尿等原因所致体液丢失；非显性容量丢失是指循环容量丢失到循环系统之外，主要为循环容量的血管外渗出或循环容量进入体腔内以及其他方式的不显性体外丢失。大量失血是指24h内失血超过患者的估计血容量或3h内失血量超过估计血容量的一半。

（二）诊断

1. 传统诊断的主要依据为病史、症状、体征，包括精神状态改变、皮肤湿冷、收缩压下降（小于90mmHg或较基础血压下降大于40mmHg）或脉压减少（小于20mmHg）、

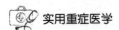

尿量小于 0.5ml/（kg·h），心率大于 100 次/分、中心静脉压（CVP）<5mmHg 或肺动脉楔压（PAWP）<8mmHg 等指标。

2. 氧代谢与组织灌注指标对低血容量性休克的早期诊断有更重要的参考价值。血乳酸和碱缺失在低血容量性休克的监测和预后判断中具有重要意义。应当警惕低血容量性休克病程中生命体征正常状态下的组织细胞缺氧。

3. 在休克复苏中每搏量（SV）、心排血量（CO）、氧输送（DO_2）、氧消耗（VOO_2）、混合静脉血氧饱和度（SvO_2）等指标也具有一定程度的临床意义。低血容量性休克早期复苏过程中，要在 MODS 发生之前尽早改善氧输送。

（三）治疗

1. 病因治疗

积极纠正低血容量性休克的病因是治疗的基本措施；应迅速利用包括超声和 CT 手段在内的各种必要方法，检查与评估出血部位不明确、存在活动性失血的患者；对于出血部位明确、存在活动性失血的休克患者，应尽快进行手术或介入止血。

2. 液体复苏

①液体复苏治疗时可以选择晶体溶液（如生理盐水和等张平衡盐溶液）和胶体溶液（如白蛋白和人工胶体）。目前，尚无足够的证据表明晶体液与胶体液用于低血容量性休克液体复苏的疗效与安全性方面有明显差异。由于 5% 葡萄糖溶液很快分布到细胞内间隙，因此不推荐用于液体复苏治疗。

②必须尽快建立有效静脉通路，输液的速度应快到足以迅速补充丢失液体，以改善组织灌注。

③容量负荷试验。容量负荷试验的目的在于分析与判断输液时的容量负荷与心血管反应的状态，以达到既可以快速纠正已存在的容量缺失，又尽量减少容量过度负荷的风险和可能的心血管不良反应。

④对出血未控制的失血性休克患者，早期采用控制性复苏，收缩压维持在 80～90mmHg，以保证重要脏器的基本灌注，并尽快止血；出血控制后再进行积极容量复苏。

⑤对合并颅脑损伤的多发伤患者、老年患者及高血压患者应避免控制性液体复苏。

3. 输血治疗

进行合理的成分输血。对于血红蛋白低于 70g/L 的失血性休克患者，可考虑输红细胞。大量失血时应注意凝血因子的补充。

4. 血管活性药与正性肌力药

低血容量性休克的患者一般不常规使用血管活性药，以免进一步加重器官灌注不足和缺氧的风险。临床通常仅对于足够的液体复苏后仍存在低血压或者输液还未开始的严重低血压患者，才考虑应用血管活性药与正性肌力药。

5. 纠正酸中毒

对代谢性酸中毒患者，强调积极病因处理与容量复苏，不主张常规使用碳酸氢钠碳酸氢盐只用于紧急情况或 pH<7.20 时。

6. 肠黏膜屏障功能的保护

失血性休克时，胃肠道黏膜低灌注、缺血缺氧发生得最早、最严重。胃肠黏膜屏障功能迅速减弱，肠腔内细菌或内毒素向肠腔外转移机会增加。保护肠黏膜屏障功能，减少细菌与毒素易位，是低血容量性休克治疗的重要内容。

7. 体温控制

严重低血容量性休克伴低体温的患者应及时复温，维持体温正常。

第三节　围麻醉期重症抢救

一、围麻醉期循环系统重症抢救

（一）心力衰竭抢救

心力衰竭是指在适量静脉回流的情况下，由于心肌收缩力下降和（或）舒张功能障碍，心排血量减少，不能满足机体组织细胞代谢的需求，导致血流动力学和神经体液功能失常，产生活动性呼吸困难、运动耐量下降及静脉系统淤血、肢体水肿等一系列症状和体征的临床综合征。

心力衰竭按发病速度可分为急性和慢性心力衰竭；按发生部位可分为左心衰竭、右心衰竭和全心衰竭；按主要功能改变可分为收缩性心力衰竭和舒张性心力衰竭；按心排血量高低可分为低心排血量和高心排血量心力衰竭。

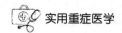

1. 原因

（1）基本病因

①原发性心肌收缩功能障碍：如急性大面积心肌梗死、心肌炎症变性或坏死、心肌代谢改变、急性弥漫性感染性心内膜炎导致乳头肌断裂，腱索断裂，瓣膜穿孔引起急性瓣膜反流。

②心肌负荷过重：包括压力和容量负荷过重，前者为突发性高血压、高血压危象、肺动脉高压、主动脉瓣或肺动脉瓣狭窄、左室或右室流出道狭窄等，后者为瓣膜关闭不全、先天性房间隔或室间隔缺损、贫血、甲状腺功能亢进症等。

③心脏充盈受限：如心脏压塞、缩窄性心包炎、限制性心肌病、梗阻性心肌病、二尖瓣狭窄等。

（2）诱因

①心率增快：感染（尤其是肺部感染）、肺梗死、妊娠和分娩、过度的体力活动或情绪激动引起心率增快。

②严重心律失常：使心排血量减少。

③增加前负荷：钠盐摄入过多、输液过多或过快增加前负荷。

④内环境改变：贫血或大量失血、电解质、酸碱平衡失调等。

⑤滥用抗心律失常药：使用奎尼丁、普萘洛尔、普鲁卡因胺等药物，心肌收缩力减弱。

⑥洋地黄过量：抑制心肌收缩力。

⑦增加后负荷：应用血管收缩药增加心脏后负荷等。

2. 临床表现

（1）左心衰竭

左心排血量迅速显著下降，导致体循环供血不足，肺静脉压突然升高引起急性肺水肿。

①呼吸困难：早期表现为劳力性呼吸困难，初期仅发生于较重的体力劳动时，休息后可消失。随着左心衰竭的加重，较轻的体力劳动即可引起呼吸困难，严重者休息时也可出现呼吸困难，典型者表现为阵发性夜间呼吸困难，有时强迫坐位，呈端坐呼吸。

②咳嗽：咳出粉红色泡沫样痰，并可咯血。

③其他症状：心排量不足有心动过速、肢端发冷和出汗、乏力、倦怠、面色苍白、发绀，严重脑缺氧时可出现嗜睡、烦躁、意识障碍、少尿和肾功能损害等。

④体格检查：常见为双肺底细湿啰音；心脏扩大以左心室扩大为主，可闻及第三心音、第四心音、舒张期奔马律和二尖瓣反流性杂音等。

（2）右心衰竭

右心衰竭以体循环淤血表现为主。

①主要症状：有体循环淤血所致食欲缺乏、恶心、呕吐、上腹胀痛、尿少、水肿、失眠、嗜睡，严重者可发生精神错乱等。

②心脏增大：以右心室增大为主者，可伴有心前区抬举性搏动、心率增快，部分患者可在胸骨左缘相当于右心室表面处，听到舒张早期奔马律。

③静脉充盈：颈静脉怒张，为右心衰竭的早期和最明显的表现，严重者手背静脉和其他表浅静脉也充盈，并可见静脉搏动。

④脏器肿大：淤血性肝肿大伴有压痛，肝颈静脉反流征阳性，后期可出现心源性肝硬化和黄疸。

⑤水肿：其特点是下肢凹陷性水肿，受体位影响，是静脉淤血和水钠潴留的结果。病情严重者可发展到全身水肿，少数患者可出现胸腔积液、腹水。

⑥发绀：表现为甲床、面部毛细血管扩张、青紫和色素沉着，是周围循环血流减少、血管收缩，加之供血不足时组织摄取血氧相对增多，静脉血氧低下所致。

（3）全心衰竭

兼有左心、右心衰竭的表现，但也常以一侧为主。左心衰竭肺充血的临床表现，可因右心衰竭的发生而减轻。由于右室壁较左室壁薄，易于扩张，全心衰竭时右心衰竭的表现比左心衰竭明显。

3. 辅助检查

（1）X线检查

心影扩大；肺门动脉和静脉均有扩张，两侧肺门阴影范围和密度均增加；肺淤血的X线表现先于肺部啰音出现。

（2）影像学检查

核素心肌显像技术、超高速螺旋CT和食管超声技术的检查，可以对心脏结构和功能做立体动态的观察，超声心动图、核素心血管造影的ET值，可辅助用于心功能判定，有助于明确心衰病因。运动峰耗氧量能客观地反映心脏储备功能，又可定量分级。

4. 诊断

根据临床表现、辅助检查等确诊。

5. 救治

（1）限制液体入量

取坐位，双腿下垂。停止一切输液，严格限制水分入量。液体摄取量1.5L/d。

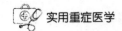

（2）充分吸氧

纯氧下行正压呼吸，并吸入 75% 或纯乙醇蒸气，去泡沫痰。

（3）正性肌力药

选快速作用的强心药，控制心力衰竭。

①毛花苷 C：0.4~0.8mg，加于 20%~25% 葡萄糖液 20~40mL 内缓慢静注。或首次量 0.2~0.4mg，维持量 0.4mg，静注，1.6mg/d。

②毛花苷 K：0.25~0.5mg，加于 20%~50% 葡萄糖液 20~40mL 内，缓慢静注。

③米力农：为磷酸二酯酶抑制药，负荷量 25~75μg/kg，维持量 0.375~0.5μg/（kg·min）输注。

（4）利尿药

呋塞米 40~80mg 或依他尼酸 25~50mg，快速静注加强利尿，但应注意补充钾盐。

（5）升压药

血压下降时，可用升压药升高血压，可选用异丙肾上腺素 0.1~0.5；μg/（kg·min）输注；或多巴胺等正性肌力作用的药物，5~10μg/（kg·min）输注。增加心排血量。

（6）扩张血管药物的应用

心衰患者用血管扩张药，减少周围小动脉的阻力，从而减少心脏后负荷，使心搏量增加，心排血量增加。同时扩张小静脉，使小静脉容血量增加，以减少回心血量，从而减少心脏的前负荷，而血液重新分配有利于肺毛细血管压的降低。对肺毛细血管压升高伴或不伴有外周低灌流的心力衰竭患者是有益的。

①苯胺唑林：10~20mg 溶于 5% 葡萄糖 100~200ml 输注，或 0.25~1.0mg/min 静滴。注意血流动力学监测。

②硝普钠：0.05g 加于 10% 葡萄糖液 250~500ml 内输注，或 2~3μg/（kg·min）输注，可迅速提高疗效。

③硝酸甘油：开始 10μg/min 静滴，每 5~10min 逐渐增加 5~10μg/min，最大剂量 20μg/min 或 3~6yg/（kg·min）。

（7）其他处理

除静注氨茶碱 0.25~0.5g（以 5% 葡萄糖溶液 10~20ml 稀释缓慢注射）外，有以下几点：

①吗啡：10mg 输注，治疗左心衰竭肺水肿，也可并用镇静药。

②维生素类：静脉注射大量的维生素 C、维生素 B。

③纠正电解质紊乱。

④心衰时停止手术，如为二尖瓣狭窄行瓣膜交界分离术，将瓣膜口尽量扩大，改善血

液循环。

⑤CPB 中出现的心力衰竭，若有房室传导阻滞时，须用起搏器。

⑥血管紧张素转换酶（ACE）抑制药：用于轻度至中度心力衰竭患者，从门诊开始应用。对于伴有低血压的严重心力衰竭的患者不适宜。ACE 抑制剂治疗最常见的不良反应是低血压，其次是咳嗽。血管性水肿是使用 ACE 抑制药的绝对禁忌证。

（二）急性心肌梗死抢救

麻醉期间及手术后发生急性心肌梗死（AMI），是一种心血管严重并发症。多与术前潜有冠状动脉供血不足心肌缺血有关。加上手术或麻醉影响到心肌耗氧与供氧之间的平衡。心内膜下区尤易受累。若 AMI 范围广泛，影响到心脏功能，心排血量锐减，出现心衰而死亡。合并心衰病死率高达 20%~30%；合并心源性休克病死率高达 80%。合并电生理紊乱常发生心搏骤停。

1. 原因

任何导致耗氧量增加，或心肌缺氧的因素，均可使冠状动脉急性闭塞，血供中断，局部心肌缺血性坏死。

（1）诱发危险因素

术前危险因素除吸烟史外，有：

①冠心病、高龄、动脉粥样硬化、高血压病等患者，其心肌梗死的发病率为正常人的 2~3 倍。

②大血管、肺、食管和上腹部手术及腹主动脉手术后心排血量降低，冠状动脉灌流量锐减。

③麻醉和手术期间有较长时间的高血压或低血压。

④手术和麻醉时间越长发生率越高，据文献报道，1h 手术的发生率为 1.6%，大于 6h 手术者则可达 16.7%。

⑤原有心肌梗死病史者，特别是新近（6 个月以内）发生过心肌梗死者，容易发生再梗死，与健康人相比，围术期心肌梗死危险性之比为 5%~8%对 0.1%~0.7%。

⑥手术后贫血。

⑦1 型或 2 型糖尿病等。

（2）麻醉期间的因素

包括患者精神和疾病因素等。

①精神紧张：情绪过分激动、心情恐惧和疼痛，使体内儿茶酚胺释放，血内水平增高，周围血管阻力增加，增加心脏后负荷，血压突然升高，心率增速和心肌氧耗量增加。

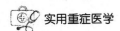

②血压显著波动：影响心肌供血、供氧。较基础血压降低 30% 的血压持续 10min 者，其心肌梗死发生率高，特别是透壁性心肌梗死的发生率明显增加。高血压动脉硬化的患者伴有心肌肥厚，其发生心内膜下心肌梗死的机会增加。即使未出现低血压，也可发生心肌损伤。

③麻药对心肌的抑制：应用对心肌功能有抑制作用的氟烷、恩氟烷、异氟烷等，以及硫喷妥钠应用不当，引起心肌收缩力减弱和静脉回心血量减少。全麻药对心血管和机体代偿机制有影响，对中枢神经和自主神经的作用也有影响。

④供氧不足或缺氧：势必使冠心病患者原有心肌缺氧进一步恶化。

⑤心率增快或严重心律失常：轻度心动过速，心率 90~110 次/分，明显心动过速时，心率大于 110 次/分，均使心肌耗氧量增加。

3. 救治

发生 AMI 后，要暂停手术，积极抢救和处理。

（1）请会诊

麻醉期间或手术后心肌梗死的临床表现很不典型，主要依据心电图和血流动力学的改变，诊断标准：持续性及 230s 的 ST 段改变（水平下移大于 0.1mV，上抬大于 0.2mV），至少 3 个导联 T 波改变，新病理性 Q 波，CK-MB 比率升高大于等于 6%，或有心绞痛症状。及时请内科心血管专科医师会诊和协同处理。

（2）心肌梗死监测

连续监测 ECG、BP、R、MAP、CVP、体温、尿量。有条件时监测 TEE、测定心肌钙蛋白 T（cTn-T）和置入漂浮导管，进一步监测 PAP、PCWP 和 LVEDP 等。

（3）充分供氧

应用呼吸机支持呼吸。

（4）应用变力性药物

多巴胺等以保持冠状动脉的灌注。变力性药物可使心肌氧耗量增加。并用硝普钠等血管扩张药，不仅可降低心肌氧耗量，且将提高心脏指数（CI），降低已升高的 LVEDP。

（5）主动脉内囊扶助疗法

有条件时，对持续心肌缺血不能用药物干预者，则早用主动脉内囊扶助（IABA）疗法，即反搏系统，通过降低 SP，减少左室做功，使心肌氧耗量下降，同时还增加 DP，有利于冠状动脉血流和心肌供氧。

（6）对症治疗

常规用抗血小板药，也可用肝素适当抗凝或溶栓，减少血栓形成，但防止围术期出血的危险。极化液疗法，极化液由氯化钾、胰岛素、辅酶 A、细胞色素 C、维生素 B₆、葡萄糖配成，可促进心肌摄取和代谢葡萄糖。

（三）麻醉期间心律失常治疗

麻醉期间心律失常的发生率较高，其出现可能是隐性心脏病的唯一征象，既是心脏病的病因，又是心肌功能进行性衰退的结果。心律失常使心排血量受到影响，引起血流动力学的变化。变为威胁生命的潜在因素。

1. 原因

处理围术期心律失常最重要的是识别引起心律失常的原因，并解除。麻醉期间发现的心律失常，其原因是很多的。

①麻醉药：麻醉药的性质，如氟烷、恩氟烷等可诱发心律失常。

②麻醉的操作：如麻醉过浅、低血压、吸痰、插管、拔管等可诱发心律失常。

③手术操作的刺激：如直接刺激心脏等可诱发心律失常。

④电解质紊乱：如低血钾、低血钙等可诱发心律失常。

⑤缺氧和二氧化碳蓄积：低氧血症、高二氧化碳血症可诱发心律失常。

⑥低温可诱发心律失常。

⑦药物的作用：应用拟肾上腺素药及受体阻滞药后。

⑧肌松药不良反应：应用肌松药的不良反应。

⑨心肌缺血：合并器质性心脏病心肌缺血。

⑩酸碱失调：酸中毒或碱中毒。

⑪洋地黄毒性反应等。

2. 分类

（1）不需要特殊治疗的心律失常

围术期心律失常多数并不严重，只须祛除原因，即可纠正。不需要特殊治疗的心律失常如下：

①窦性心动过速：心率 100~160 次/分；窦性心动过缓，心率小于 50 次/分。

②节律点下移（能自行恢复或静注阿托品后恢复，或浅麻醉即能恢复）。

③轻型心律失常：偶发性室性期前收缩、一度房室传导阻滞，无心脏器质病变者。

（2）必须治疗的心律失常

若围术期心律失常引起血流动力学异常或心肌损害，必须用药物或电击除颤手段治疗。

①病理性心动过速：异位心动过速，阵发性心动过速，室上性心动过速（SVT，心率

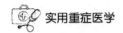

大于 100 次/分）。

②病理性心动过缓：窦性或结性心动过缓。

③心房纤颤：心率大于 100 次/分。

④心肌缺血：冠状动脉供血不足，心肌缺血缺氧表现。a. ST 段及 T 波不正常；b. 希氏束传导阻滞（室内左或右束支传导阻滞）；c. 房室传导阻滞（二度）。

⑤异位心律：有引起心室纤颤可能的异位心律失常，后果严重，需要紧急处理。a. 室性期外收缩，多发性多源性室性期前收缩；b. 室性心动过速，多有严重器质性病变；c. 严重室性心动过缓，心率小于 35 次/分。

（3）难以挽救的心律失常

心搏骤停的三种形式，是最严重的心律失常，常常难以挽救。①心室纤颤；②电机械分离；③心脏停搏。

3. 救治

（1）预防要点

①消除紧张情绪。

②尽可能避免应用能诱发心律失常的药物，术前治疗应用洋地黄、拟交感神经药术前应尽可能停药；应用利尿药引起电解质紊乱者，术前应予以纠正。

③控制麻醉深度，充分给氧，监测血电解质、血气，并及时纠正麻醉过浅和电解质紊乱等诱发因素。

④阻断循环行心内直视手术者，尽量缩短阻断时间，防止再灌注损伤。

（2）治疗原则

心律失常的治疗策略对患者十分重要。

①迅速正确做出诊断。

②了解引起心律失常的病因和诱因，消除诱发因素，如暂停手术操作，解除气道梗阻，改善通气功能及纠正电解质紊乱等。

③正确选择抗心律失常药物，药物分类的受体靶位是心脏的离子通道和肾上腺能受体，阳离子可将离子通道靶位分成钠（Na^+）、钙（Ca^{2+}）和钾（K^+）通道 3 组。掌握药物的适应证和禁忌证，以及药物的相互作用。

④如有严重血流动力学改变，应做循环功能支持。如甲氧明 10~20mg，稀释后缓慢静注。必须注意引起 SVT 的可逆原因，先予排除后进行药物治疗。SVT 对麻醉医师来说是最有价值的警示体征，需要纠正威胁生命的低氧血症、通气不足、低血压和心肌缺血等状态。

⑤在联合应用抗心律失常药物时，要考虑到药物的协同作用和拮抗作用。

⑥特殊心律失常应特殊处理，如出现阵发性室上速、严重心动过缓、心房扑动或心室纤颤时，室率大于 100 次/分，及二度以上房室传导阻滞等均须药物治疗。一旦出现多源性室性早搏、室性室上性心动过速，应紧急处理。

二、围麻醉期呼吸系统重症抢救

（一）急性肺栓塞抢救

急性肺栓塞是既往深静脉血栓后的一部分肺组织，因肺动脉血管阻塞而致供血中断。若其主要的肺血流被阻断，则迅速引起肺动脉高压、缺氧、心律失常、休克而致死，也可因神经反射引起呼吸或心搏骤停。急性肺栓塞极易被漏诊，仅 10%~30% 能在生前做出诊断，其余皆系尸检时被发现。急性肺栓塞的发生，与麻醉没有直接关系，但仍是围术期的肺部并发症严重者之一。麻醉科医师应会认识和处理。

1. 原因

深静脉血栓发生的高危因素包括以下内容：

（1）好发年龄

急性肺栓塞多发生于中年以上，尤其高龄的患者，常见于胸腹大手术中、后短时间内。

（2）触发因素

触发因素有：①腹部等大手术；②恶性肿瘤及其相关治疗；③心脏瓣膜病及心功能不全；④血液病；⑤肥胖；⑥下肢静脉曲张；⑦盆腔或下肢肿瘤；⑧妊娠或长期口服避孕药；⑨制动时间较长、脑卒中或麻痹，或既往深静脉栓塞；⑩创伤；⑪吸脂手术或自体（吸）脂肪隆胸手术恢复期等。

（3）栓子阻塞

临床上常见栓塞有血栓、脂肪栓塞、空气栓塞和羊水栓塞等。

①血栓：a. 大多数由下肢或盆腔内血管血栓形成后脱落而引起。促使静脉血栓形成的因素是血流缓慢、创伤及感染、并累及周围静脉、有血液易于凝结倾向的老年人、恶性肿瘤等；血内溶解血栓的作用减弱。b. 充血性心力衰竭、心瓣膜病、心房颤动、血栓性静脉炎、长时间低血压或因手术体位不当，妊娠，肿瘤的压迫引起下肢静脉回流的淤滞，均为肺动脉栓塞的诱因。

②脂肪栓塞：创伤、骨折或长骨髓内手术，偶可发生脂肪进入血循环内，或吸脂手术时，吸脂棒击碎的部分脂肪颗粒，通过破裂的血管，进入血循环，引起急性肺栓塞。

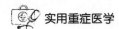

③空气栓塞：多见于颈、胸、脊髓手术时损伤大静脉，因静脉腔负压而吸入空气，坐位颅后窝手术更易发生气栓。留置中心静脉穿刺或导管，或加压输血时的不注意发生气栓。少量空气进入肺动脉可出现呛咳，一过性胸闷或呼吸促迫等。若空气量大于 40mL，患者可致死。

④羊水栓塞：常见于急产或剖宫产手术时，羊水进入母体血循环，形成栓子堵塞肺血管而引起的严重并发症。临床出现险恶病情，急性呼吸窘迫综合征继而出现循环衰竭。约50%母体在栓塞当时未及抢救即死亡。

（4）大栓子机械阻塞

大块栓子可机械性阻塞右心室肺动脉开口处。可引起肺动脉和右心急性高压，右心室迅速扩张，左心室排血量明显减少，血压剧降和严重休克，心力衰竭而死亡。75%患者在发生梗死后 1h 内死亡。如能存活大于 1h 者，则病死率显著下降。存活的患者，因改变肺泡通气/血流灌流的比值，增加肺无效腔，可引起缺氧和高碳酸血症。

2. 临床表现

（1）急性缺氧

临床上极易误诊或漏诊，对施行大手术或创伤、骨折、心脏病或吸脂术后患者，突然出现胸痛、咯血、原因不明的气急、窒息感，并出现严重休克和意识障碍；或全麻下有足够的通气和给氧条件下，仍然出现进行性发绀、低血压，应考虑有急性肺栓塞的可能。

（2）急性气道症状

临床表现为急性呼吸困难、咳嗽、胸痛。肺部无阳性发现。心动过速是常见的唯一的体征。发热、肺部啰音、肺动脉第二心音亢进，肺动脉瓣区偶可听到收缩期或持续性杂音。

（3）心电图表现

电轴右偏、肺性 P 波、快速性心房颤动和心肌供血障碍。无此典型心电图，或心电图正常者，也不能除外急性肺栓塞的可能。

（4）胸部 X 线检查

可见肺门充血，纹理增厚，右心扩大，胸腔积液。如肺动脉造影，则可见肺动脉充盈缺损。

（5）实验室检查

血清乳酸脱氢酶和胆红质增高，血清天冬氨酸转氨酶（SGOT）正常。脂肪栓塞者在尿内、痰内可发现脂肪颗粒，尿比痰检查更有意义。深静脉的检查，示深静脉的血栓对急性肺栓塞的诊断有很大帮助。

3. 救治

治疗原则为进行复苏、支持和纠正呼吸与循环衰竭。

①一般疗法：病人平卧、保持安静、消除恐惧；高流量吸氧并保持气道通畅，镇痛、控制心衰和心律失常等。

②抗休克。

③抗凝药：高度怀疑急性肺栓塞，又无抗凝药禁忌者，可用肝素 5000~10000U 静注，继之 20~400U/kg，维持输注 24h；或链激酶 150 万 U 溶于 10ml 生理盐水，再加入 5% 葡萄糖 100mL 中，于 60min 内输注完；或大剂量冲击疗法，每 10min 注入心导管 1.5 万 U/kg，或尿激酶等进行血栓溶解。

④手术：在 CPB 下进行肺内栓子摘除术。

⑤气栓的处理：发生气栓时，应立即置患者于左侧卧，头低位，使空气滞留于右心房内，防止气栓阻塞肺动脉。再通过心脏机械性活动，使气泡成为泡沫状，而逐渐进入肺循环。亦可经上肢或颈部静脉插入右心导管，来吸引右心内空气。通过高压氧舱治疗，以促进气体尽快吸收，并改善症状。

（二）围麻醉期张力性气胸的抢救

张力性气胸又称高压性气胸。其裂口与胸膜腔相通，且形成活瓣。吸气时空气从裂口进入胸膜腔内，而呼气时活瓣关闭，让腔内空气不能回入气道排出。致胸膜腔内空气不断增多，压力不断升高。致发生气胸的肺（一侧或双侧）受压而萎缩，使肺泡通气与血流灌注的比率失衡。患者迅速出现极度呼吸困难，显著的发绀，急性呼吸衰竭。同时，当一侧肺受压时，纵隔被推向健侧，影响腔静脉回流，心脏移位和受压，使心排血量进一步下降，发生严重低血压，甚至心搏停止。

1. 原因

麻醉过程或术后发生张力性气胸，多与手术和麻醉操作的失误、又未能及时处理损伤的胸膜有关。

（1）肺泡破裂

对肺气肿、支气管扩张、肺大疱患者，施行压力过大的辅助和控制呼吸所致。

（2）麻醉操作失误

如锁骨上路臂丛阻滞，肋间神经阻滞及椎旁神经阻滞，经胸椎行硬膜外穿刺刺破胸膜、肺组织而引起张力性气胸。

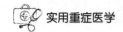
（3）手术操作

气管造口术、甲状腺手术、颈部广泛解剖手术，或经锁骨下静脉置管时，损伤肺尖；一侧胸内手术、胸廓成形术、肾上腺手术、肾手术和脊柱手术，损伤一侧或双侧的胸膜、支气管破裂，没有及时发现和修补等引起张力性气胸。

2. 临床表现

（1）呼吸困难

轻者可无症状。若1/5以上肺组织受压，患者可出现呼吸急促和困难、发绀和心动过速等。

（2）低血压

血压开始无变化。随着病情进展，如纵隔移位，缺氧加重，可出现低血压，甚至休克和精神恍惚等。

（3）体征

体检见患侧呼吸幅度减小，语颤和呼吸音降低或消失；有的患者胸膜腔内的高压空气被挤入纵隔，扩散至皮下组织，致皮下及纵隔气肿，颈部及锁骨上均有捻发音。

（4）X线表现

胸部冷线检查示患侧肺被压缩或颈部等部位皮下血肿，即可明确诊断。

3. 救治

麻醉科医师应仔细询问病史和检查患者，提高责任心和操作水平予以预防，若出现张力性气胸并发症时，及早急救治疗。

（1）预防

穿刺进针勿过深，手术操作应想到发生气胸的可能。一旦发生，应及时发现，正确处理。

（2）救治

若有明显呼吸困难症状，确诊为张力性气胸后，应在无菌条件下胸穿，经锁骨中线第2或第3肋间刺入胸膜腔抽气降低胸膜腔内压力。

（3）胸腔闭式引流

多次抽气后症状不缓解者，或张力性气胸，应胸腔内置管，行闭式胸腔引流，以促进萎陷肺的复张，此为规范化处理。

（4）应用广谱抗生素

积极预防肺感染。

（三）围麻醉期急性肺水肿的抢救

急性肺水肿是指短时间内由不同因素造成肺泡及间质水分增加，临床表现为呼吸困难和低氧血症，肺毛细血管压严重升高，毛细血管外处于相对高的负压状态的晚期效应。表现肺容量和肺间质液体量进行性增加，伴有肺顺应性减少和动脉氧分压下降。治疗不当后果将十分严重，必须紧急抢救。

1. 原因

肺水肿的发生与肺毛细血管内血浆胶体渗透压、液体静水压、肺泡内压力、肺毛细血管壁的通透性、肺表面活性物质等因素有关。麻醉中发生急性肺水肿与手术操作、麻醉药物作用、呼吸抑制、输血输液和收缩血管药物的应用等有关。

（1）手术操作刺激

急性肺水肿发生在胸外科和心血管外科的各种手术操作中。

（2）回心血量突然增加或减少

腹腔巨大肿瘤及腹水一旦祛除后，即高腹压突然减低后、回心血量剧烈增加或减少后。

（3）左心衰竭的急症手术

左心调整能力不能做出相应心排血量的提高，必然导致肺毛细血管静水压增高，这是左心衰竭最严重的表现。

（4）血管收缩药用量过大

单位时间内大量使用强力血管收缩药。

（5）输液输血过量

包括输入的液体过量和单位时间内输液过快。晶体液可增加血管内静水压，血管内渗透压的下降，增加液体从血管内滤出，使肺组织间隙的液量增加。

（6）液体排出障碍

如尿毒症，涉及左心衰竭、高血容量、胶体渗透压下降等，但以毛细血管通透性增加是其主要原因。

（7）电解质紊乱

如低钠综合征、低蛋白血症的患者，机体晶体渗透压和胶体渗透压降低。

（8）脑外伤及中枢疾病

可伴血内交感递质释放，引起容量血管收缩，使大量液体从体循环转入肺循环，使肺毛细血管内压力突然升高。

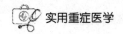

（9）气道梗阻等呼吸系统疾病

使肺泡内压力降低，缺氧损害肺内皮细胞引起半透膜环的破坏，肺表面活性物质减少或活性降低，以及血浆蛋白和电解质进入肺泡间隙，均易发生肺水肿。

（10）中毒性休克

休克患者肺表面活性物质减少或活性降低。

（11）肺静脉的狭窄

如先天性肺静脉根部狭窄，纵隔肉芽肿、纵隔肿瘤压迫所引起的肺静脉狭窄，肺动脉压显著升高。

（12）感染

如肺炎球菌性肺炎，可引起感染性肺水肿。

（13）毒气吸入

如光气、臭氧、氧化氮吸入可致肺水肿。

（14）循环毒素

如蛇毒液、四氧嘧啶和蜂蜇伤等。

（15）血管活性物质

如组胺、激肽和前列腺素等。

（16）弥散性毛细血管渗漏综合征

如内毒素性毒血症，可出现周身性血管通透性增加。

（17）弥散性血管内凝血（DIC）

多见于感染后免疫复合疾病、中暑、羊水栓塞和子痫等。

（18）血管壁通透性增加

淹溺、接近淹溺、误吸性肺炎、烟尘吸入、ARDS 等，引起血管壁通透性增加，通过体液因素、细胞因素和神经因素而引起肺水肿。

（19）淋巴管系统疾病

使淋巴引流障碍，势必增加肺组织间隙液体容量和蛋白质含量。

（20）肺组织间隙静水压下降

如胸腔积液或大量积气时用负压吸引过快，以及萎陷肺的突然复张，可出现一侧或双侧肺水肿。

（21）混合性的因素

如高原肺水肿、肺栓塞、肺实质病变、心律转复、体外循环、过敏及交感神经兴奋等。高原肺水肿海拔越高，发病率越高；上气道感染可诱发高原肺水肿。

（22）下丘脑疾病

引起交感神经过度兴奋，使大量液体从体循环移入肺循环，肺动脉高压。

（23）麻醉诱导期

①病人的焦虑与不安；②体位改变；③用药不当，如阿托品、泮库溴铵、氯胺酮等诱发心动过速；④应用具有抑制心肌的麻醉药或 α 受体兴奋药，如肾上腺素等；⑤对心功能不全，术前没有充分准备；⑥插管时引起心血管应激反应所致的肺水肿。

（24）麻醉维持期

①气道梗阻；②输血补液过荷；③恶性高血压；④使用强烈 α 受体兴奋药；⑤胸腹腔高压突然减低；⑥甘露醇快速利尿后的肺水肿。

（25）麻醉恢复期

术后肺水肿多发生在停止麻醉后 30min 以内，可能与下列因素有关：①撤除正压通气，气道梗阻；②心排血量增多，高血压；③$PaCO_2$ 升高，或 $PaCO_2$ 下降。

2. 临床表现

一般在原因较明显的情况下，麻醉中病人突然气道有大量粉红色泡沫痰涌出，或全麻时仅有麻醉中气道阻力突然升高，贮气囊挤压很困难，发绀，清醒病人严重呼吸困难，肺部听诊呈满布啰音，即可明确诊断。肺 X 线检查，可见肺门阴影增大，向外呈扇形延伸，肺叶间隙增厚。气道梗阻及严重缺氧，使肺水肿形成恶性循环，迅速发展。

3. 救治

（1）祛除病因

首先祛除病因和诱发因素。如输液输血过荷，立即减慢或停输。

（2）气管内插管

没有插管者，即行气管内插管，边吸引痰液，边正压人工呼吸和呼气末加压呼吸。以纠正缺氧、升高胸内压，恢复有效的右心室充盈。减少液体向肺泡渗透。

（3）酒精消泡

吸入经纯或75%酒精蒸汽（将酒精放在全麻乙醚挥发瓶内）湿化的氧气，消除泡沫痰的表面张力。

（4）解痉药

用氨茶碱 250mg 加生理盐水 10mL 静注，或 0.5%异丙肾上腺素 1mL 静注，解除支气管痉挛，降低水肿液外渗。

（5）减轻心脏负担

采用措施减轻心脏负担。

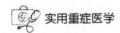

①限制液体入量。

②静注吗啡 10～20mg 静注或皮下注射，对心源性肺水肿有效（中毒性肺水肿不用），使末梢血管扩张，并通过中枢性交感抑制作用降低周围血管阻力，将血液从肺循环转移到体循环。这对其他原因的肺水肿也有治疗作用。

③对输血补液过荷而引起的肺水肿，可行切开静脉放血疗法，或用止血带扎紧四肢。

④利尿脱水，如用快速利尿药呋塞米 40～80mg 或依他尼酸 25～50mg 静注迅速利尿、减少循环血量和 COP 升高。

⑤病人取头高（上身抬高）脚低（双下肢下垂）位，即特德伦伯尔体位，使一部分循环血液积聚于放低的双下肢，从而减少有效循环血量。肺循环血量随之减少。

⑥α 受体阻滞药的应用：可阻断儿茶酚胺、组胺、血管紧张素等对肺血管的加压反应，减少周围血管阻力，从而减轻心脏负担，增加心排血量，使肺容量和肺毛细血管压减少。适用于高输出量性肺水肿，包括输血输液过荷，麻醉药的刺激和兴奋，气道梗阻，高血压心脏病，甲状腺功能亢进，中枢神经系统病变等。a. 苯胺唑林，最为常用，10～20mg 加于 5% 葡萄糖溶液 100mL 内输注，作用时间短，便于调节。b. 酚苄明，1mg/（kg·次），加于 5%～10% 葡萄糖溶液 40～60mL，静脉内缓慢输注，约 1h 滴完。其作用时间长，可持续大于 24h。c. 六甲溴铵，按 5～10mg/次，加于 5% 葡萄糖溶液 20mL，<0.5mg/min 的速度缓慢输注。用药时要注意观察血压。已有低血压者，不宜应用。

（6）改善左心功能

强心药对高输出性肺水肿具有一定疗效。尤其对心源性左心衰竭所致的肺水肿效果更好。多用于高血压，输血输液过荷和肺栓塞等所致的肺水肿。毒毛花苷 K 0.25mg/次，或西地兰 0.4mg/次，加入 50% 葡萄糖溶液 20mL 内缓慢输注。同时以能量合剂静注。

（7）改善肺毛细血管通透性

用药物改善肺毛细血管的通透性。

①激素：短期大量应用地塞米松 10mg 静注，或 50mg/次加于 10% 葡萄糖溶液 100mL 内输注，1～2 次/d，当病情好转后停用。

②维生素 C：1～5g 输注。

③胆碱能神经阻滞药：包括阿托品、东莨菪碱、山莨菪碱、樟柳碱等。阿托品 0.015～0.03mg/（kg·次），肌注或静注。其作用可能与周围血管扩张，减轻左心负担，抑制支气管黏膜分泌过多的液体有关。多用于中枢神经系统病变引起的肺水肿。而由其他原因引起的肺水肿少用。

（8）增加血浆渗透压

对于血浆蛋白低，血容量不足者，可输入白蛋白或血浆，增加血浆胶体渗透压，减少毛细血管的渗出。

（9）纠正低氧血症

①吸氧：轻度缺氧可经鼻导管给氧，6~8L/min。重度缺氧面罩下高浓度吸氧。严重缺氧者气管内插管，加压呼吸。

②选用 PEEP 或 CPAP：FRC 增加；肺顺应性改善；改善 V/Q 比值；增加气道内压和肺间质静水压。PEEP5~10cmH$_2$O，重度 ARDS 时可调至 15~30cmH$_2$O。

（10）其他疗法

包括治本和治标两方面。

①抗组胺药；适用于过敏性肺水肿患者。

②葡萄糖酸钙：静注后，可减轻肺毛细血管的通透性，故适用于化学性或过敏性肺水肿病人。一般用 10%葡萄糖酸钙 10mL，静脉缓注，必要时 2~4h 可重复注射。

③抗心律失常药：由于严重心律失常所致的肺水肿，或肺水肿伴有心律失常者，可用利多卡因、苯妥英、普萘洛尔、普鲁卡因胺等抗心律失常药。

④抗休克药：肺水肿伴有休克者，可用异丙肾上腺素、多巴胺、间羟胺等升压药。由小量开始，逐渐增加剂量。不选用去甲肾上腺素等药物。

第四节　麻醉中急性重症抢救

一、麻醉中多器官功能衰竭抢救

多器官功能衰竭（MOF）的病死率仍居 SICU 的首位，近期又提出"多器官功能不全综合征"（MODS）"多系统器官功能衰竭"（MSOF）的命名概念，都有一定道理，系指急性疾病过程中同时或序贯地发生两个或两个以上器官的急性功能障碍的临床过程。临床表现除有原发疾病的特点外，还有毒性反应，故 Bone 称之为"全身炎症性反应综合征"（SIRS），最终发展为 MOF（多器官功能衰竭）。SIRS 与 MODS、MOF 关系密切。MODS 病死率很高，是危重患者死亡的主因。

1. 原因

MOF 继发于不同病情，以感染和休克为最常见诱因。其他有中毒、烧伤、大手术后、组织坏死、再灌注损伤、过量输液、大量输血、缺血缺氧、肠道细菌移位、机械伤、温度伤、胰腺炎等。受损器官的顺序为肺、肝、肠和肾。血液病或心肌梗死出现 MOF 的时间较晚，中枢神经系统衰竭出现可早可晚。

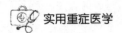

2. 临床表现

（1）肺

MOF 多始于肺、低氧血症，气促，呼吸大于 35 次/分呼吸困难、发绀；呼吸支持至少 3~5d；进展性 ARDS，需 PEEP>10cmH$_2$O。

（2）肝

高胆红素血症，血清胆红质大于等于 34.2~51.3μmol/L，或肝功能试验大于等于正常；临床黄疸，且胆红质大于等于 136.8~171.0μmol/L。血清白蛋白小于 28g/L，出现肝性脑病。

（3）肾

肾功能衰竭常继肝功能衰竭后发生，少尿小于等于 479mL/24h，或肌酐大于 176.8~265.3μmol/L；肾透析。

（4）肠道

肠绞痛，不能耐受进食大于 5d；应激性溃疡，或显性出血，须输血，无胆石症。

（5）血液

PT 和 PTT 升高大于 25%，或血小板小于 （0.50~0.80）×10^9/L；DIC。

（6）中枢神经系统

患者糊涂，轻度定向不能；对疼痛刺激无反应；进行性昏迷。

（7）心血管

心源性休克、充血性心力衰竭、持续 24h 的恶性室性心律失常；射血分数下降或毛细血管渗漏综合征；低动力性，对变力性药物反应差。

（8）代谢

分解代谢加速，代谢性酸中毒；血糖升高；肌无力等。

3. 诊断

凡具备下列临床表现的两项或两项以上即为 SIRS。

①体温大于 38℃ 或小于 36℃。

②心率大于 90 次/分。

③呼吸大于 20 次/分，或 PaCO$_2$<32mmHg。

④白细胞计数大于 12×10^9/L 或小于 4×10^9/L，其中未成熟细胞大于 10%。

⑤循环早期呈高动力伴高代谢诱，因包括感染因素和非感染因素（多发性创伤、大面积烧伤、急性胰腺炎、组织缺血等）。

4. 救治

（1）救治标准

救治的结果要求血压要升高，VO_2 达到满意。

①若 DO_2 提高，同时 VO_2 也增加：说明治疗促进机体代谢，促进了氧化磷酸化进程；组织灌流改善，纠正部分氧债，治疗的终点为 VO_2 不再增加，或 $PCWP>18\sim20mmHg$；病情已好转，与治疗无关。

②若 DO_2 提高，而 VO_2 不增加：说明组织不存在灌流不足，治疗可停止；微循环衰竭已达不可逆地步，患者濒死。

③若 DO_2 和 VO_2 均不增高：说明心代偿功能耗竭；治疗措施不当；患者已达临终期。欲求危重患者生存，要求 $CI \geqslant 4.5L/(min \cdot m^2)$，$DO_2 \geqslant 600mL/(min \cdot m^2)$，$VO_2 = 170mL/(min \cdot m^2)$。

（2）救治措施

MOF 的救治是综合治疗。

①营养支持：病情允许，给予高热量、高营养饮食；并额外添加谷氨酰胺和精氨酸。

②广谱抗生素：二联或三联广谱抗生素抗感染。

③免疫疗法：己酮可可碱 IL-1 类等。

④抗氧化剂：维生素 C、维生素 E 等。

⑤氧自由基清除剂：抗 XO 的别嘌醇、叶酸等。

⑥禁用激素：脓毒症和 MOF 禁用激素。

二、麻醉中急性支气管痉挛抢救

支气管痉挛为麻醉手术期间严重并发症之一，在高危人群中发病率高，造成术中险情，威胁术中患者安全，麻醉中急性支气管痉挛的诊断急救处理，应引起足够注意。

1. 原因

（1）近期上呼吸道感染者

COPD 患者可因上呼吸道感染而加重病情，气道的应激反应性较常人高。这种高反应性在感染后可持续 3~4 周。

（2）吸烟

长期吸烟者，特别是咳嗽、多痰者气道反应性增高。大多达不到支气管炎的诊断标准，常规肺功能检查可表现轻微异常。

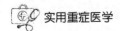

（3）高危人群

以患者自诉哮喘发作史，来预测气道反应性高低并不可靠，需要支气管激发试验或肺量计来明确诊断。若体检和肺量计检查均无异常时，麻醉药物与麻醉方法不诱发支气管痉挛发作。对于诊断明确、支气管痉挛反复发作者，应决定术前治疗药物及术中、术后治疗方案。

（4）促发因素

许多因素可促使 COPD 患者发生支气管痉挛，而刺激物诱发的支气管收缩，是 COPD 患者麻醉处理时最值得注意的问题。

①刺激物受体反应（副交感性）：主要为吸入刺激物和机械刺激物（气管插管）。

②介质释放：患者释放体液介质受体而诱发支气管痉挛。a. 组胺：组胺致气道收缩。组胺作用于 H_1 受体，刺激磷酸肌醇（PI），水解和释放细胞内 Ca^{2+} 而起效，还可兴奋气道上皮刺激性受体，引起反射性气道收缩。又使支气管小静脉内皮细胞收缩，增加微血管通透性致黏膜水肿。也作用于 H_1 受体，使气道黏液分泌增加，肺泡上皮通透性增加。b. 白三烯受体：白三烯混合物属于慢反应物质。由肥大细胞、巨噬细胞、嗜中性白细胞及嗜酸性白细胞等产生，在酶作用下转变为 LTB_4、LTC_4、LTD_4 及 LTE_4。其收缩气道作用强弱顺序为：$LTD_4>LTC_4>LTE_4>LTB_4$。还使黏液分泌增多、血管渗透压增加、气道水肿。

③病毒性感染：病毒感染相关性气道水肿和炎症可诱发支气管痉挛。

④药物因素：药物刺激下可发生支气管收缩。a. β-肾上腺素能拮抗，cAMP 水平降低，致气道收缩；b. 肾上腺素抑制，如阿司匹林或吲哚美辛等；c. 抗胆碱酯酶，如新斯的明，支气管痉挛者禁用；d. 酒精。

⑤运动：兴奋肺旁受体，该受体位于肺间质与肺泡之间的近肺毛细血管处，兴奋后机体感受呼吸困难。

2. 麻醉因素

（1）麻醉药物

麻醉药通过气管平滑肌细胞上相应的受体而诱发支气管痉挛，或扩张支气管。

①静脉麻醉诱导药物：a. 硫喷妥钠可保留大部分气道反射完整，如果在充分麻醉之前实施气道操作，则可能引起支气管痉挛；b. 丙泊酚可降低 COPD 患者气管阻力，包括哮喘患者；c. 氯胺酮能明显降低支气管痉挛的气管阻力。主要为拟交感效应，还抑制肥大细胞释放，气道高反应患者麻醉诱导可首选氯胺酮。特别是快速诱导时。预防性应用格隆溴铵可抑制氯胺酮的气道黏膜分泌增加；加大格隆溴铵剂量，0.5~1.5mg 静注，可进一步防止刺激性支气管痉挛反射。

②麻醉性镇痛药：吗啡可通过迷走神经诱发轻度哮喘患者的支气管痉挛。大剂量麻醉

性镇痛药类似于其抑制心血管反射的方式阻断气道反射。大剂量吗啡诱发支气管痉挛与血浆组胺增高有关，而用芬太尼或苏芬太尼较合理。氧化亚氮与麻醉性镇痛药配伍用于平衡麻醉，作用较浅，不适于气道高反应者。

③吸入麻醉药：氟烷可产生支气管扩张作用。因其β-肾上腺素能增强，对气道平滑肌直接松弛作用而使气道反射抑制。但氟烷的心肌抑制作用及心律失常作用使其应用受限。当恩氟烷、异氟烷和七氟烷达到明显麻醉水平（1.5MAC）时也有防止和逆转支气管收缩作用。对哮喘持续状态有治疗作用。

④利多卡因：利多卡因可有效地治疗术中支气管痉挛。气管插管前静注 1~2mg/kg 利多卡因，可防止支气管痉挛反射，是阻断迷走神经传入纤维的结果。虚弱的老年 COPD 患者输注利多卡因 2mg/kg，也可减轻气道反应性。

⑤肌松药：筒箭毒碱有组胺释放，诱发支气管痉挛，禁用于哮喘患者和 COPD 患者；泮库溴铵对气流阻力无影响，哌库溴铵无组胺释放。大剂量或快速静注阿曲库铵或米库氯铵后可致组胺释放，宜避免。维库溴铵不诱发组胺释放，最适于较短手术或气管内插管。琥珀胆碱可松弛气道平滑肌，而治疗支气管痉挛，但也可引起支气管痉挛，应警惕。戈拉碘铵可使气道平滑肌松弛，与促进儿茶酚胺释放有关。新斯的明引起 COPD 患者气道分泌物增加，诱发支气管痉挛。格隆溴铵 0.5~1.5mg，或阿托品 1.0mg 可明显减轻这种反应。

（2）麻醉选择

有时麻醉方法也诱发支气管痉挛。

①区域阻滞：因可避免气管插管，对气管反射影响小，脊麻和硬膜外麻醉用于上腹部手术时，必须阻滞高平面的感觉和运动神经；这种感觉阻滞可引起哮喘患者焦虑，诱发支气管痉挛。COPD 患者的气体充分交换有赖于主动呼气，高平面的运动神经阻滞可能加重其病情。体位和辅助用药也加重患者的呼吸困难。对于气道高反应性患者，局部麻醉是理想的选择。

②全麻：吸入麻醉药可达到防止气管收缩，通过加强交感神经反应，松弛气管平滑肌及阻滞刺激性反射而达到上述目的。a. 气管内插管：未达到充分麻醉深度不宜进行气管内插管。COPD 患者严重通气/灌注不匹配而使达到该麻醉深度的时间延长。利多卡因和格隆溴铵有助于防止气道收缩。全麻前 1~2h 应用 β-肾上腺素能气雾剂沙丁胺醇（舒喘宁）有预防作用。快速诱导时，可选用氯胺酮和丙泊酚取代硫喷妥钠。b. 气管拔管：应注意 COPD 的拔管时机，深麻醉下可减轻支气管痉挛，但不安全；麻醉药的残余作用可持续数小时，需要术后通气治疗，用药使患者能耐受气管插管，而无支气管痉挛。

3. 诊断

①呼吸困难：以呼气为主的呼吸困难。

②发绀：严重时出现。

③通气阻力增加：气管插管全麻下通气阻力明显增加。

④哮鸣音：听诊可闻及两肺广泛哮鸣音，且以呼气时更为明显。严重者哮鸣音反而减少。

⑤$P_{ET}CO_2$ 或 $PaCO_2$ 可稍下降，严重者显著升高。

⑥SpO_2 或 PaO_2 显著下降。

4. 鉴别诊断

重点是不要将麻醉中其他的喘鸣音误认为支气管痉挛。

（1）气管导管位置不当

当气管导管插入一侧支气管时，气道压力显著增高；气管导管位于气管隆突时，刺激该部位丰富的敏感性刺激物受体，产生反射性支气管痉挛。其表现为持续性咳嗽和肌紧张。给予肌松药可与支气管痉挛予以鉴别。

（2）导管阻塞

肺通气压力过高亦可能是导管机械性阻塞。如导管扭曲、分泌物黏稠或气囊充盈过度等。在通气的吸气相和呼气相均可听到声音。吸痰管通不过气管导管可确诊，纤维支气管镜可证实。

（3）肺水肿

肺水肿早期可以引起喘鸣，主要在吸气末，为手术患者肺水肿的主要早期体征。有效的治疗措施是纠正心力衰竭和非心源性病因，不扩张支气管。

（4）张力性气胸

其症状可类似于支气管痉挛，气胸患者也有 COPD。低血压和心动过速是气胸的早期体征。以胸片或前胸第 2 肋间大号针头穿刺有气体逸出可确诊，及早按气胸治疗。

（5）误吸

胃内容物吸入气管也是支气管痉挛的原因之一。误吸物可兴奋刺激受体，使大气道收缩，且呈自限性，治疗目标是纠正气体交换异常。

（6）肺栓塞

其喘鸣是因胺类释放入周围气道所致支气管收缩。

5. 救治

（1）祛除病因

根据具体原因而采取以下方法：

①消除刺激因素：所用药物或生物制品，立即停用。

②加深麻醉：麻醉过浅者宜加深麻醉。加大吸入麻醉药浓度，虽可引起严重低血压和心律失常，但可有效地治疗哮喘持续状态。使用大剂量氯胺酮。

③肌松药：尚未肌肉松弛的全麻患者，给予肌松药。肌松药可减轻气管阻塞，有助于判定气管压力是否升高，通气困难是否由支气管痉挛引起；若通气随肌松而改善，则通气障碍不是由支气管痉挛引起。

（2）扩张气管平滑肌

用支气管扩张药是支气管痉挛的主要疗法。

①拟肾上腺素能药物：肾上腺素 0.1~0.5mg，皮下注射。异丙肾上腺素气雾给药。0.1~0.4mg 雾化吸入，极量 0.4mg/次。

②β₂ 选择性药物：为治疗急性支气管痉挛的首选药物。沙丁胺醇（舒喘宁）0.1~0.2mg 气雾吸入，每日 3~4 次。5~6min 起效，30~60min 达到最大作用，持续 3~4h。特布他林（间羟舒喘宁、叔丁喘宁）0.25~0.5mg/次，每日 3~4 次。气雾吸入和双甲苯苄醇气雾吸入后，作用时间超过 8h。

③茶碱类药物：其支气管扩张作用是拮抗腺苷受体、释放内源性儿茶酚胺等。麻醉中急性支气管痉挛时不主张用氨茶碱，因其与氟烷相互作用易致心律失常，皮下注射或雾化吸入拟肾上腺素能药物的效果优于静注氨茶碱。氨茶碱治疗支气管痉挛的血清浓度范围很狭窄，为 10~20μg/mL 未用过茶碱类药物，静注氨茶碱 5mg/kg（10~20min）负荷量，并以 0.5~2mg/（kg·h）维持。接受过茶碱治疗，并已知茶碱血清浓度时，可按 1mg/kg 静脉给药，平均提高血清浓度 2μg/ml 标准给药。血清浓度为亚治疗（5μg/ml）或接近治疗（10μg/ml）浓度时，常规静注 5mg/kg 可使血清浓度升至 15~20μg/ml。及时监测血清浓度，以达到治疗范围浓度，对防止中毒发生具有重要作用。

④糖皮质激素：糖皮质激素可多环节阻断气管炎症，减轻炎症，降低气道高反应性；还可使已降低的 β 受体功能得到恢复、加强，延长机体对 β-肾上腺素能药物的反应。雾化吸入具有用量小、局部高效、作用时间长、不良反应小等优点，有逐步取代全身应用糖皮质激素之趋势。常用的气雾剂有二丙酸倍氯米松（必可松大于 0.05~0.1mg/次（每揿喷出主药约 0.05mg），每日 2 次；去炎舒松 0.14mg 但不应早期使用。反应性气道疾病患者术前准备及术中治疗支气管痉挛时，氢化可的松静脉给药，2~4mg/kg，麻醉诱导前 1~2h 给药；对于严重的支气管痉挛，首次量 4~8mg/kg，以后每 6h，以 4mg/kg 或 0.5mg/（kg·h）维持输注。色甘酸钠可稳定肥大细胞膜，阻止肥大细胞脱颗粒和释放介质，抑制肥大细胞的抗原抗体反应，抗炎、抑制白细胞趋化，防治支气管哮喘。用 20mg 溶于 2~4mL 生理盐水雾化吸入；或 2~4 揿（800μg/揿）喷雾吸入；或 1mg 干粉末加入注射 2.5mL 生理盐水中雾化吸入。

⑤抗胆碱能药物：吸入、静注或肌注抗胆碱能药物后，支气管扩张作用的起效较慢（20~30min），用于预防支气管痉挛发作优于治疗效果，故麻醉前静注。气雾疗法特别适用于应用拟肾上腺素能药物后出现心动过速或肌震颤患者，用拟肾上腺素药物、茶碱类药物及糖皮质激素后支气管扩张不完全的患者。抗胆碱药增加对抗支气管痉挛的支气管分泌作用，减少黏液分泌的容积，减轻黏液阻塞狭窄气管管腔的程度，同时扩张支气管。阿托品静注后产生全身不良反应，不用于治疗支气管痉挛。异丙托溴铵气雾剂吸入疗法雾化2.5mg加入2~5mL生理盐水中，每日4~6次；或0.025~2.5mg/kg加入生理盐水2~5mL中雾化每日3~4次。与阿托品疗效一致，但不良反应少，起效较慢，作用时间长。吸入3min后达最大作用的50%，30min达80%，90~120min达100%，可维持4~6h。麻醉前常规注射0.5mg的格隆溴铵，引起支气管明显扩张，但防止和逆转支气管痉挛则必须大剂量，静注1mg才有效。

⑥其他药物：治疗围术期支气管痉挛还常用的药物。a. 利多卡因：逆转某些支气管痉挛，但是用于预防价值更大。b. 脂皮素：为糖皮质激素抗炎抗过敏的机制之一，通过脂皮素介导。直接应用合成的脂皮素效果好，又可避免糖皮质激素的不良反应。c. 介质阻释剂（炎症细胞稳定剂）：色甘酸钠、酮替酚、曲尼司特（利喘平）等通过稳定炎症细胞膜，减少介质释放而起到防治支气管痉挛的作用。这类药适用于变态反应性或类过敏性反应所致支气管痉挛的预防。d. 介质拮抗药：H_2受体拮抗药、PAF拮抗药、白三烯受体拮抗药等多种特异性受体拮抗剂，可有效地阻断其相关介质的作用，而抗支气管痉挛。

（3）纠正缺氧与二氧化碳蓄积

加大FiO_2，维持$PaO_2 \geqslant 60mmHg$，$SaO_2 > 90\%$。严重支气管痉挛伴低氧血症或高碳酸血症者须呼吸支持疗法，并选适当的通气模式和通气参数，加强手术期间监测。

（4）维持水、电解质与酸碱平衡

当自主呼吸保留发生支气管痉挛时，因呼吸用力和大量出汗，易发生脱水。严重支气管痉挛者可发生呼吸性酸中毒，应注意维持水、电解质和酸碱平衡。

（5）急性氨茶碱中毒的抢救

氨茶碱口服中毒剂量17~28mg/kg，致死量超过最高治疗量10~15倍，50%死亡。超过16倍大多数死亡。静注剂量过大、速度过快或溶液过浓时引起中毒。轻度中毒有头痛、心悸、惊厥和血压下降等；严重中毒有癫痫发作、震颤、木僵、心动过速、精神错乱、瘫痪、休克、死亡。轻度中毒予以支持疗法，重度中毒要予以抢救。

①急救：吸氧、洗胃、输液、补钾、纠酸、促进毒物排泄。

②维持循环：使用升压药升压，用毛花苷C支持循环。

③防治脑水肿：地塞米松、甘露醇输注等。同时要镇惊、止血等。

第五节　ICU 患者的镇痛镇静治疗

一、目的和适应证

（一）镇痛与镇静治疗的目的

1. 消除或减轻患者的疼痛及躯体不适感，减少不良刺激及交感神经系统的过度兴奋。

2. 帮助和改善患者睡眠，诱导遗忘，减少或消除患者对其在 ICU 治疗期间病痛的记忆。

3. 减轻或消除患者焦虑、躁动甚至谵妄，防止患者的无意识行为，保护患者的生命安全。

4. 降低患者的代谢速率，减少其氧耗、氧需，使得机体组织氧耗的需求变化尽可能适应已受损的氧输送状态，并减轻各器官的代谢负担。

（二）适应证

1. 疼痛

神志清楚的 ICU 重症患者均有程度不同的疼痛和不适感。

2. 焦虑

焦虑是一种强烈的忧虑、不确定或恐惧状态。特征包括躯体症状（如心慌、出汗）和紧张感。

3. 躁动

躁动是一种伴有不停动作的易激惹状态，或伴随着挣扎动作的极度焦虑状态。躁动可导致患者与呼吸机对抗，耗氧量增加，意外拔除身上各种装置和导管，甚至危及生命。

4. 谵妄

谵妄是多种原因引起的一过性的意识混乱状态。谵妄的临床特征是短时间内出现意识障碍和认知功能改变，诊断的关键是意识清晰度下降或觉醒程度降低。临床表现为精神状态突然改变或情绪波动，注意力不集中，思维紊乱和意识状态改变，伴有或不伴有躁动状态；还可以出现整个白天醒觉状态波动，睡眠清醒周期失衡或昼夜睡眠周期颠倒。谵妄也可以表现为情绪过于低沉或过于兴奋或两者兼有。情绪低沉型谵妄往往预后较差，情绪活

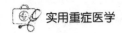

跃型谵妄比较容易识别。

5. 睡眠障碍

睡眠是人体不可或缺的生理过程。睡眠障碍可能会延缓组织修复、减低细胞免疫功能。睡眠障碍的类型包括失眠、过度睡眠和睡眠—觉醒节律障碍等。失眠是一种睡眠质量或数量达不到正常需要的主观感觉体验。患者在 ICU 睡眠的特点是短暂睡眠，醒觉和快速动眼（REM）睡眠交替。患者快动眼睡眠明显减少，非快动眼睡眠期占总睡眠时间的比例增加，睡眠质量下降。使得患者焦虑、抑郁或恐惧，甚至躁动，延缓疾病的恢复。

二、治疗方法和注意事项

（一）治疗原则

1. 实施镇痛、镇静治疗之前，应尽可能祛除或减轻导致疼痛、焦虑和躁动的诱因。使重症患者焦虑、躁动的原因依次为：疼痛、失眠、经鼻或经口腔的各种插管、失去支配自身能力的恐惧感以及身体其他部位的各种管道限制活动。

2. 对于合并疼痛因素的患者，在实施镇静之前，应首先给予充分镇痛治疗。观察与疼痛相关的行为（运动、面部表情和姿势）和生理指标（心率、血压和呼吸频率），并且监测镇痛治疗后这些参数的变化，尤其是对不能交流的患者。

3. 在充分祛除可逆诱因的前提下，躁动的患者应该尽快接受镇静治疗。

4. 为改善机械通气患者的舒适度和人-机同步性，可以给予镇静、镇痛治疗。

5. 为提高诊断和治疗操作的安全性和依从性，可预防性采取镇静、镇痛治疗。

6. ICU 患者一旦出现谵妄，应及时处理。不适当地使用镇静、镇痛药物可能会加重谵妄症状，有些谵妄患者，接受镇静剂后会变得迟钝或思维混乱，导致躁动。

7. 应该采取适当措施提高 ICU 患者的睡眠质量，包括改善环境、非药物疗法舒缓紧张情绪。采用非药物措施后仍然存在睡眠障碍者，可应用药物诱导睡眠。

（二）镇痛治疗

疼痛治疗包括两方面，即药物治疗和非药物治疗。药物治疗主要包括阿片类镇痛药、非阿片类中枢性镇痛药、非甾体类抗炎药（NSAIDs）及局麻药。非药物治疗主要包括心理治疗、物理治疗。

1. 应考虑患者对镇痛药耐受性的个体差异，为每个患者制定治疗计划和镇痛目标。

2. 对血流动力学稳定患者，镇痛应首先考虑选择吗啡；对血流动力学不稳定和肾功能不全患者，可考虑选择芬太尼或瑞芬太尼。

3. 急性疼痛患者的短期镇痛可选用芬太尼。

4. 瑞芬太尼是新的短效镇痛药，可用于短时间镇痛或持续输注的患者，也可用在肝、肾功能不全患者。

5. 持续静脉注射阿片类镇痛药物是 ICU 常用的方法，但须根据镇痛效果的评估不断调整用药剂量，以达到满意镇痛的目的。

6. 曲马多属于非阿片类中枢性镇痛药，治疗剂量不抑制呼吸，大剂量则可使呼吸频率减慢，但程度较吗啡轻，可用于老年人。主要用于术后轻度和中度的急性疼痛治疗。

7. 对乙酰氨基酚可用于治疗轻度至中度疼痛，它和阿片类联合使用时有协同作用，可减少阿片类药物的用量。该药可用于缓解长期卧床的轻度疼痛和不适。该药对肝功能衰竭或营养不良造成的谷胱甘肽储备枯竭的患者易产生肝毒性，应予警惕。对于那些有明显饮酒史或营养不良的患者使用对乙酰氨基酚剂量应小于 2g/d，其他情况小于 4g/d。NSAIDs 的主要不良反应包括胃肠道出血、血小板抑制后继发出血和肾功能不全。在低血容量或低灌注患者、老年人和既往有肾功能不全的患者，更易引发肾功能损害。

8. 局麻药物主要用于术后切口镇痛和硬膜外镇痛，其优点是药物剂量小、镇痛时间长及镇痛效果好。目前常用药物为布比卡因和罗哌卡因。局麻药物联合阿片类药物经硬膜外镇痛可作为胸、腹部和下肢术后患者的镇痛方法，但应合理选择药物、适时调整剂量并加强监测。

（三）镇静治疗

1. 理想的镇静水平是既能保证患者安静入睡又容易被唤醒。应在镇静治疗开始时就明确所需的镇静水平，定时、系统地进行评估和记录，并随时调整镇静用药以达到并维持所需镇静水平。

2. 理想的镇静药应具备以下特点：起效快，剂量-效应可预测；半衰期短，无蓄积；对呼吸、循环抑制最小；代谢方式不依赖肝、肾功能；抗焦虑与遗忘作用同样可预测；停药后能迅速恢复；价格低廉；等等。

3. 对急性躁动患者可以使用咪达唑仑或丙泊酚来获得快速的镇静；需要快速苏醒的镇静，可选择丙泊酚；短期的镇静可选用咪达唑仑或丙泊酚。

4. 镇静药物的给予以持续静脉输注为主，首先应给予负荷剂量以尽快达到镇静目标。

①短期（小于等于 3d）镇静：丙泊酚与咪达唑仑产生的临床镇静效果相似。而丙泊酚停药后清醒快，拔管时间明显早于咪达唑仑；但未能缩短患者在 ICU 的停留时间。劳拉西泮起效慢，清除时间长，易发生过度镇静。因此，ICU 患者短期镇静宜主要选用丙泊酚

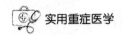

与咪达唑仑。

②长期（大于3d）镇静：劳拉西泮长期应用的苏醒时间更有可预测性，且镇静满意率较高，更适合在长期镇静时使用。丙泊酚的苏醒快而完全，可在后期使用。长期镇静治疗如使用丙泊酚，应监测血甘油三酯水平，并将丙泊酚的热量计入营养支持的总热量中。

5. 为避免药物蓄积和药效延长，可在镇静过程中实施每日唤醒计划，即每日定时中断镇静药物输注（宜在白天进行），以评估患者的精神与神经功能状态，该方案可减少用药量，减少机械通气时间和 ICU 停留时间。但患者清醒期须严密监测和护理，以防止患者自行拔除气管插管或其他装置。

6. 大剂量使用镇静药治疗超过 1 周，可产生药物依赖性和戒断症状。苯二氮草类药物的戒断症状表现为：躁动、睡眠障碍、肌肉痉挛、肌阵挛、注意力不集中、经常打哈欠、焦虑、躁动、震颤、恶心、呕吐、出汗、流涕、声光敏感性增加、感觉异常、谵妄和癫痫发作。因此，为防止戒断症状，停药不应快速中断，而是有计划地逐渐减量。

7. α_1 受体激动剂有镇静、抗焦虑作用，且同时具有镇痛作用，可减少阿片类药物的用量，其亦具有抗交感神经作用，可导致心动过缓和（或）低血压。右美托咪定半衰期较短，可单独应用，也可与阿片类或苯二氮卓类药物合用。

（四）谵妄的治疗

谵妄状态必须及时治疗。一般少用镇静药物，以免加重意识障碍。但对于躁动或有其他精神症状的患者则必须给药予以控制，防止意外发生。镇静、镇痛药使用不当可能会加重谵妄症状。

氟哌啶醇是治疗谵妄常用的药物。其副作用为锥体外系症状（EPS），还可引起剂量相关的 Q-T 间期延长，增加室性心律失常的危险。应用过程中须监测 ECGO 既往有心脏病史的患者更易出现此类副作用。临床使用氟哌啶醇的方式通常是间断静脉注射。氟哌啶醇半衰期长，对急性发作谵妄的患者须给予负荷剂量，以快速起效。

参考文献

[1] 吕建农. 重症医学 [M]. 南京：东南大学出版社，2021.

[2] 周飞虎，康红军. 重症医学翻译版 [M]. 北京：人民卫生出版社，2021.

[3] 亚俊，李尚品，张兆东. 急诊与重症医学 [M]. 北京/西安：世界图书出版公司，2021.

[4] 瞿介明. 呼吸与危重症医学 2020—2021 [M]. 中华医学电子音像出版社，2021.

[5] 邵小平，黄海燕，胡三莲. 实用危重症护理学 [M]. 上海：上海科学技术出版社，2021.

[6] 袁新宇，曲东，闫淯淳. 儿科急重症影像学 [M]. 北京：科学技术文献出版社，2021.

[7] 倪光夏，顾一煌. 重症肺炎并发症中医康复手册 [M]. 上海：世界图书出版上海有限公司，2021.

[8] 吕志兰. 医院感染管理与急危重症护理 [M]. 北京：中国纺织出版社，2021.

[9] 冉健，李金英，陈明. 现代急危重症与护理实践 [M]. 汕头：汕头大学出版社，2021.

[10] 万荣珍，陈玲. 急危重症护理学思维导图 [M]. 重庆：西南师范大学出版社，2021.

[11] 蒋晨茜，雷雅彦. 常见急危重症临床诊疗新思维 [M]. 北京：中国纺织出版社，2021.

[12] 管向东. 重症医学 2020 版 [M]. 北京：中华医学电子音像出版社，2020.

[13] 蒙来成. 循证儿科重症医学 [M]. 广州：中山大学出版社，2020.

[14] 刘镇，刘惠灵，霍敏俐. 中西医结合急危重症医学 [M]. 昆明：云南科学技术出版社，2020.

[15] 瞿介明. 呼吸与危重症医学 2019—2020 [M]. 北京：中华医学电子音像出版社，2020.

[16] 陈荣昌. 呼吸与危重症医学 [M]. 北京：中华医学电子音像出版社，2020.

［17］刘亚林，常志刚．外科重症医学［M］．北京：人民卫生出版社，2020.

［18］刘红艳．急救重症医学［M］．长春：吉林大学出版社，2020.

［19］周波．现代临床重症医学［M］．北京：中国大百科全书出版社，2020.

［20］王永．现代临床重症医学［M］．长春：吉林大学出版社，2020.

［21］王宏伟．实用危重症医学［M］．天津：天津科学技术出版社，2020.

［22］马春丽．实用重症医学［M］．长春：吉林大学出版社，2020.

［23］王喜云．急危重症医学诊治［M］．长春：吉林科学技术出版社，2020.

［24］张春灵．重症监护医学［M］．北京：科学技术文献出版社，2020.

［25］付斌．现代急危重症与急诊医学［M］．长春：吉林科学技术出版社，2020.

［26］刘庆芝．现代危重症监护治疗与急诊医学［M］．哈尔滨：黑龙江科学技术出版社，2020.

［27］席修明．重症医学科诊疗常规［M］．北京：中国医药科技出版社，2020.

［28］彭德飞．临床危重症诊疗与护理［M］．青岛：中国海洋大学出版社，2020.

［29］张洋．现代儿科与新生儿危重症处理［M］．北京：中国纺织出版社，2020.

［30］王建伟．现代实用重症医学［M］．长春：吉林科学技术出版社，2019.

［31］孔杰．临床重症医学［M］．长春：吉林科学技术出版社，2019.

［32］李琳．临床重症医学技术［M］．沈阳：沈阳出版社，2019.

［33］张雷．现代临床重症医学［M］．长春：吉林科学技术出版社，2019.

［34］黄家博．现代重症医学新进展［M］．汕头：汕头大学出版社，2019.

［35］陈荣昌．呼吸与危重症医学 2018—2019［M］．北京：中华医学电子音像出版社，2019.

［36］王建民．临床医学重症与实践［M］．长春：吉林科学技术出版社，2019.

［37］丁宏举．现代医学急诊与重症监护［M］．开封：河南大学出版社，2019.